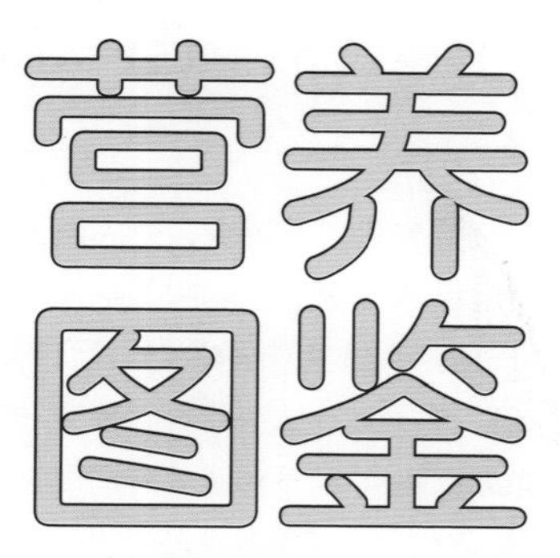

栄養素図鑑と食べ方テク

[日] 中村丁次 监修

凉一 译

中国轻工业出版社

前　言

正确理解营养与健康资讯，延长寿命

近年来有关营养与健康的资讯层出不穷，令人越来越难辨真伪。比如控制糖类的极端减肥法，或有人听说某些营养成分或食物有益健康，便拼命只摄取这种成分或食物，造成了同一地区、同一家庭、甚至每个人身上都可能存在营养不足或营养过剩（过瘦或过胖），或某种营养素摄取过量或不足的问题。五花八门的健康食品和营养补品层出不穷，使得当前混乱的局面变本加厉。本书以科学知识为依据，提出了一系列简单易行的建议，旨在为真心希望得到健康的人们提供科学的营养学知识和饮食参考。近年来的研究表明，营养状态和幸福感密切相关，一个人的营养状态若是得到改善，他的学习能力、工作能力、收入、社会活动参与率等都可能随之提高。由衷希望各位读者都能达到这样的状态。

中村丁次

本书中出现的角色

能量

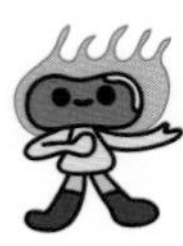
蛋白质

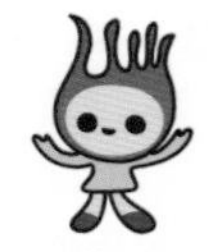
脂肪

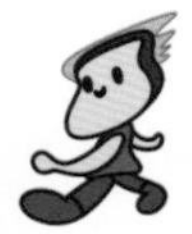
碳水化合物

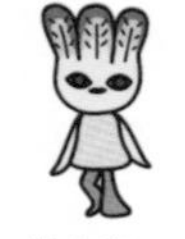
维生素 A

维生素 D

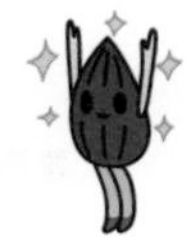
维生素 E

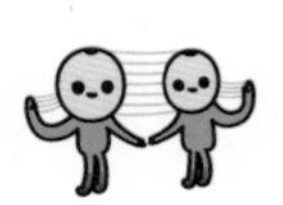
维生素 K

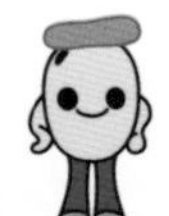
维生素 B_1

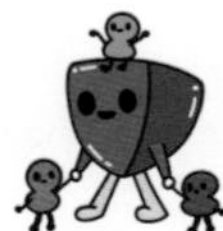
维生素 B_2

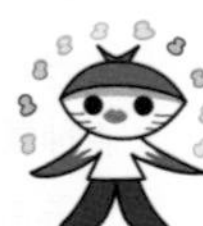
烟酸

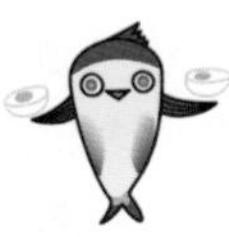
维生素 B_6

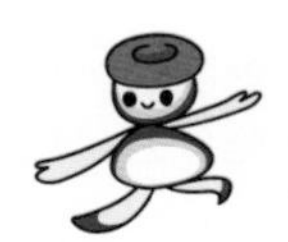
维生素 B_{12}

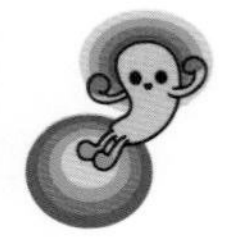
叶酸

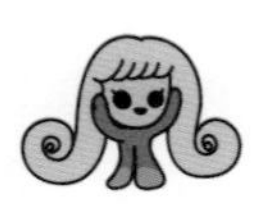
生物素

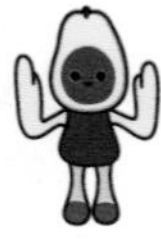
泛酸

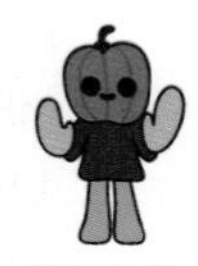
维生素 C

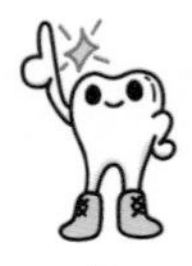
钙

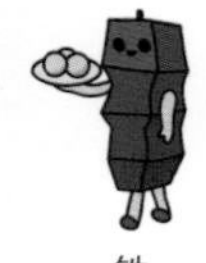
铁

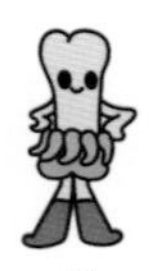
镁

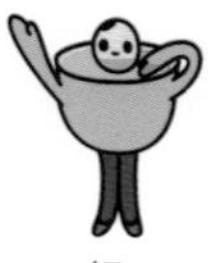
钾

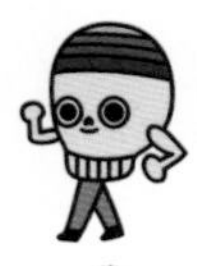
磷

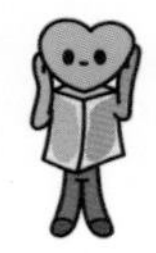
钠

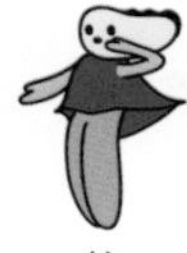
锌

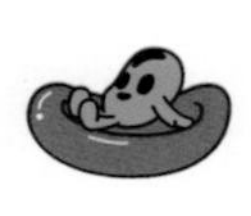
铜

碘

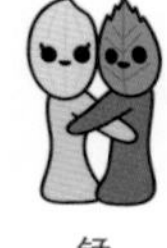
锰

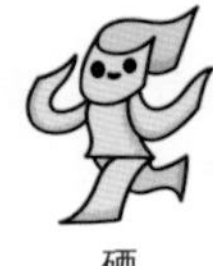
硒

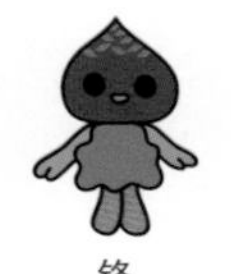
铬

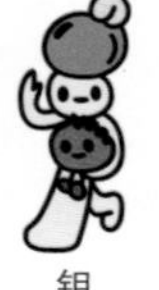
钼

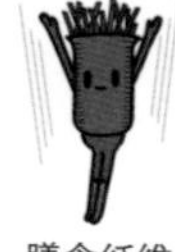
膳食纤维

快乐学营养!

目 录

Part 4 必需营养素百科辞典 维生素

Part 6 必需营养素百科辞典 植物化学物质

本书使用方法

- 本书用设定卡通角色的方式，对人体健康所需的必需营养素进行了简单易懂的解说。介绍的内容包括各种营养素对人体的作用、摄取过量或不足所造成的影响以及提高其功效的饮食搭配等。
- 本书中的营养素每日必需量主要参考日本厚生劳动省发布的《日本人饮食摄取标准（2015 年版）》；常见料理、食物的营养素含量主要参考日本文部科学省发布的《日本食物标准成分表 2015 年版（第 7 次修订）》。
- 本书中的食物营养素含量排名，是以食物中某种营养素含量高低为依据，对所选定的一些常见食物进行排名得出的。在肉类的计算中，鸡肉、猪肉和牛肉分别选用了嫩鸡肉、大型种猪和肉用乳牛的数值。食物重量都是可食用部分的重量。各种食物的每餐摄取参考重量，肉类和鱼类为 80~100 克，虾、乌贼和章鱼为 50~60 克，豆腐为 100 克，豆类为 50 克，绿叶蔬菜为 70 克，根茎类蔬菜为 50 克左右，其他食物以日常饮食中的用量为参考。调味料的重量，食盐为 1 小勺的量，其他则为 1 大勺的量。
- 本书对于能够调理疾病和生理功能紊乱、改善血液指标的饮食方法也做出了介绍。
- 本书中所提及的饮食习惯对健康的改善作用因人而异。另外，若病症较重或久病未愈，请务必就医。

营养素的名称与具体信息

介绍各种营养素的名称、元素符号、英文和特点等。

有效或不恰当的饮食搭配

介绍能促进该营养素发挥功效的饮食搭配，以及妨碍其发挥功效而应尽量避免的饮食搭配。

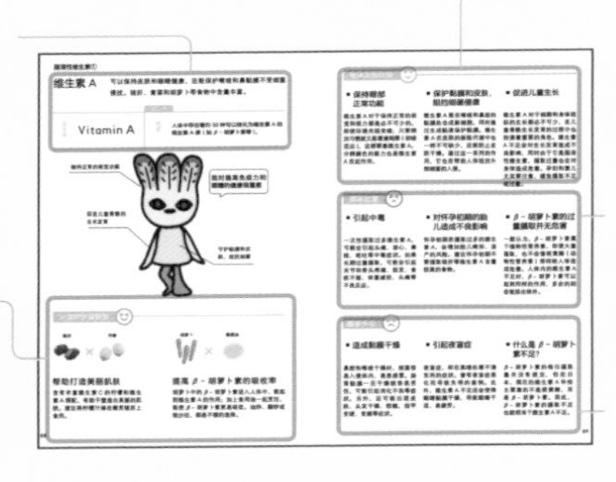

在体内的典型作用

简单易懂地介绍各种营养素进入人体后的功效。

摄取过量时对人体的影响

介绍各营养素摄取过量时对人体所产生的影响。

摄取不足时对人体的影响

介绍各营养素摄取不足时对人体所产生的影响。

各营养素的摄取标准

依据《日本人饮食摄取标准(2015 年版)》，介绍各种营养素的每日摄取标准。

营养素在各种料理中的含量

标明该营养素含量较高的料理，以及每份料理的能量。

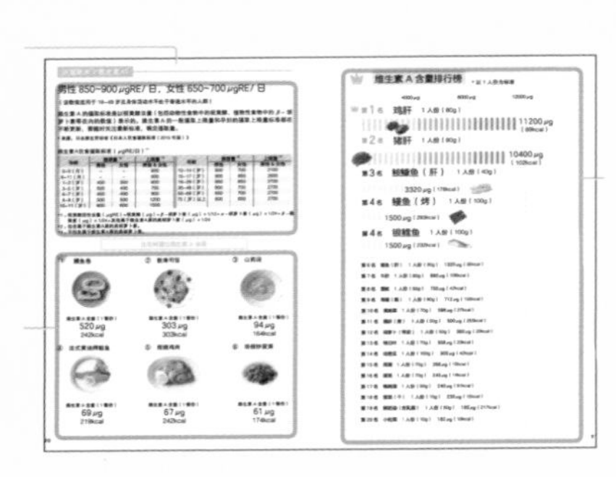

食物中营养素含量排行

根据某种营养素在各种常见食物（每份）中的含量高低，对食物进行比较与排名。

Part 1

健康饮食基础知识

何为健康？什么是有营养？

必须先了解健康饮食的基础知识。

让我们一起来思考，究竟怎样的饮食才真正有益健康。

营养状态的变化

饮食习惯在短期内发生巨大变化

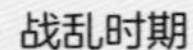

食物短缺造成营养不良

第二次世界大战前食物质量下降、战后食物供给量减少，导致日本人的营养状况不佳。当时的饮食以碳水化合物与蔬菜为主，如小麦饭配味噌汤、薯类配日式腌菜等。

经济高速发展时期

饮食欧美化造成营养过剩

摆脱了战后食物短缺的困境后，随着经济高速增长，饮食中米饭之类的谷物比例降低，肉、肉制品、高脂类食物增加，大众饮食不断欧美化，肥胖问题也随之出现。

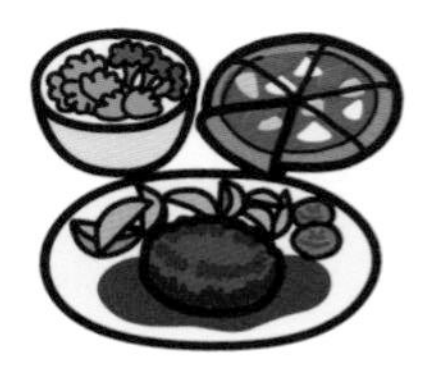

由战后的营养不良转变为经济高速发展时期的营养过剩

第二次世界大战前后，日本由于国力匮乏而深陷食物短缺的困境，民众中出现了严重的营养不良（消瘦）问题。随着战后经济的高速发展，国民饮食中的谷物比例降低，肉类、油脂类的比例增高，饮食逐渐欧美化，出现了营养过剩（肥胖）等问题。现在的日本则进入了营养不良与营养过剩问题并存的时代。

当代人的营养状态呈现多样化，进入“第三阶段”

为什么当今会呈现出营养不良与营养过剩并存的现象呢？受到大众传媒的广泛影响，健康与营养的相关信息过剩，节食行为越来越普遍，许多人放弃了正确的饮食习惯而导致营养不良。另一方面，便利店就餐、外出就餐、缺乏运动等不良习惯则带来了营养过剩的问题。

以 BMI 为标准审视当代人的营养状态

不同性别、年龄群体呈现营养过剩与营养不良的不同特征

什么是 BMI？

BMI= 体重（kg）÷ 身高（m）^{2}，即身体质量指数，是用体重千克数除以身高米数的平方得出的数字，是国际上常用的衡量人体胖瘦程度以及是否健康的标准。

标准 BMI 范围（18 岁以上）

年龄（岁）	标准 BMI
18~49	18.5~24.9
50~69	20.0~24.9
70 以上	21.5~24.9

来源：《日本人饮食摄取标准（2015 年版）》

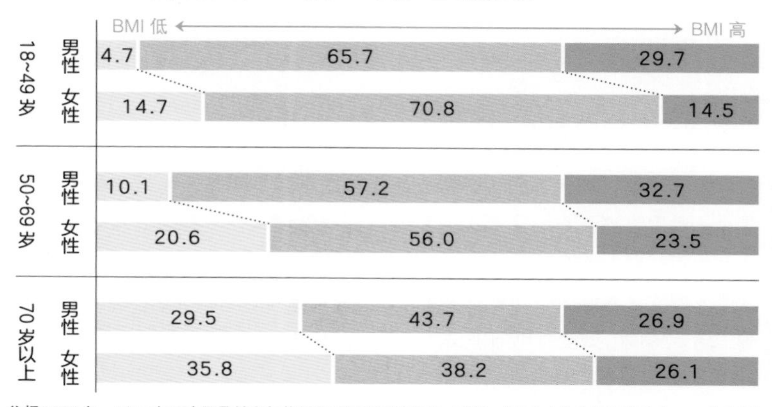

依据 2010 年、2011 年日本国民健康与营养调查结果计算得出。来源：《日本人饮食摄取标准（2015 年版）》

营养过剩

营养过剩会给人体造成怎样的影响?

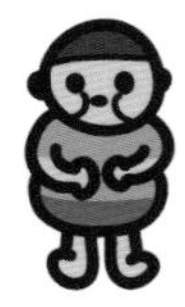

儿童肥胖

主要原因为摄取快餐、零食、果汁等欧美化食物，造成能量偏高。

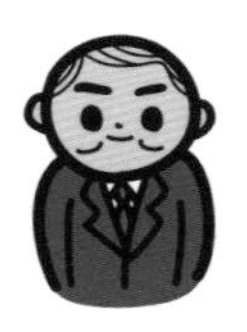

成人肥胖

过度饮酒、过量饮食造成成人营养过剩。拉面、盖饭、油炸食品等碳水化合物、脂肪类营养素的过量摄取也是肥胖的原因之一。

肥胖会导致各种生活方式病!

糖尿病　高血脂　高血压　等

营养过剩导致中老年生活方式病患病率增高

营养过剩，即营养的过分摄取所带来的肥胖等问题。营养过剩主要分为两种，一种是儿童肥胖，主要为儿童营养摄取过度；另一种是成人肥胖，在中老年、壮年时期十分常见，大多是由饮食不规律、在外饮食增加等原因造成的。中老年人群的营养过剩不仅表现为肥胖，还会带来内脏脂肪累积、糖尿病、高血压等生活方式病，因此特别需要引起注意。

营养不良

营养不良会给人体造成怎样的影响?

年轻女性

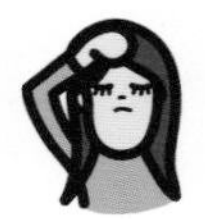

贫血

营养不良所造成的Hb（血红蛋白）数量减少是贫血的主要原因。

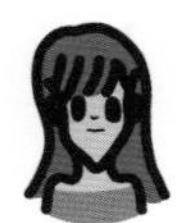

畏食症

因过度追求苗条而对进食产生恐惧，造成营养不良。

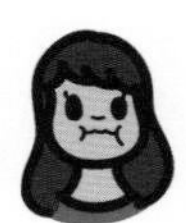

暴食症

无法控制食欲，反复进食后再催吐。

老年人

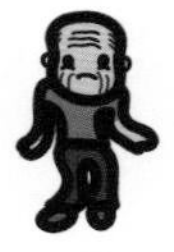

肌肉量、肌肉力量下降

营养不良会造成老年人肌肉量与肌肉力量下降、机体衰弱，以至于不得不需要看护。

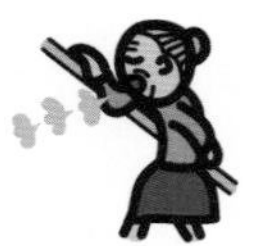

身体功能下降

营养不良会造成老年人运动功能下降，以及呼吸、循环等系统功能的下降。

生活质量下降，看护费用升高等

因营养不良、健康状况不佳，老年人不得不寻求看护，导致生活质量下降。长期卧床还会大大增加看护费用支出。

极端节食、身体老化等带来的营养不良问题

一些年轻女性过分追求苗条、过度节食，造成自身营养失调、身心健康度与社会活动参与能力大幅下降等问题。除此之外，营养不良还会带来严重的健康隐患，例如免疫力下降，各种疾病随之而来。对于老年人来说，营养不良则会造成肌肉量的减少、身体功能的下降，进而造成生活质量下降、看护费用升高等问题。

吃什么、怎么吃才健康？

近年来营养学的主题

饮食搭配

通过饮食搭配，使各种食物中所含的营养素互相促进，更好地发挥功效。

进食顺序

为控制血糖值上升速度，每餐应当先食用膳食纤维含量较多的食物。

进食速度

进食速度会对饱腹感和代谢速度等产生影响。细嚼慢咽相当重要。

进食次数

人体营养状态会受每日进食次数的影响。规律的一日三餐十分有必要。

进食时间

进食时间会对营养状态产生影响。主要有日型进食和夜型进食两种。

进食环境

在嘈杂、狭窄的空间里进食，或在舒适、宽敞的空间里进食，营养状态会不同。

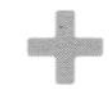

健康、营养状态的关系研究

饮食生活、饮食模式日趋多样化，应如何兼顾健康

饮食欧美化、运动不足等因素导致肥胖率较从前有所提升，肥胖人群占到整体的两至三成。不过在易肥胖的大环境下，仍有不少人没有遭受肥胖的困扰。肥胖有遗传因素的影响，更有饮食习惯不良、生活规律失调等后天的原因。因此，越来越多的人都在寻求与多样化饮食和生活节奏相契合的健康、科学饮食。

时间营养学等备受瞩目的研究成为主流

越来越多的研究发现，生活方式变化所带来的进食时间、进食次数变化，会对营养摄取的最终效果产生不同的影响。目前，“时间营养学”正成为人们关注的焦点，它主要研究的是吃什么、吃多少、何时吃、怎么吃等问题。这些问题的解决有望为饮食疗法、生活方式病预防等领域带来帮助，相关的研究正不断推进。

了解有关何时吃、怎么吃的营养学，改善健康

日型

7：00 早餐

用早餐调整体内生物钟！早餐应充分摄取糖类、蛋白质和维生素。

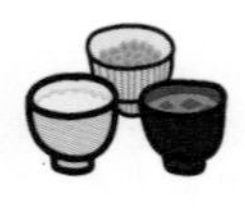

13：00 午餐

在身体活动旺盛的时间段里享用午餐。营养摄取种类与早餐相同。

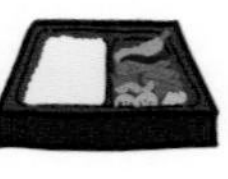

19：00 晚餐

晚餐宜清淡。21 点后应当控制酒精、脂肪的摄取。

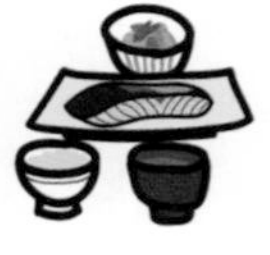

不易发胖！

营养均衡、饮食规律的日型进食者，身体能量消耗相对较大，体重不易上升。

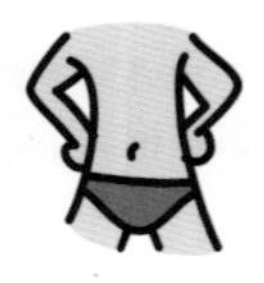

夜型

用夜宵取代早餐的生活容易肥胖！

12：00 午餐

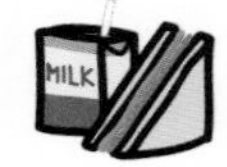

19：00 晚餐

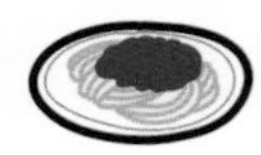

01：00 夜宵

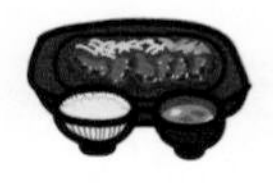

易发胖！

夜型进食者的进食时间主要从中午到深夜，身体能量消耗相对偏低。

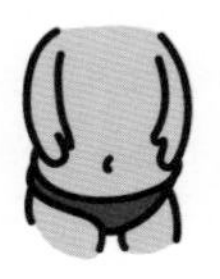

健康与营养素的关系

营养素种类有这么多！

9 种

必需氨基酸

人体无法合成的氨基酸，主要有异亮氨酸、赖氨酸、甲硫氨酸等 9 种。

3 种

必需脂肪酸

无法在人体内合成的脂肪酸。亚油酸、α-亚麻酸、花生四烯酸这 3 种脂肪酸必须从食物中摄取。

糖类 属于糖类的

葡萄糖

人体主要的能量来源，但在人体内的含量极少，需要通过摄取大米等食物来获得。

18 种

维生素

维持人体生命活动不可缺少的微量营养素，维生素 A、B 族维生素、维生素 C、维生素E等都需要从食物中获取。

20 种

矿物质

同维生素一样，矿物质也是维持身体健康不可或缺的一种微量营养素。身体所需的矿物质有钙、铁、钾、铜等共20种。

约50种营养素！

均衡摄取约 50 种必需营养素

营养学诞生之后，关于人体生命活动所必需营养素的相关研究不断发展。目前认为人体的必需营养素约有 50 种，包括 9 种必需氨基酸、3 种必需脂肪酸、属于糖类的葡萄糖，18 种维生素以及 20 种矿物质等。想要保持健康，就必须恰当、均衡地摄取这些必需营养素。

单一营养素无法预防疾病

近年来，“某种成分有益健康”的资讯过于泛滥，导致过度摄取某种单一营养素的做法越来越常见。任何一种营养素的欠缺都会导致身体患病，均衡摄取食物中各类营养素才是健康的关键。

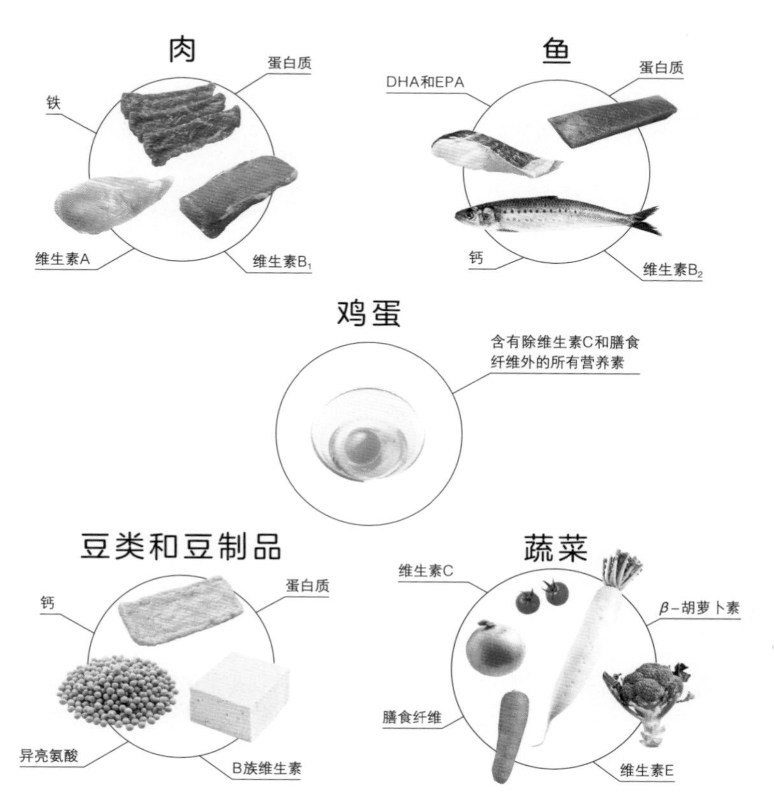

能够延长寿命的健康饮食

健康饮食的特征

1 以米饭为主，辅以丰富多样的食物

以米饭为主，搭配中式、日式、西式等各种配菜，饮食结构较为均衡。

2 丰富的豆类、海鲜、海藻和发酵食物

除了肉类和肉制品，还有丰富的豆类、豆制品、海鲜、海藻、发酵食物等，营养较为均衡。

3 适量摄取牛奶、乳制品

普通食物中含量不足的钙、磷、维生素等营养素，需要通过牛奶和乳制品来补充。

4 摄取大量膳食纤维，少量脂肪

米饭和蔬菜、海藻的饮食搭配能摄取大量的膳食纤维，同时，脂肪的摄取量较少。

5 主要使用高汤调味

用海带、鲣鱼等煮出的高汤来调味，很容易控制盐分的摄取量。用高汤制作的菜肴更为清淡，对健康颇有益处。

6 与家人共进一日三餐

规律的饮食与健康紧密相连。与家人围坐在餐桌旁，在轻松的氛围中进食，还能缓解压力。

并非重拾“粗茶淡饭”，而要适当结合欧美饮食

为了均衡摄取约 50 种必需营养素，最重要的便是平衡饮食。尽管欧美化的饮食问题较多，但也没有必要重返古时候那种“粗茶淡饭”，因为饮食简单会导致人普遍营养不足，寿命不长。现在人们的饮食条件和营养状态已今非昔比，虽然也带来肥胖等一系列健康问题，但人均寿命已大大延长。

偏食不利于健康

日本具有优良的饮食文化传统和营养均衡的饮食结构。尤其值得一提的是三菜一汤的饮食搭配，这是最利于均衡摄取营养的饮食方式。以米饭为主食，配以鱼类、肉类、鸡蛋、豆腐等主菜，以及蔬菜、海藻等小菜，再添一碗汤或一盘日式腌菜。这样面面俱到的日本饮食，正是能够延长健康寿命的优质饮食。

能够延长健康寿命的三菜一汤

配菜 蔬菜、薯类、海藻、菌菇等

用蔬菜、薯类、海藻、菌菇等制成的配菜，主要用以补充维生素、矿物质和膳食纤维。

主菜 海鲜、肉类、鸡蛋、豆腐等

用海鲜、肉类、鸡蛋、豆腐、纳豆等制成的主菜，主要用以补充蛋白质、脂肪。

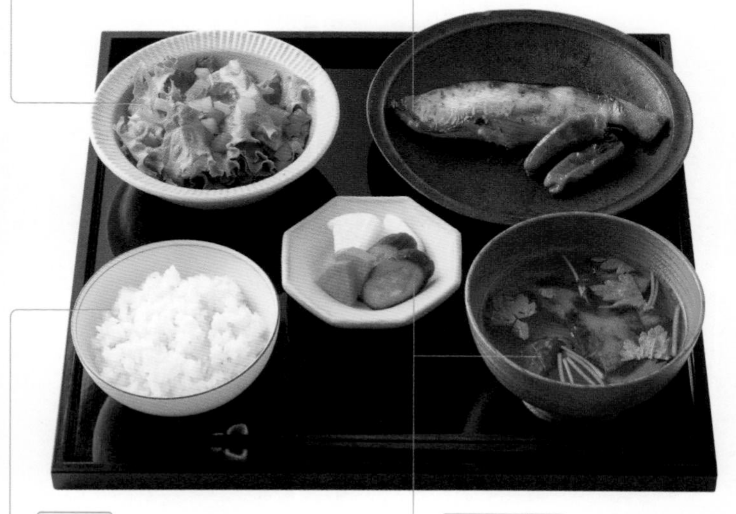

主食 米饭、面条

米饭、面条、面包等食物的主要成分是糖类，是重要的能量来源。盖饭、意大利面、炒饭等也是常见的主食。

加一道 汤、腌菜、水果等

汤、腌菜、水果等食物可以补充人体易缺少的一些营养素以及水分。

专栏

令人担忧的体检报告①

高血压

40 岁之后的体检报告中，最让人关注的就是血压值。正常的血压收缩压应在 120~129mmHg，舒张压则在 80~84mmHg。收缩压大于 140mmHg、舒张压大于 90mmHg 时，即为高血压。高血压人群应当尽快改善自己的生活方式。偏胖的患者应当控制能量摄取、增加运动、适当减肥。体重下降，血压值也会回归正常。此外，高血压人群的盐分摄取应当控制在每日 6g 以下。

调整饮食

每餐能量摄取不超过500kcal

因肥胖而导致高血压的人群每餐能量摄取不宜超过 500kcal，每天的能量摄取应控制在 1400kcal 左右。

每日盐分摄取不超过6g，减少盐分摄取

每餐盐分摄取量为 2g 左右。换用低盐调料，或每餐只做一道味道较重的配菜等。

少吃油炸食物等高油食物

饮食过油会导致肥胖、动脉硬化等疾病。高血压人群应少吃油炸食物、炒菜等，多吃煮、蒸、炖制的食物。

尽量不喝糖分较高的果汁等饮料

用果汁代替水会使糖摄取过量，从而导致肥胖。最健康的饮料是茶。

Part

2

值得关注的
5 种健康食物

虽然不少人对有益健康的食物颇有兴趣，但对相关知识却一无所知。让我们一起来看看，哪些食物可以预防疾病。

治疗感染性疾病，应该吃什么？

Q 感冒，应该吃什么？

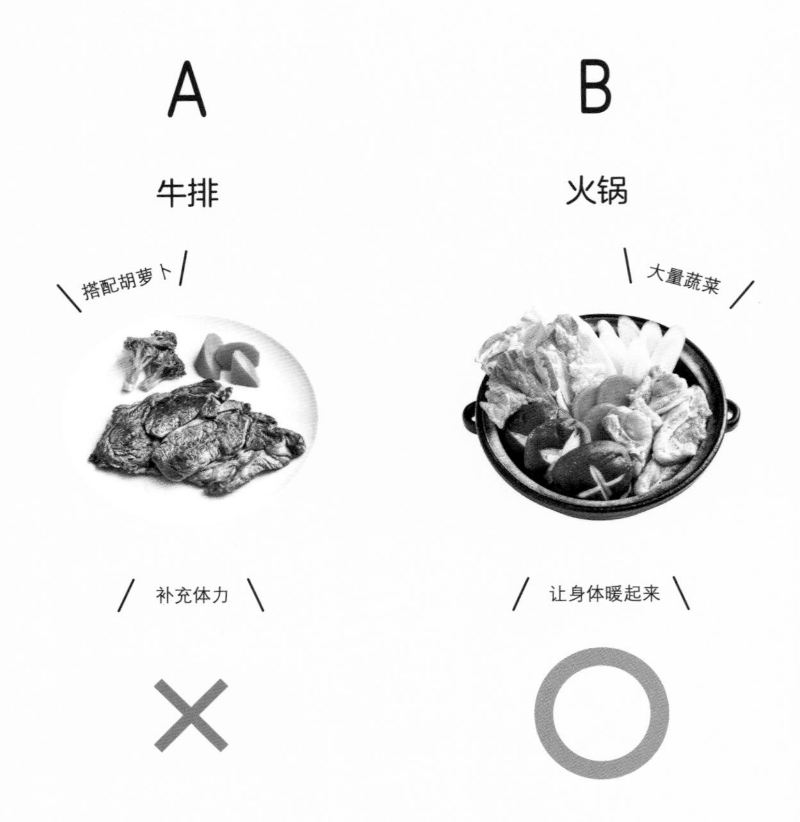

补充蛋白质时应当选择易于消化的食物

虽然牛排既含有优质蛋白质，又能补充体力，但牛排脂肪含量高且不易消化，并不适合在免疫力低的时候食用。火锅中的鱼肉、鸡肉、豆腐等则属于容易消化的优质蛋白质。此外，火锅中还有白菜、胡萝卜、韭葱、香菇等丰富而足量的蔬菜，可以帮助身体均衡补充维生素 A、维生素 B_1 和维生素 C 等营养素。

Q 发烧，应该吃什么？

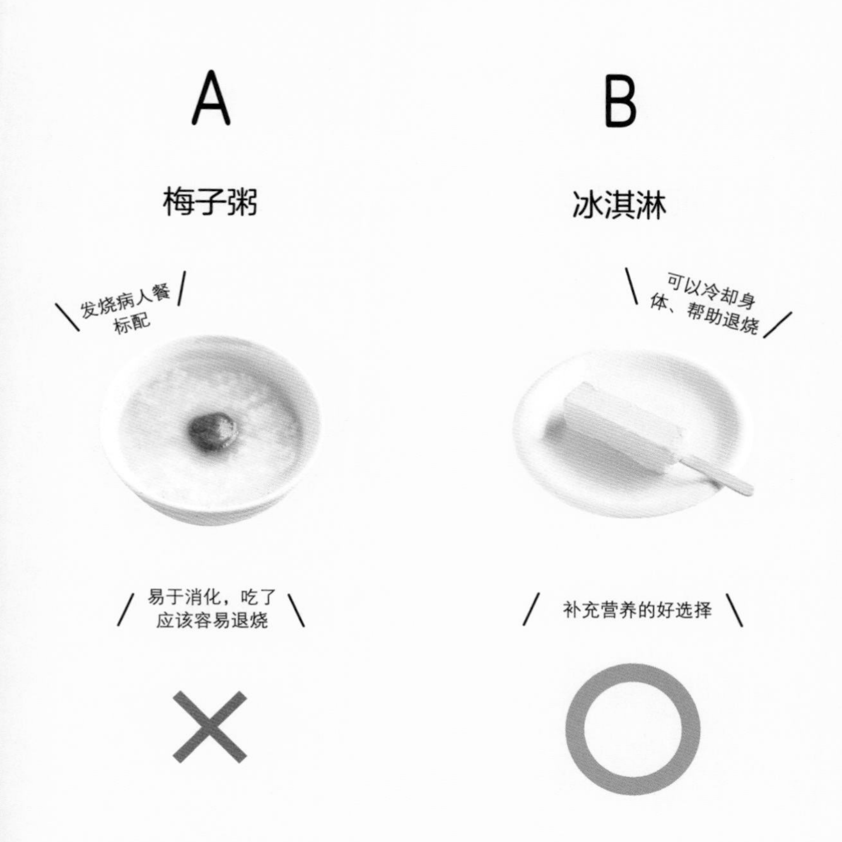

别忘记及时补充易于流失的营养素

发烧时应该选择易于消化、口感温和的食物。发烧时常常会食欲不振、消化功能下降、食量变小，同时，身体中的蛋白质、维生素A、维生素B_1、维生素C、钠等营养素的消耗量会增大。如果只吃梅子粥，容易导致营养不足。口感柔和、营养丰富的冰淇淋、布丁等食物反而是更好的选择。

Q 咽喉疼痛，应该吃什么？

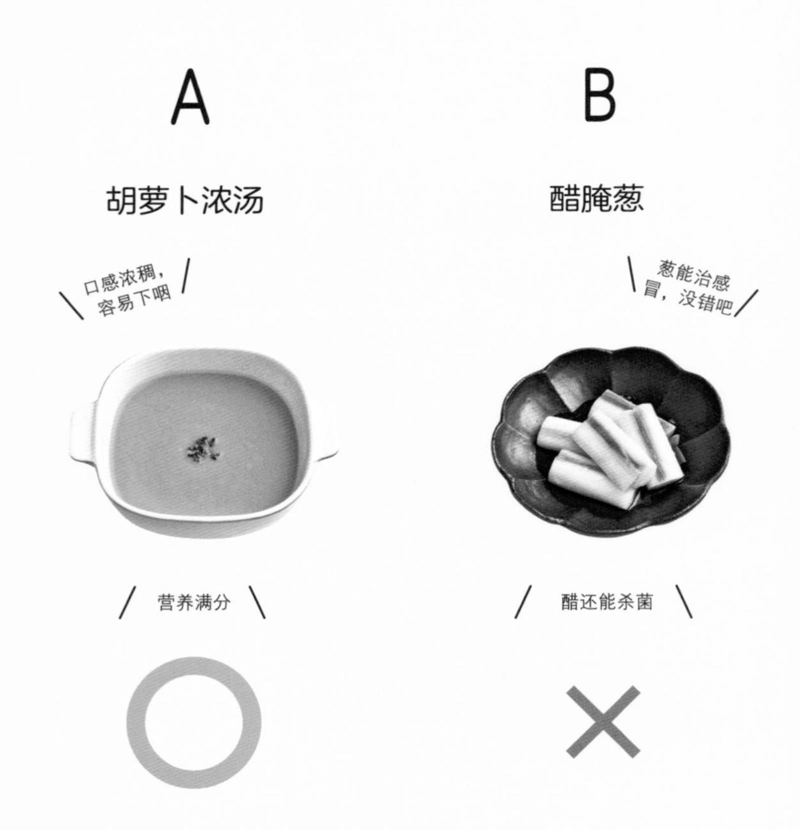

避免进食刺激性食物，β－胡萝卜素能帮助修复黏膜

大葱中所含的大蒜素具有很强的杀菌效果，感冒时确实应该多吃一些。但咽喉疼痛时，不应食用酸味很重的刺激性食物，而更应该选择不刺激咽喉且方便下咽的汤羹。胡萝卜、南瓜等食物中含有丰富的β－胡萝卜素，可以帮助修复黏膜。除了浓汤，清汤也是不错的选择。

Q 咳嗽，应该吃什么？

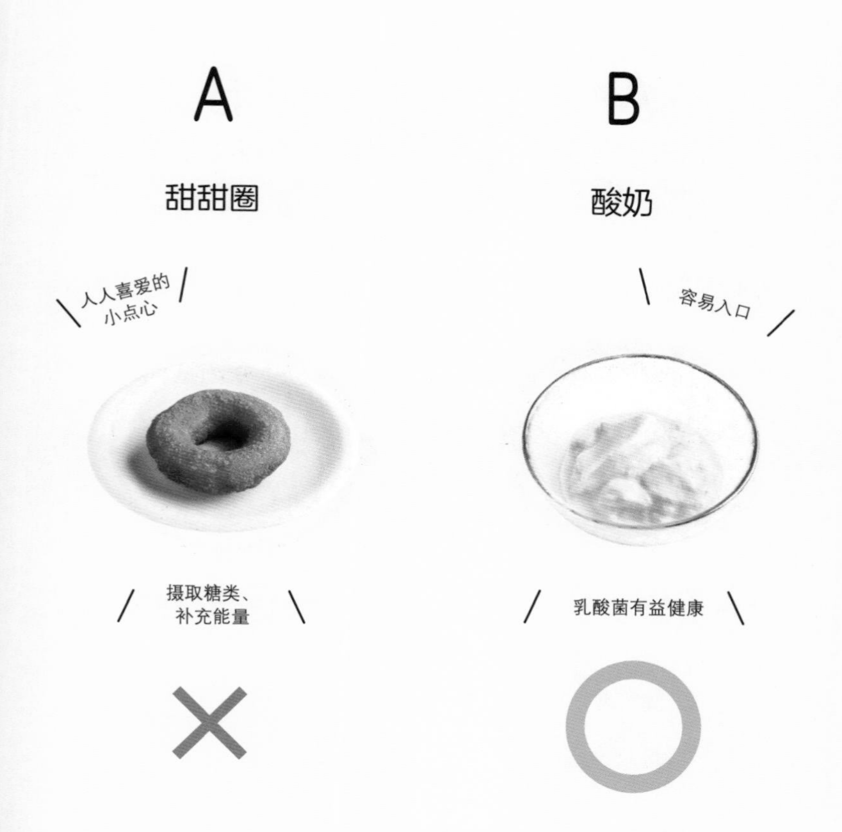

选择易于下咽的食物

咳嗽严重时会感到食物难以下咽，这时应当选择温和且易于下咽的食物。感冒时确实应当补充大量的能量，但甜甜圈口感较干，很容易加重咳嗽。食欲不振时没有必要勉强自己进食，不妨选择口感温和、冰凉的酸奶。除此之外，也可以选择果冻、冰淇淋之类易于下咽的食物。

Q 打喷嚏，应该吃什么？

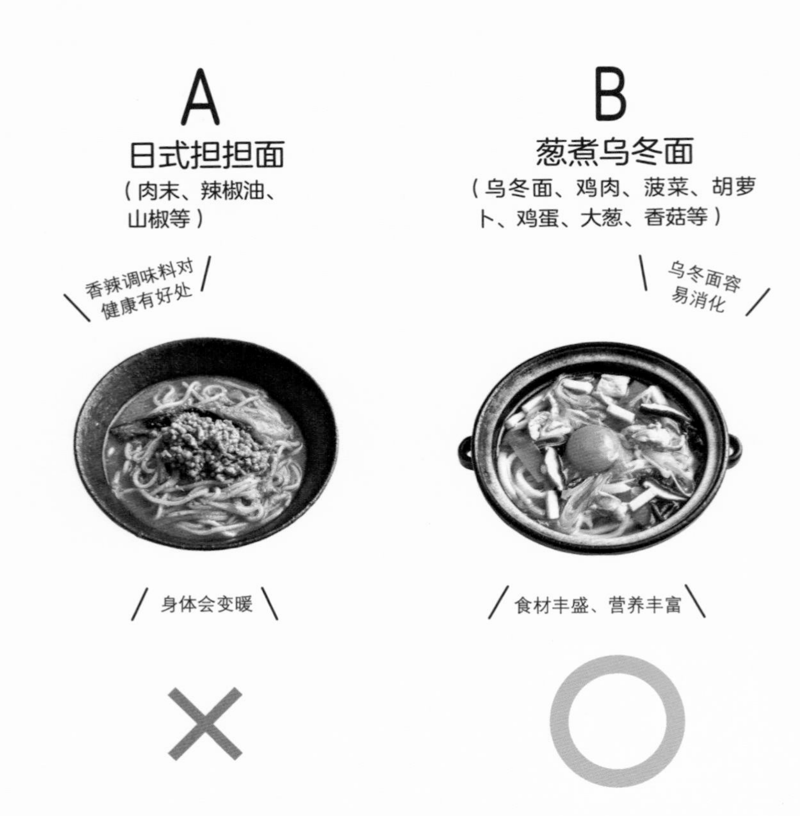

✕　　○

全面摄取营养，提高身体免疫力

打喷嚏、流鼻涕久治不愈，大多是因为受到病毒或细菌感染，或是受到灰尘刺激，首先要做的就是提高身体免疫力，帮助身体战胜各类病毒。鸡肉和鸡蛋含有丰富的蛋白质，菠菜和胡萝卜富含维生素 A 和维生素 C，用它们煮的乌冬面非常适合食用。而日式担担面中的辣椒油、山椒等香辣调味料会使鼻黏膜充血，导致病情恶化，最好还是敬而远之。

Q 恶心想吐，应该吃什么？

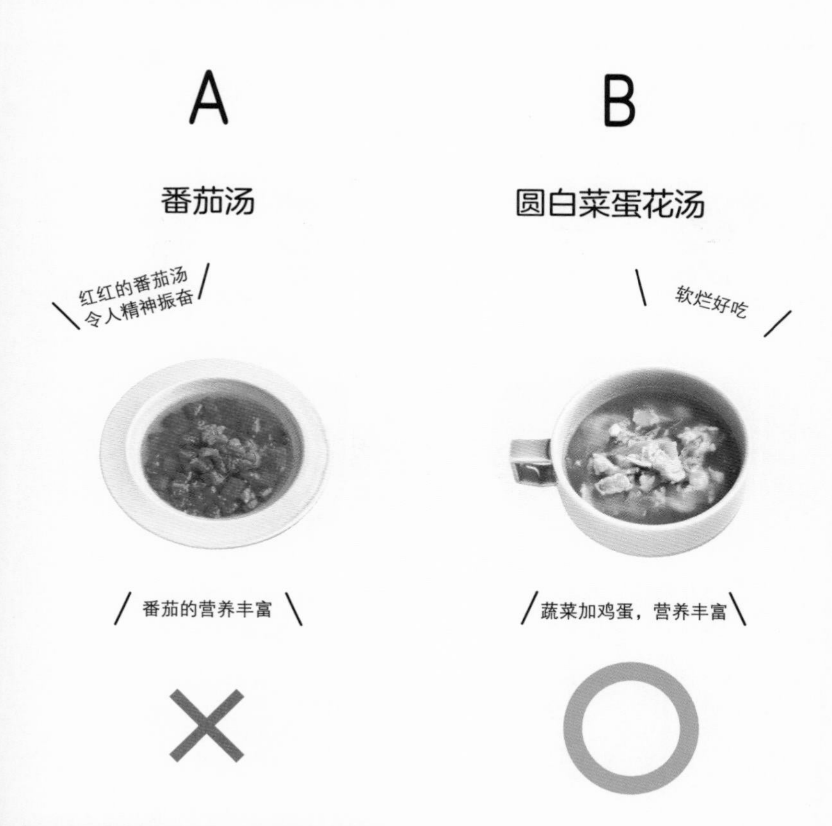

避开酸味重的食物，选择养胃食物

感冒时肠胃功能下降，有时会出现呕吐、腹泻等症状。一开始可以多喝白开水、茶等热饮，食欲稍有恢复后，可以选择易于消化的白粥、蔬菜汤。酸味浓、口味重的番茄汤有可能引起反胃，不宜食用。圆白菜有助于改善胃部炎症、帮助消化，鸡蛋中则含有丰富的优质蛋白质，具有很高的营养价值，将它们煮成一碗热汤，是再好不过的选择。

感冒期间的饮食方法

感冒的原因包括病毒入侵、疲劳或压力导致的免疫力下降等。必要时应及时就医，饮食方面也应当根据症状做出相应调整。

1 治疗三大原则：营养、保湿、静养

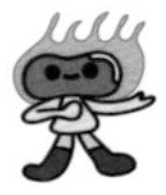
蛋白质

维生素 A

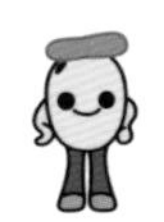
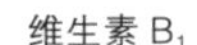

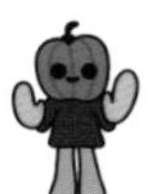
维生素 C

营养

发烧等原因会造成体能下降，为恢复体力、提升免疫力，应当补充必需的营养成分。补充水分也同样重要。

三大原则

保湿

干燥会使身体更易受病毒入侵。注意保持室内湿度，预防咽喉、鼻腔干燥。

静养

身体恢复健康需要一定的体力，而活动会增加体力消耗。少出门、多静养很重要。

即使食欲不振，也要补充能量

发烧、咳嗽、呕吐、腹泻等病症都会造成体力的额外消耗。感冒初期，补充能量、针对病症摄取营养都非常必要。食欲不振或咽喉疼痛导致进食困难时，应当准备一些容易入口的食物，例如汤、粥以及勾芡而成的菜肴。

2 根据不同症状摄取营养素

根据不同的感冒症状调整饮食

饮食上应该注意 3 点：多吃易消化的食物，采用将食物变得易消化的烹调方式；多吃水分充足的食物；多吃富含蛋白质、维生素等营养的食物。感冒的症状多种多样，如发烧、肠胃不适、喉咙痛等，感冒初期与恢复期的症状也不尽相同。根据感冒的类型和具体症状补充相应的营养素，能够帮助身体早日恢复健康。

发烧、发冷

补充水分，选择营养价值高、易消化的食物

通过水、果汁、汤等充分补充水分，预防身体脱水。身体发热还会消耗体内维生素 A、维生素 C 和维生素 B_1 等，请注意补充。

所需营养素

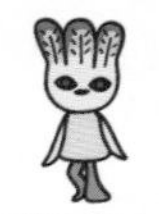

维生素 A

▶ P88

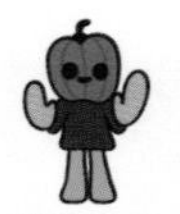

维生素 C

▶ P150

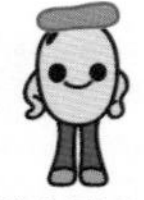

维生素 B_1

▶ P112

打喷嚏、鼻塞

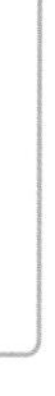

补充蛋白质和维生素，提高免疫力

肉类、鱼类、鸡蛋和豆腐等食物富含蛋白质，蔬菜中含有丰富的维生素 A 和维生素 C，摄取这类食物，有助于修复黏膜、提升免疫力。

所需营养素

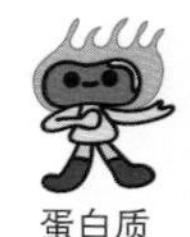

蛋白质

▶ P58

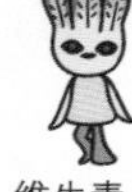

维生素 A

▶ P88

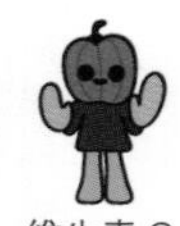

维生素 C

▶ P150

咽喉疼痛、咳嗽

多吃易于吞咽的食物，补充维生素 A、维生素 C

多摄取蛋白质、维生素 A 和维生素 C，修复黏膜非常必要。可以将食物磨碎或勾芡，更容易下咽。

所需营养素

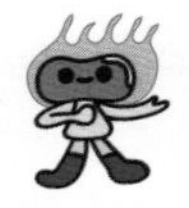

蛋白质

▶ P58

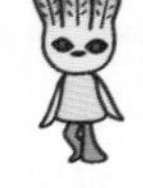

维生素 A

▶ P88

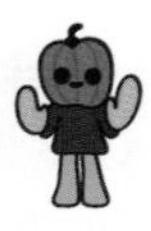

维生素 C

▶ P150

恶心想吐

多吃温和的食物，帮助消除炎症

病症初发时，应当适度禁食，同时注意补充水分；症状平稳后，可以食用一些粥类或汤类；随着身体恢复，可以在食谱中加入炖菜，让肠胃有一个逐渐适应过程。应尽量避免食用脂肪含量高的食物。

推荐食物

粥类　蔬菜汤　炖菜

什么样的饮食能够预防疾病？

容易让人生病的4个因素

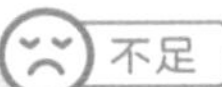

蛋白质、维生素、矿物质、膳食纤维

→ 癌症、骨质疏松症、贫血、肌肉力量下降、免疫力下降等

盐分

→ 高血压、肾病、心血管疾病、脑血管疾病等

高血压会增加血管和心脏负担，可能会发展为动脉硬化、脑卒中、心肌梗死等。

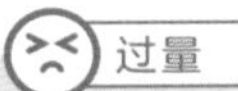

能量

→ 肥胖、生活方式病等

摄取的能量若高于日常工作、运动所需量，就容易导致肥胖，还会引发一系列生活方式病。

脂肪

→ 肥胖、动脉硬化、高血脂、心肌梗死、脑梗死等

脂肪摄取过多容易导致肥胖，进而引起动脉硬化等疾病。

此类饮食习惯一定要避免或改正

是否有过度饮食等不良饮食习惯，理智选择饮食

现代饮食日益多样化、便利化，同时也出现了暴食、偏食等现象，营养不良或过剩都会给身体造成负担。如果不改善饮食习惯，任其发展，有可能导致肥胖、糖尿病、高血压、癌症、缺血性心脏病等疾病。每天都应该审视自己的饮食是否健康，并且理智选择各种食物，科学规划一日三餐。

调整肠道环境，摄取抗氧化食物

关于饮食生活和各种食物的研究和调查每天都有新进展，这些成果能够帮助更多的人保持健康状态。研究发现，调整肠道环境，摄取具有抗氧化作用的植物性食物，能够有效预防生活方式病。建议每天都要吃一些富含膳食纤维的发酵食物、蔬菜、菌菇和水果。

预防疾病的饮食重点

1 一日三餐、均衡饮食

一天中如果只摄取一到两餐，进餐后血糖和血脂就容易急剧上升，内脏为了降低这些数值导致负担加重。请养成一日三餐、均衡饮食的好习惯。

2 用乳酸菌调整肠道环境

肠道中有 1000 种以上的细菌，总数量超过 1000 兆。保持肠道环境平衡十分重要，而乳酸菌能帮上大忙。

3 以米饭为主食的日本型饮食

以米饭为主食，辅以适量的鱼类、蔬菜和发酵食物等，这样的日本型饮食对保持健康十分有益。

4 均衡摄取蔬菜、水果等抗氧化食物

植物性食物中的很多种植物化学物质都能起到抗氧化作用，可以抵抗疾病、预防老化。

5 多摄取膳食纤维

与乳酸菌一样，膳食纤维也能起到调整肠道环境的作用。另外，它还有吸收并帮助排出多余脂肪和糖类的作用。

6 注意摄取油类的品质，减少盐分摄取

油的种类不同，所含的脂肪酸也不同，对身体的作用也多种多样。想保持健康，应当多摄取不饱和脂肪酸。为了减少盐分摄取，可以用高汤、香味蔬菜、香料等代替盐。

值得关注的健康食物

1 发酵食物

什么是发酵食物？

因微生物作用而发生成分变化的食物

在酵母、乳酸菌、霉菌等微生物作用下，食物的原有成分发生了分解或熟成，便形成了发酵食物。除了酱油、味醂、醋，以下食物都属于发酵食物。

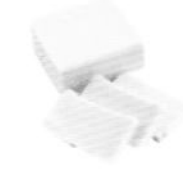
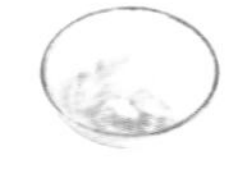

奶酪、酸奶

酸奶是牛奶或羊奶经乳酸菌发酵而成。奶酪是加入霉菌后发酵熟成的食物。

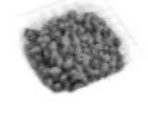

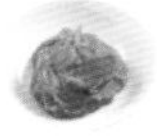

纳豆、味噌

豆类经纳豆菌发酵，制成纳豆；经酵母、乳酸菌和霉菌发酵，制成味噌。

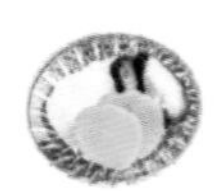
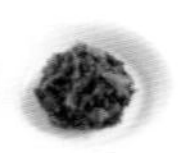

腌菜

将蔬菜浸过盐水后，再用植物性乳酸菌发酵而成。有腌萝卜、腌芥菜等，种类繁多。

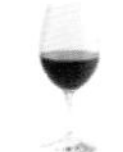
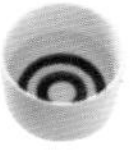

葡萄酒、清酒

在葡萄中加入酵母发酵，制成葡萄酒；在大米中加入霉菌、酵母或乳酸菌发酵，制成各种清酒。

选择味噌、纳豆等日本传统发酵食物

传统的发酵食物在日本人的食谱中一直占有一席之地，这是日本饮食的优点之一。其中具有代表性的食物有酱油、味噌、纳豆、酒、味醂、醋、腌菜等；除此之外还有各种乳制品和葡萄酒。在一些地区，还有用鱼类制成的发酵食物（如鲹鱼干）。一些发酵食物盐分过高，会给健康带来隐患，却含有能够降低血压的成分，这就是发酵食品的奥妙之处。

多摄取有利于调整肠道环境的乳酸菌

研究发现，肠道不仅有消化、吸收食物的功能，还管理着人体的免疫力和自主神经，这与1000兆个肠内细菌密不可分。其中，乳酸菌能够对消化物进行发酵、调节免疫力、生成维生素，还能预防癌症、肥胖和痴呆症等疾病。

具有什么功效？

1 调整肠道环境，提高免疫力

乳酸菌之所以能提高免疫力，其中一个原因是它能够活化NK细胞（自然杀伤细胞）。NK细胞会攻击病毒和癌细胞，能在人体感染流感病毒时阻止病情进一步恶化。

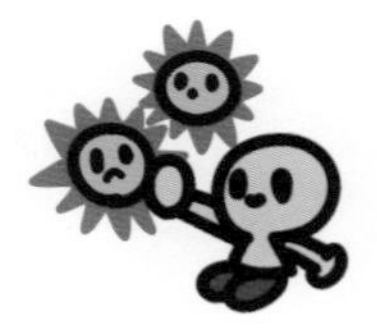

2 瘦身

双歧杆菌是乳酸菌的一种，它能预防肥胖。不易发胖人群的肠道中双歧杆菌数量较常人要偏多一些。肠内细菌的数量均衡有助于维持健康体重。

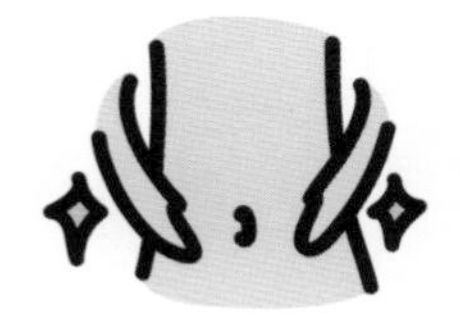

3 美容

肠内有害菌增加会导致便秘、活性氧增多等问题（活性氧是衰老的原因之一），继而扰乱皮肤的正常再生。增加肠内益生菌可以预防这一问题。

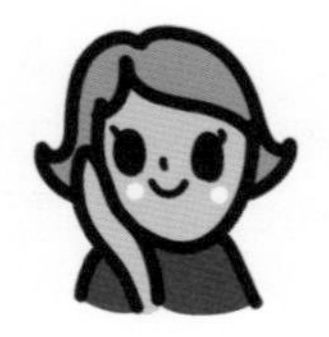

4 缓解疲劳，促进血液畅通

肠道环境紊乱会导致人体免疫力下降、精力恢复速度变慢，使得身体疲劳感只增不减。增加肠道益生菌有利于激活免疫细胞，帮助身体及时恢复精力，避免疲劳感累积。

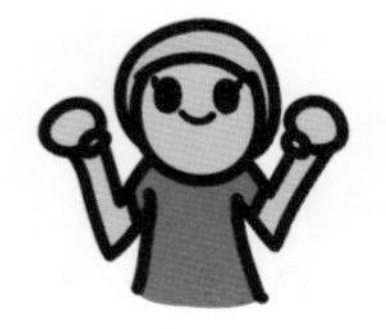

2 ω-3 脂肪酸

什么是 ω-3 脂肪酸？

青背鱼类、紫苏子油和亚麻子油中含有的必需脂肪酸

脂肪酸的一种，容易氧化，因此最好能隔绝空气保存，并尽可能在食材新鲜状态下直接食用。

亚麻子油、紫苏子油

亚麻子油和紫苏子油分别用亚麻子和紫苏子制成。它们都含有丰富的 α- 亚麻酸。

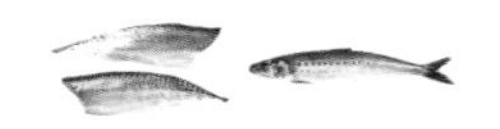

青背鱼类

鲭鱼、沙丁鱼、鲔鱼的脂肪中含有丰富的 EPA 和 DHA。

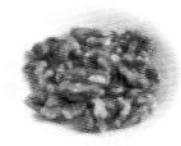

核桃

核桃含有 α- 亚麻酸，容易氧化，最好是捣碎后立即食用。

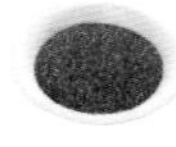

奇亚籽

奇亚籽除了含有丰富的 α- 亚麻酸，还含有膳食纤维、矿物质等，是一种十分受欢迎的“超级食物”。

通过青背鱼类、紫苏子油等摄取 ω-3 脂肪酸

ω-3 脂肪酸是不饱和脂肪酸，人体无法合成，是必须通过食物摄取的必需脂肪酸。紫苏子油和亚麻子油中的 α- 亚麻酸，青背鱼类中的 DHA 和 EPA 等都属于 ω-3 脂肪酸。目前人们的青背鱼类摄取量相比从前有所减少，因此 ω-3 脂肪酸的摄取量也随之下降。建议选择一些易于获取的食物，补充 ω-3脂肪酸。

减少 ω-6 脂肪酸、增加 ω-3 脂肪酸摄取量

现代人的 ω-3 脂肪酸摄取量偏低，而同样作为不饱和脂肪酸的 ω-6 脂肪酸则有过量摄取的倾向。饮食中，ω-6 脂肪酸和 ω-3 脂肪酸的最佳摄取比例应为 4∶1。日本厚生劳动省建议，EPA 或 DHA 的摄取量应达到每日 1g，换算成鱼肉，应每日摄取 90g 以上。若选择通过油类补充 ω-3 脂肪酸，则应当特别注重油的品质。

具有什么功效?

1 改善血液循环

有利于提高血管壁和红细胞弹性，预防血液黏稠，改善血液循环。

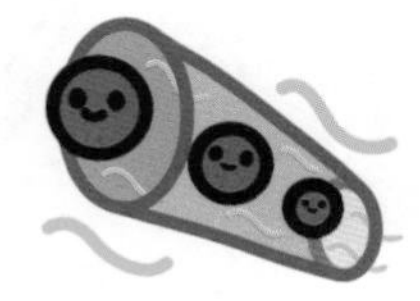

2 降低胆固醇和血压值

能够帮助排出体内有害胆固醇。同时，通过改善血液流通，减轻血管壁和心脏负担，从而降低血压。

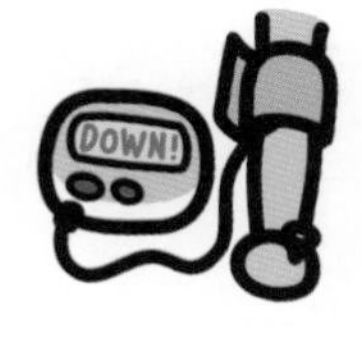

3 改善过敏症状

在人体内能够生成对抗过敏反应的前列腺素，抑制炎症。尽管 ω-6 脂肪酸也能生成前列腺素，但其会让过敏反应与炎症恶化。

4 提高记忆力和学习能力

DHA 在大脑中大量存在，它与大脑的发育以及认知功能的发展关系密切。有研究表明，DHA 能够起到增强脑细胞膜弹性、畅通神经信息传递、提高大脑注意力等作用。

3 七色蔬果

什么是七色蔬果?

含有植物色素的蔬菜水果

植物化学物质当中有很多色素，主要有红、橙、黄、绿、紫 5 种颜色。另外，加上含有碱性物质的黑色蔬果和含有香气物质的白色蔬果，共 7 种。

1 红色

番茄红素

辣椒红素

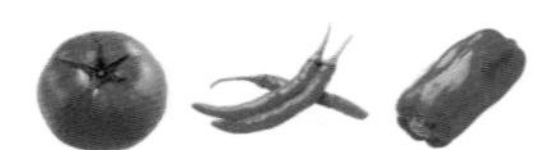

番茄　辣椒　红甜椒

红色蔬菜多为在充足的阳光下成熟的果实，具有很强的抗氧化作用，能有效预防癌症。

2 橙色

维生素A原

玉米黄素

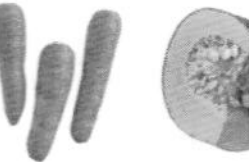

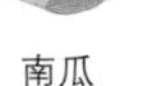

胡萝卜　南瓜　菠菜

橙色色素经过光合作用产生抗氧化作用，其中还有一些能在体内转化为维生素 A。

蔬菜和水果的“超能力”

植物化学物质是果蔬的颜色（色素）、苦味、涩味（碱性物质）等性质的来源，同时还含有能够保持健康的能量。将各种各样的营养素组合起来时，它们所发挥的保健效果要比单独摄取好得多。摄取多彩的蔬果料理，即可全面地摄取各种各样的植物化学物质。

每天尽可能摄取大量蔬果

压力、生活不规律、紫外线照射等原因会使体内的活性氧含量升高，而活性氧是导致衰老和癌症的原因之一。七色蔬果具有很强的抗氧化作用，能帮助身体排除活性氧、提高免疫力、抵御疾病。建议每天尽可能多地摄取多种多样的蔬果。

3 黄色

黄酮类化合物

叶黄素

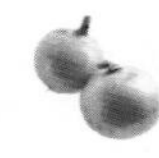
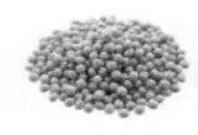
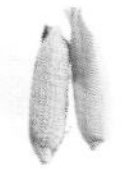

洋葱　大豆　玉米

鲜艳的黄色是维生素的颜色，具有抗氧化作用。是多酚类成分和类胡萝卜素类成分的颜色。

4 绿色

叶绿素

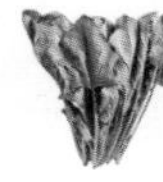
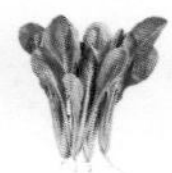
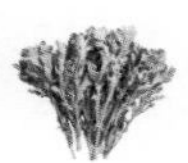

菠菜　小油菜　茼蒿

叶绿素是叶绿体中含有的、能起到光合作用的色素。除了抗氧化作用，它还有除臭、杀菌等功效。

5 紫色

花青素

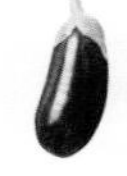
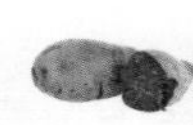
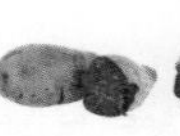

茄子　紫薯　紫甘蓝

花青素是黄酮类化合物中的一种紫色色素。它不仅有抗氧化作用，更有很好的明目效果。

6 黑色

绿原酸

儿茶素

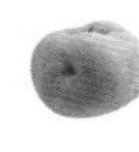
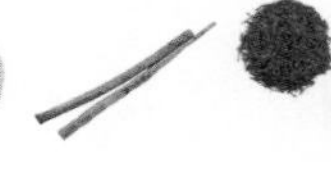
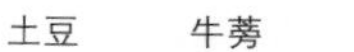

土豆　牛蒡　绿茶

黑色蔬果具有很好的抗氧化效果。绿原酸接触到氧气时会变成黑色。

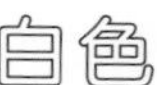

7 白色

异硫氰酸酯　二烯丙基硫化物

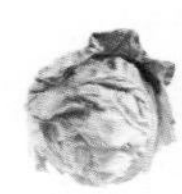
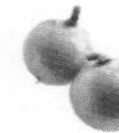
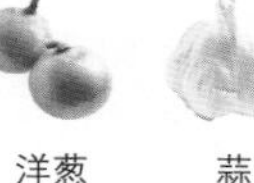

圆白菜　洋葱　蒜

白色蔬果含有辛辣和特殊香气成分，具有抗氧化作用，也有预防癌症的功效。

4 大豆、豆制品

什么是大豆、豆制品?

被称作“土地里长出来的肉类”，含有丰富的蛋白质

大豆和豆制品当中含有必需氨基酸，是优质蛋白质来源，能降低血液中的胆固醇、降低体脂等。

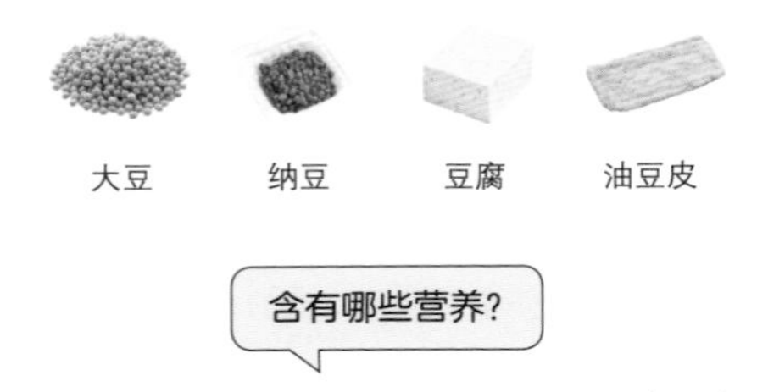

含有哪些营养?

大豆蛋白

一种优质蛋白质，毫不逊色于肉和鸡蛋。直接食用豆类时，人体对大豆蛋白的消化吸收率并不高，加工成纳豆和豆腐后的大豆蛋白消化吸收率分别能达到 91% 和 95%。

大豆低聚糖

食物中的大豆低聚糖能够直达大肠，促进肠内细菌增殖，调整肠道环境。比起蔬菜中的低聚糖，少量大豆低聚糖即可催生更多的肠内益生菌。

大豆卵磷脂

构成肌肉、内脏、大脑、神经等细胞膜的脂肪。大豆卵磷脂还有降低体内胆固醇水平的作用。

大豆异黄酮

豆类中的多酚。在肠内细菌的作用下会变成一种名为雌马酚的物质，发挥类似雌性激素的作用。

用丰富的优质蛋白质预防生活方式病，养颜美容

全世界闻名的日本饮食中，大豆占有举足轻重的地位。很久以前日本人就将大豆加工成豆腐、油豆腐、豆腐皮等食物，或是做成酱油、味噌等易于保存的调味料。相比从前，现代人的豆类食用量已有所下降，但为了饮食健康，不妨在每天的饮食中多加一点儿大豆和豆制品。

5 菌菇、海藻

什么是菌菇、海藻?

菌菇即菌类植物，海藻即海里生长的植物

一般我们食用的是菌类植物的子实体，相当于其他植物的花或果实部分。海藻是一些生长在海里的藻类。

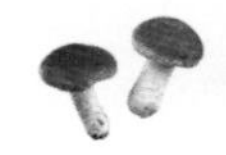
香菇

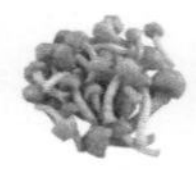
滑子菇

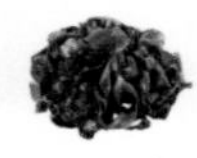
裙带菜

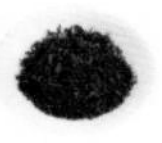
羊栖菜

含有哪些营养?

菌菇

膳食纤维、β－葡聚糖

菌菇中不可溶性膳食纤维较多，例如滑子菇中的可溶性与不可溶性膳食纤维的比例约为1∶2。舞菇当中的β－葡聚糖能够提高免疫力。

维生素 D

麦角固醇具有抗癌作用，在紫外线照射下会转化为维生素 D_2，能够维持骨骼健康。

海藻

褐藻糖胶、海藻酸等膳食纤维

褐藻糖胶有预防血栓、降低血压的作用，海藻酸可抑制胆固醇和血糖的上升、改善便秘。

碘

碘是能够促进生长和代谢的甲状腺激素的主要成分，适量摄取碘，可以提高基础代谢率，帮助减肥。

低能量与膳食纤维有助于减肥及缓解便秘

菌菇和海藻的消化吸收率低，因此能量较低，是健身减肥餐中不可或缺的食材。最近有不少研究是关于它们丰富的膳食纤维的保健作用，以及维生素、矿物质和多酚的功能。其中尤其值得关注的是各种膳食纤维，不仅能有效治疗便秘，还能帮助身体排出多余的胆固醇和糖类。

专栏

令人担忧的体检报告②

高血糖

血液检查之后，是否发现自己的血糖值到了临界值，甚至是异常值呢? 空腹时血糖值应低于6.1mmol/l，临界值为6.1~7.0mmol/l，7.0mmol/l以上则为异常值。高血糖人群最易患糖尿病，当务之急是反省并改正不良的饮食习惯。高血糖人群的饮食大多高糖、高脂，建议以素食为主，并控制零食的摄取。

调整饮食

每日能量摄取控制在1600kcal以下	炸猪排等油炸食品、盛得像小山一样的米饭绝对不能再吃了。每餐的能量应当控制在500kcal左右，不能毫无限制地摄取能量。
多食用低能量的黄绿色蔬菜	控制糖类和脂肪摄取，多吃富含可促进代谢的维生素和矿物质的黄绿色蔬菜。
养成每天食用牛奶、海藻的习惯	过度限制能量摄取会导致营养不良。牛奶营养丰富，海藻富含矿物质，试着养成每天喝牛奶、吃海藻的习惯。
远离高糖零食	糕点里含有大量砂糖，油炸类零食的糖类和脂肪含量非常高，它们都是肥胖的诱因。应戒掉这些零食。

Part

3

必需营养素百科辞典

产能营养素

蛋白质、脂肪和碳水化合物的主要作用是产生能量，蛋白质和脂肪还是人体的组成物质来源。这 3 种营养素的均衡摄取非常重要。

改善胃肠功能紊乱，应该吃什么？

Q 消化不良，应该吃什么？

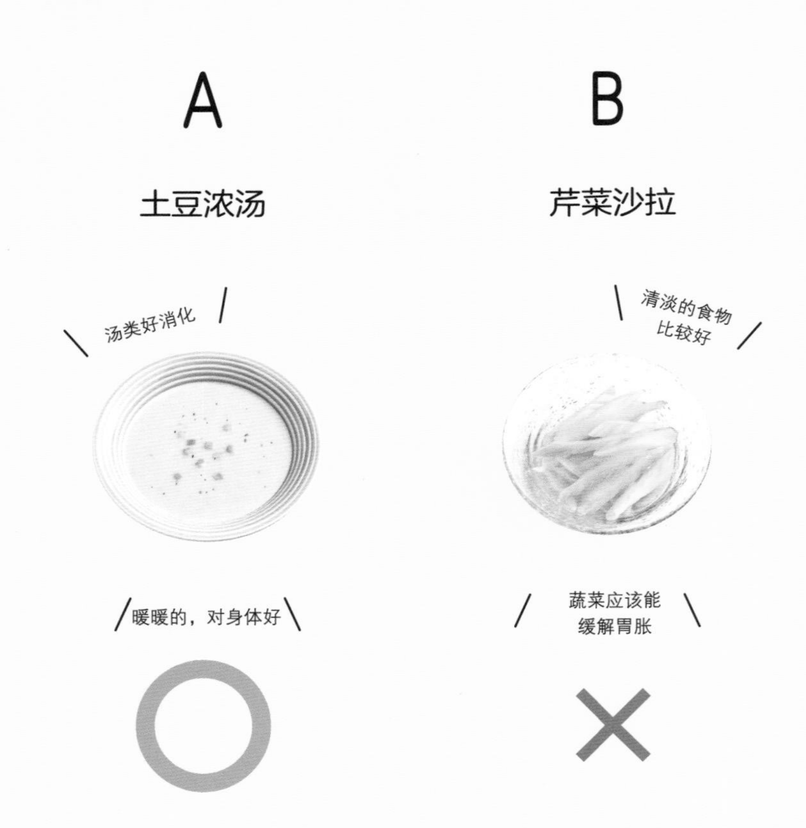

脆弱的胃更需要容易消化的温热食物

暴饮暴食、压力过大而引起消化不良时，首要任务就是让胃休息，试着禁食半日。消化不良时，清爽的食物似乎更有吸引力，但沙拉中含有很多难以消化的纤维，还会降低体温，不是好的选择。身体更需要容易消化的温热食物，特别是土豆等薯类，可以缓解胃部炎症、帮助消化。

Q 食欲不振，应该吃什么？

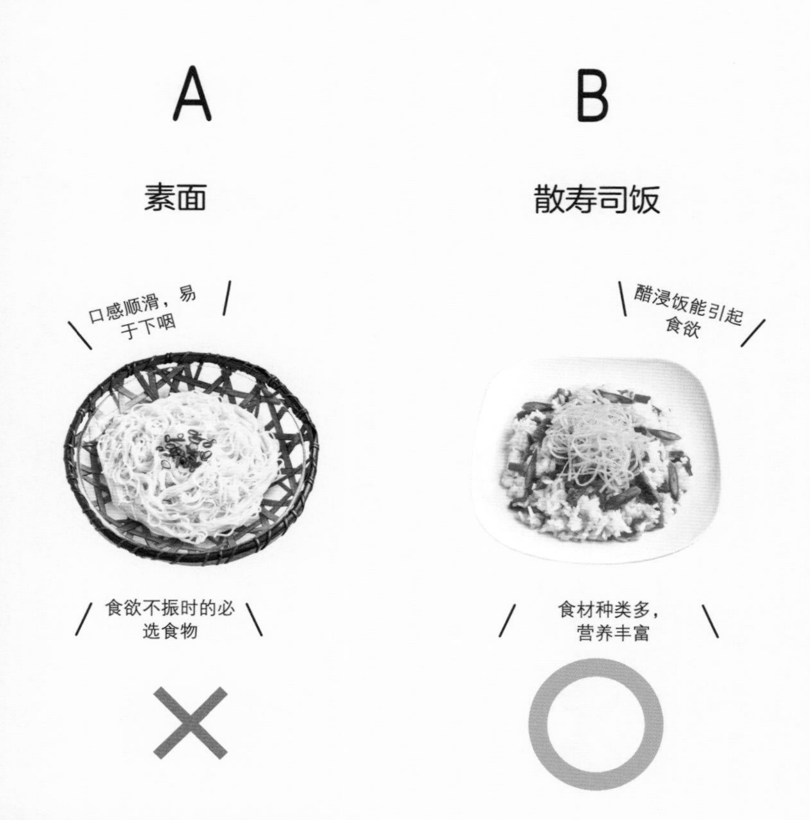

通过调味唤起食欲，避免营养不足

没胃口时，许多人倾向于选择素面之类的食物，但太过清淡、简单的食物容易导致营养摄取不足。在食物中加入醋或者香辛料，刺激味觉，能提升食欲。散寿司饭之类的醋浸饭不仅能激发食欲，还易于消化，特别适合食欲不振时食用。在餐前饮用适量的开胃酒，也能提高食欲。此外，缓解心理压力对于改善食欲不振也有很重要的作用。

Q 胃灼热，应该吃什么？

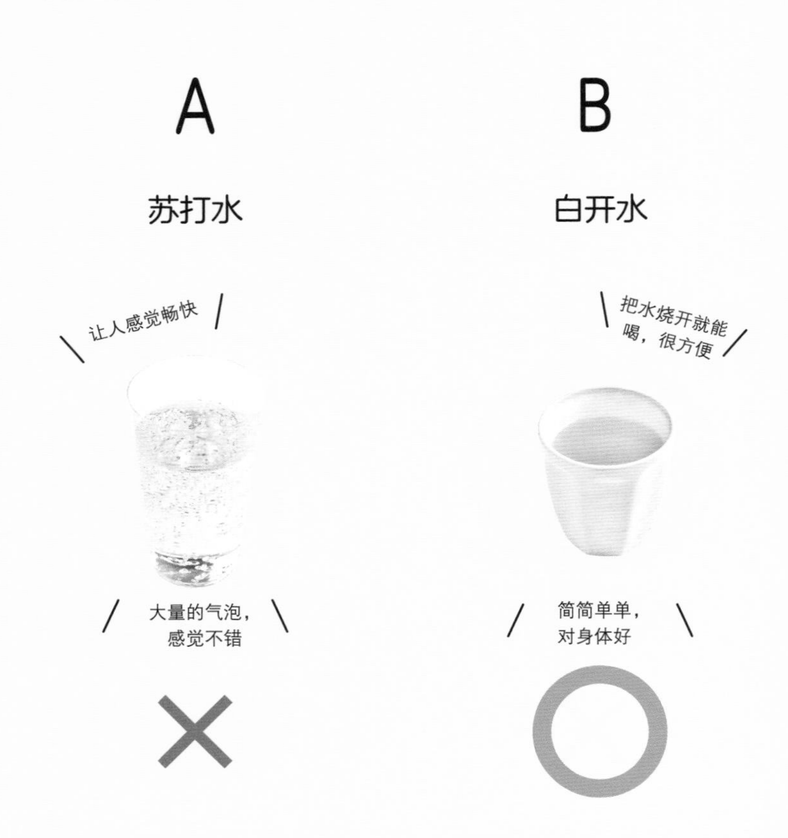

选择白开水之类温和、对胃不刺激的饮食

胃灼热指的是贲门括约肌缺乏弹性，无法紧闭，导致胃液或食物逆流回食管的现象。胃灼热易在暴饮暴食或摄取过多油分之后发作，为了“刮油”而迅速饮用苏打水的做法是绝对错误的，这样反而会刺激胃部，引起反效果。更好的方法是先喝点白开水，待症状缓解后再吃一些容易消化的食物。

Q 宿醉，应该吃什么？

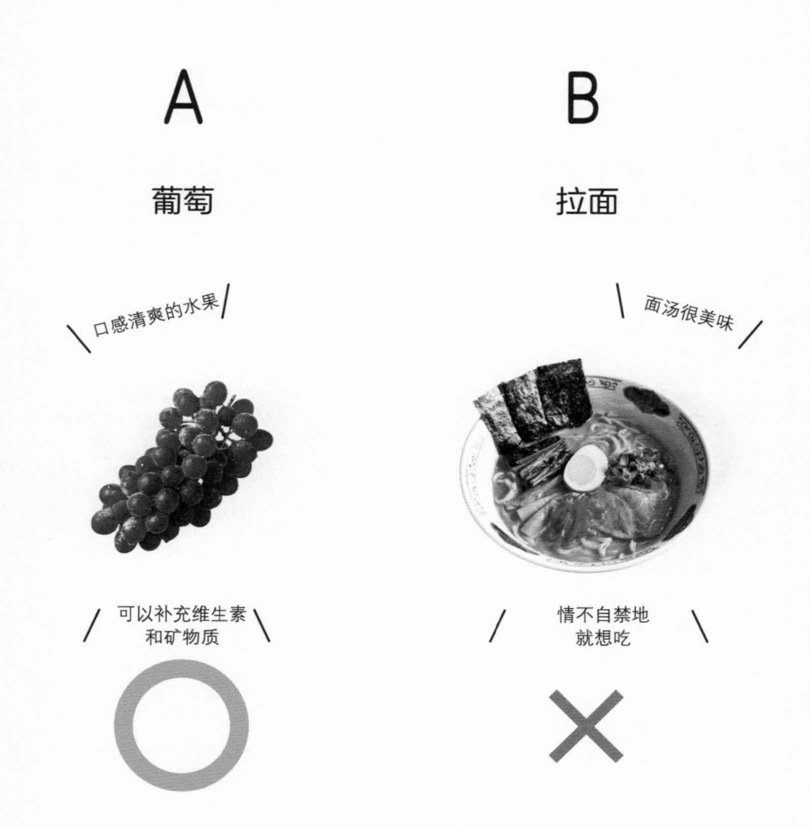

选择促进酒精分解的水果

宿醉是指由于前一天饮酒过多，第二天醒来仍有头痛、恶心、头晕、食欲不振等不适的感觉。宿醉状态下身体缺水、缺盐，会想吃拉面之类的食物。但是拉面的盐分和脂肪含量都很高，长期用拉面解宿醉容易导致脂肪肝。而水果不仅含有丰富的维生素和矿物质，还含有能加快酒精分解的果糖，对解宿醉显然更有帮助。

Q 长期便秘，应该吃什么？

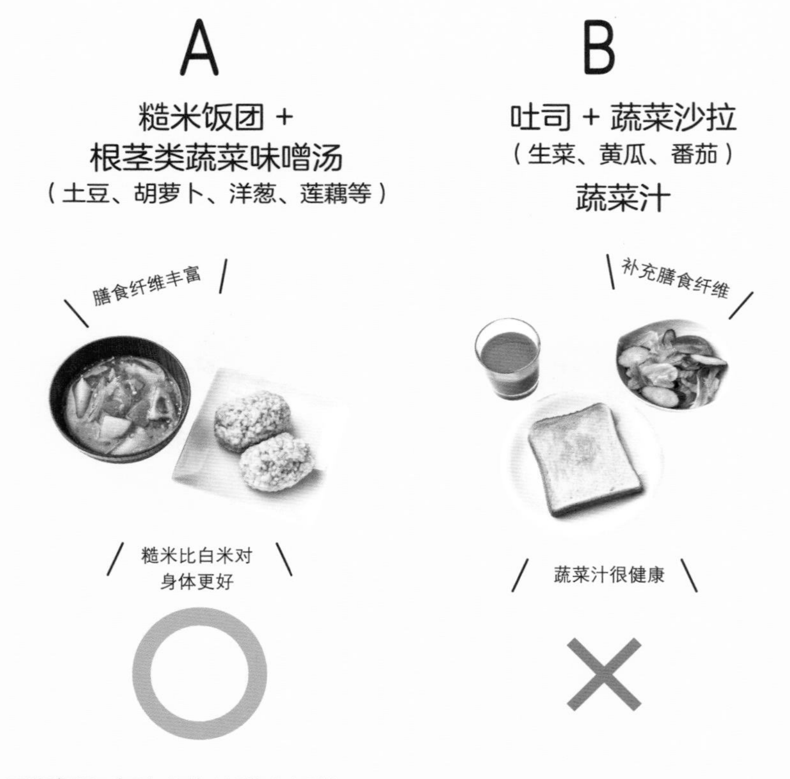

平衡摄取多种食物的膳食纤维

膳食纤维对改善便秘作用显著，但是只吃少量的蔬菜沙拉，恐怕收效甚微。平衡摄取各种蔬菜、水果、豆类、海藻的膳食纤维很重要。很多人认为吃米饭容易长胖，便不吃米饭，这种做法对排便十分不利。糙米含有丰富的膳食纤维，可以多吃一些。土豆有促进肠胃蠕动的效果，在根茎类蔬菜的味噌汤中加入一些土豆，能更好地改善便秘。

Q 腹泻，应该吃什么？

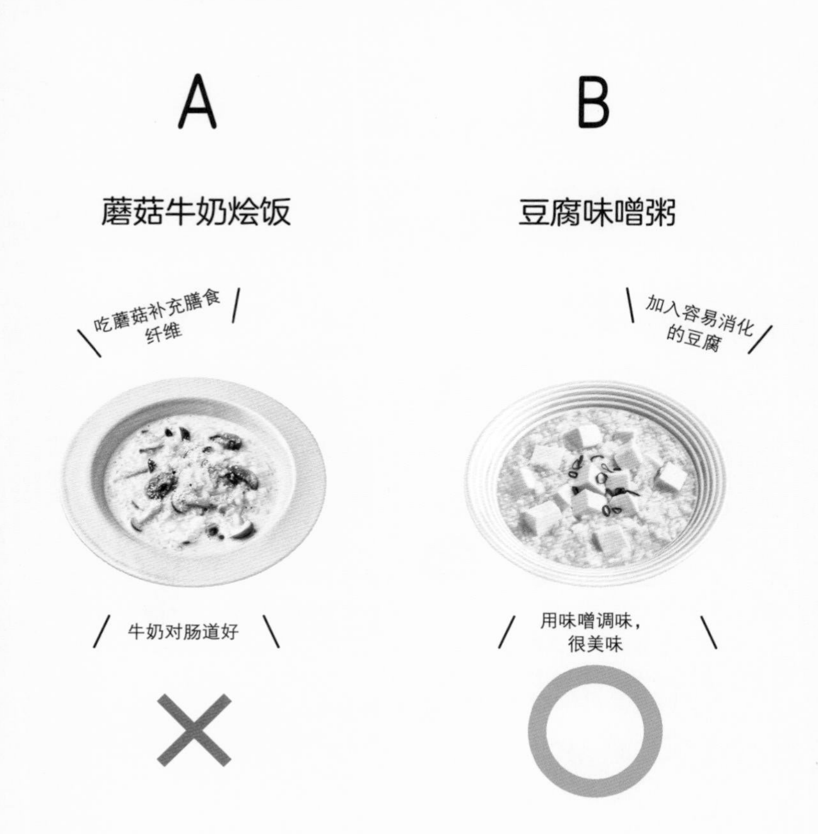

避免吃难以消化和有过敏风险的食物

很多人认为软软糯糯的烩饭或拌饭很适合腹泻时的肠胃。然而，蘑菇中的膳食纤维过多，牛奶和奶酪等则容易引起食物过敏，还是避开为妙。加入了容易消化的豆腐的味噌粥是很好的选择。另外，土豆和豆类等促进肠胃蠕动的食物，在腹泻时也要注意避免食用。

改善胃肠功能紊乱的饮食方法

胃肠功能紊乱常常是由感冒、压力过大等原因引起的。要根据腹泻、胃胀、便秘等不同症状调整饮食。

1 少吃冷食，多吃热食

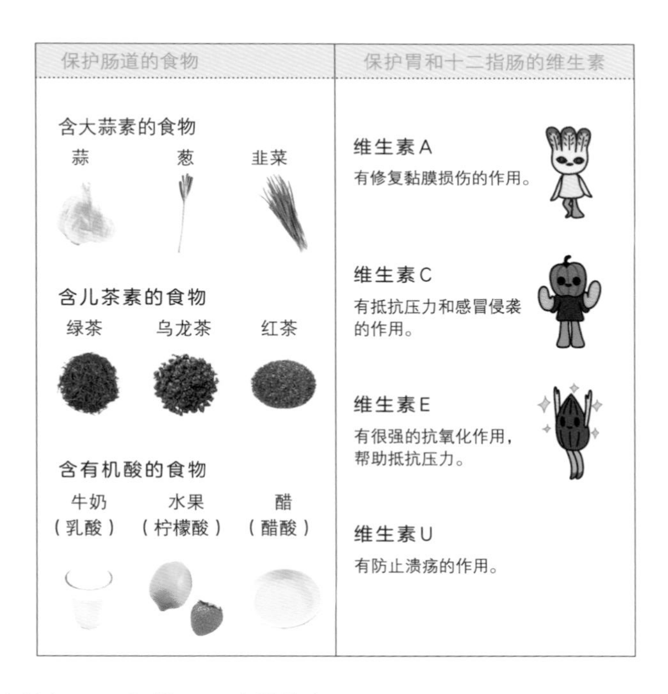

改善血液循环，促进胃肠功能恢复

身心压力过大时，交感神经就会兴奋起来。这时，胃部血管收缩会导致血液循环不畅以及胃功能紊乱。若这一反应使得副交感神经兴奋，胃部就会分泌出大量胃酸，很容易造成黏膜损伤。比起冷食，这时更应吃一些温暖的、富含维生素 E 的食物，改善血液循环，帮助胃肠功能恢复。

2 根据不同症状选择饮食

胃部不适时应禁食刺激性食物，腹泻时应禁食高纤维食物

胃部不适时，应多吃柔软、易消化的食物，香辛料和口味较重的食物会促使胃酸分泌，不宜食用。进食时应尽可能细嚼慢咽，不能一次性吃太多生冷食物。便秘时，除了膳食纤维和水分，还应多摄取乳酸菌、低聚糖等能够改善肠道环境的营养物质，而腹泻时则应少吃这些食物。

消化不良

选择易消化的温热食物

柔软、易消化的食物能减轻胃部负担，温热的食物则能改善血液循环。

推荐食物

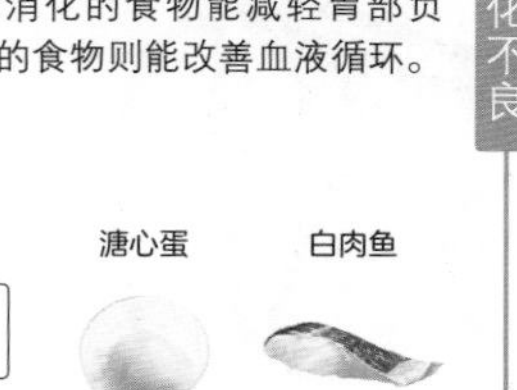
溏心蛋　白肉鱼

食欲不振

尝试不同调味的食物

试着给食物增添一些与平日不同的调味。紫苏等蔬菜香料、刺激性小的香辛料、芝麻油等调味料都可以一试。

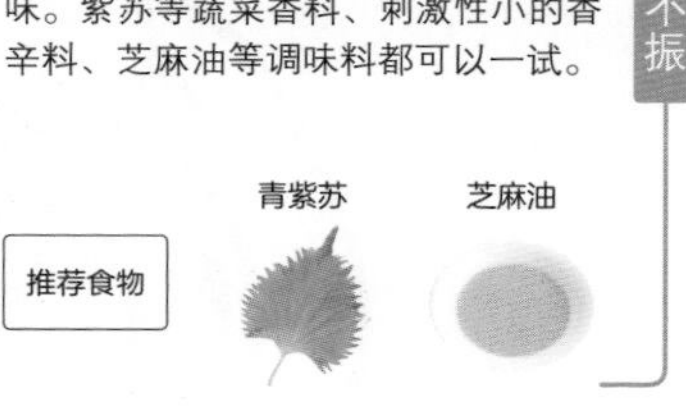
推荐食物
青紫苏　芝麻油

胃灼热

饮用温开水、适量进食粥和乳制品，减少胃部刺激

空腹状态会加重胃灼热的症状。喝温开水、适量食用易于消化的粥，可以防止胃酸逆流，乳制品也是很好的选择。

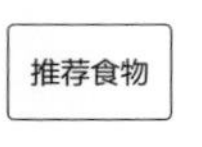
推荐食物

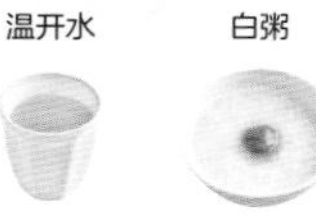
温开水　白粥

宿醉

水果中的果糖功效明显

水果和蜂蜜中的果糖能促进酒精分解，增强肝功能。贝类中的鸟氨酸也有相同的功效。

推荐食物

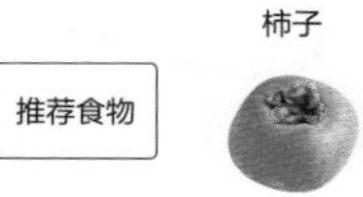
柿子

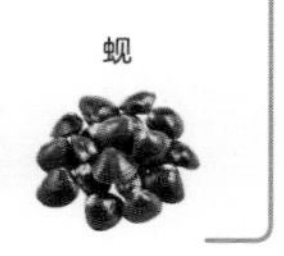
蚬

便秘

均衡摄取膳食纤维

不可溶性膳食纤维可以增加排便量，可溶性膳食纤维能促进排便。两者的最佳摄取比例为 2:1。

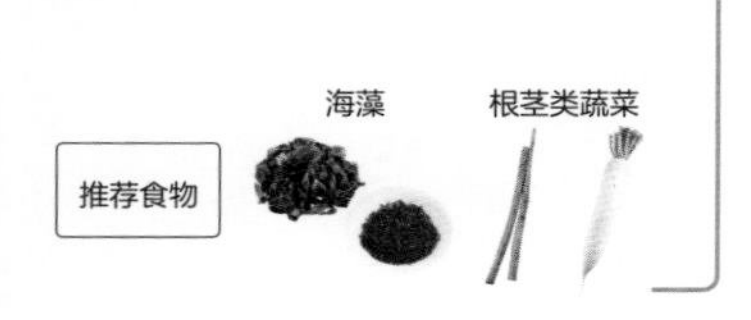
推荐食物
海藻　根茎类蔬菜

腹泻

选择豆腐等易消化的温热料理

腹泻初期，推荐吃一些豆腐。症状稳定后，可以摄取一些煮软的碳水化合物。应当避免食用脂肪和膳食纤维。

推荐食物

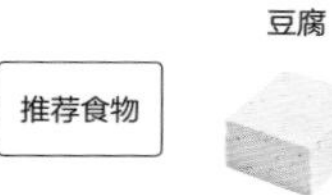
豆腐

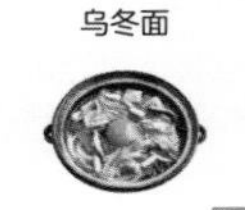
乌冬面

能量　什么是食物的能量？能量是身体不可缺少的重要能源。

DATA

英文名	Energy	特征	食物（营养素）燃烧所产生的能量。1kcal 是 1cal 的 1000 倍，1cal 的能量能够使 14.5℃的 1ml 水上升 1℃。

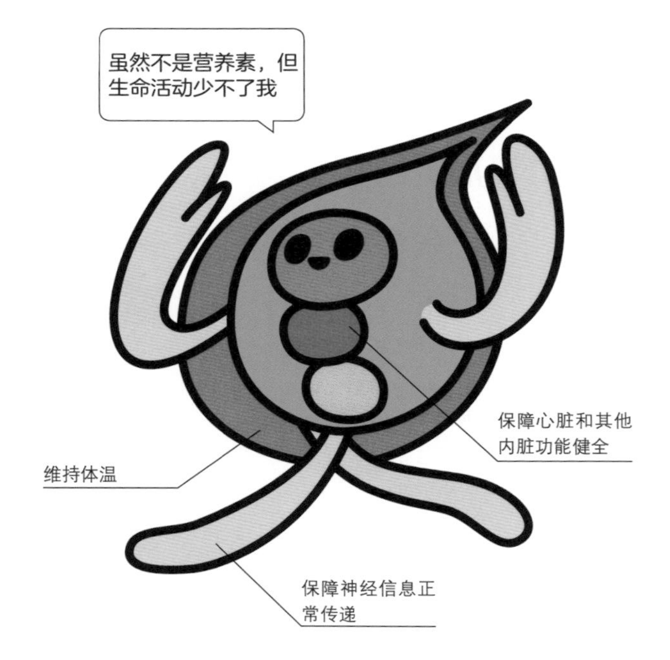

知识点　能量摄取与消耗

认识能量时，应当把从饮食中摄取能量和身体活动消耗能量分开考虑。保持能量平衡，是避免过胖或过瘦、维持身体健康的基础。

能量摄取

摄取食物的总能量。1kcal相当于1l水上升1℃所需的能量。

能量消耗

能量消耗=维持生命的基础代谢量+身体运动消耗的能量+食物热效应

在体内的作用

■ 维持生命的基础

无论是呼吸，心脏、大脑活动，还是维持体温、生成新细胞，一切人体活动都需要能量的支持。要维持生命，或者说要生存，就必须摄取能量。即便是在睡眠中，人体也在不停地消耗能量。

■ 支持工作、生活等身体活动

走路、提东西等身体的各种活动都需要消耗能量。根据活动强度不同，每天的能量必需量也不同。另外，人在进食时也同样需要消耗能量，这被称作食物热效应。

■ 储存能量以备不时之需

糖类是营养素中最主要的能量来源。饮食所得的能量满足了人体消耗之后，剩余的糖类就会转化成脂肪贮存起来，以备不时之需，必要时又能变回能量供人体使用。

摄取过量

■ 变成脂肪，导致肥胖

若摄取过量的能量，这些无法消耗的能量就会变成皮下脂肪或内脏脂肪储存起来，造成肥胖。过量摄取的糖类更容易转化为脂肪。

摄取不足

■ 身体活跃度降低，体力下降

体内供能不足首先表现为工作、运动等活动的减少。若情况进一步恶化，身体会消耗肌肉以提供所需能量，造成肌肉量减少、骨质疏松等问题。儿童能量摄取不足，会造成身体成长停滞和大脑、内脏发育不良等问题。

➔ 身体活动水平

■ 身体活动水平的3个等级

身体活动水平通常分为3个等级。一天之中大部分时间处于静坐状态，身体活动水平为低水平（Ⅰ级）；以办公工作为主，辅以购物或低强度运动，身体活动水平为普通水平（Ⅱ级）；长时间站立或不断走动的工作，有规律的运动习惯，身体活动水平为高水平（Ⅲ级）。

知识点

能量存在于食物之中吗？能量在体内是如何产生的？

食物能量的单位是kcal。举例来说，一片吐司有129kcal的能量，但这些能量并不存在于吐司中，只有被人体消化吸收后才转化为能量，这就是能量代谢的过程。糖类、油脂里的脂肪、肉类和海鲜所含的蛋白质，都只有被人体消化吸收、分解代谢之后，才能成为被人体利用的能量。无论是用来保持体温的热能，还是肌肉运动的机械能，用来传输神经信息的电能等，都是食物经过代谢转化而来的。

依据性别、年龄、身体活动水平划分的能量摄取标准

身体活动水平分为低水平、普通水平和高水平 3 档。怀孕初期、中期、后期以及哺乳期的身体活动则以附加量的形式另加记载。根据这些身体状况，可以推算出理论上的每日能量所需。另外，特定的 BMI 值有相应的能量摄取标准（男女通用，根据年龄变化有所不同），可以作为判断胖瘦的参考值。

* 来源：日本厚生劳动省《日本人饮食摄取标准（2015 年版）》

能量所需值（kcal/日）

身体活动水平 [*1]	男性			女性		
	I	II	III	I	II	III
0~5（月）	–	550	–	–	500	–
6~8（月）	–	650	–	–	600	–
9~11（月）	–	700	–	–	650	–
1~2（岁）	–	950	–	–	900	–
3~5（岁）	–	1300	–	–	1250	–
6~7（岁）	1350	1550	1750	1250	1450	1650
8~9（岁）	1600	1850	2100	1500	1700	1900
10~11（岁）	1950	2250	2500	1850	2100	2350
12~14（岁）	2300	2600	2900	2150	2400	2700
15~17（岁）	2500	2850	3150	2050	2300	2550
18~29（岁）	2300	2650	3050	1650	1950	2200
30~49（岁）	2300	2650	3050	1750	2000	2300
50~69（岁）	2100	2450	2800	1650	1900	2200
70（岁）以上 [*2]	1850	2200	2500	1500	1750	2000

*1：I、II、III分别表示身体活动水平的低水平、普通水平和高水平
*2：以70~75岁生活能自理的人群为研究对象，推算得出相应数值。
使用本表要在评测自我饮食摄取状况，掌握体重和BMI的基础上进行，根据体重或BMI的变化来评价能量摄取的平衡与否。
身体活动水平若处于I级，由于能量消耗较少，应当维持较低的能量摄取量；从保持或增进健康状态的角度来说，应当适当增加身体活动量。

这份料理的能量

汉堡肉饼

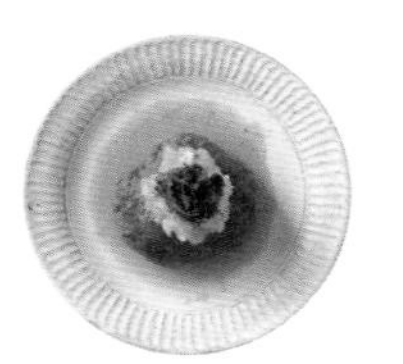

能量（1 餐份）
357kcal

② 炸虾

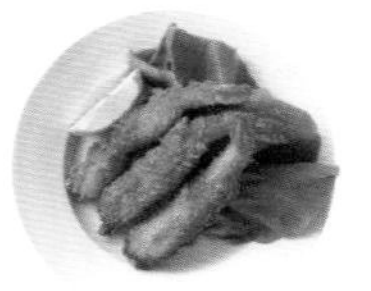

能量（1 餐份）
225kcal

③ 盐烤竹荚鱼

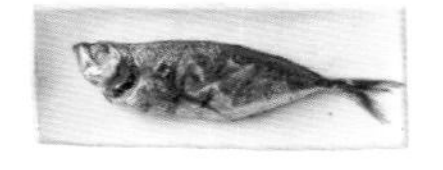

能量（1 餐份）
101kcal

常见食物的能量

＊以 1 人份为标准

米饭、面条、面包

150kcal　300kcal　450kcal

米饭

- 米饭（精白米）　1 人份（150g）　252kcal
- 糙米饭　1 人份（150g）　248kcal
- 白粥　1 人份（200g）　142kcal
- 年糕　1 人份（100g）　234kcal

面包

- 吐司　1 人份（65g）　172kcal
- 黄油面包　1 人份（65g）　172kcal

面条

- 意大利面（干）　1 人份（100g）　379kcal
- 荞麦面（干）　1 人份（90g）　313kcal
- 乌冬面（干）　1 人份（90g）　313kcal
- 蒸面（干）　1 人份（180g）　356kcal
- 素面、凉面（干）　1 人份（50g）　356kcal

肉类

100kcal　200kcal　300kcal

- 鸡腿肉（瘦肉、去皮）　1 人份（100g）　127kcal
- 鸡大胸（瘦肉、去皮）　1 人份（100g）　116kcal
- 鸡小胸　1 人份（80g）　84kcal
- 猪里脊肉（大型种、瘦肉）　1 人份（100g）　150kcal
- 猪腰肉（大型种、瘦肉）　1 人份（100g）　130kcal
- 猪腿肉（大型种、瘦肉）　1 人份（100g）　128kcal
- 牛腿肉（肉用乳牛、瘦肉）　1 人份（100g）　140kcal
- 牛里脊肉（肉用乳牛、瘦肉）　1 人份（100g）　248kcal
- 鸡肝　1 人份（80g）　89kcal

海鲜、蛋、豆、豆制品、乳制品

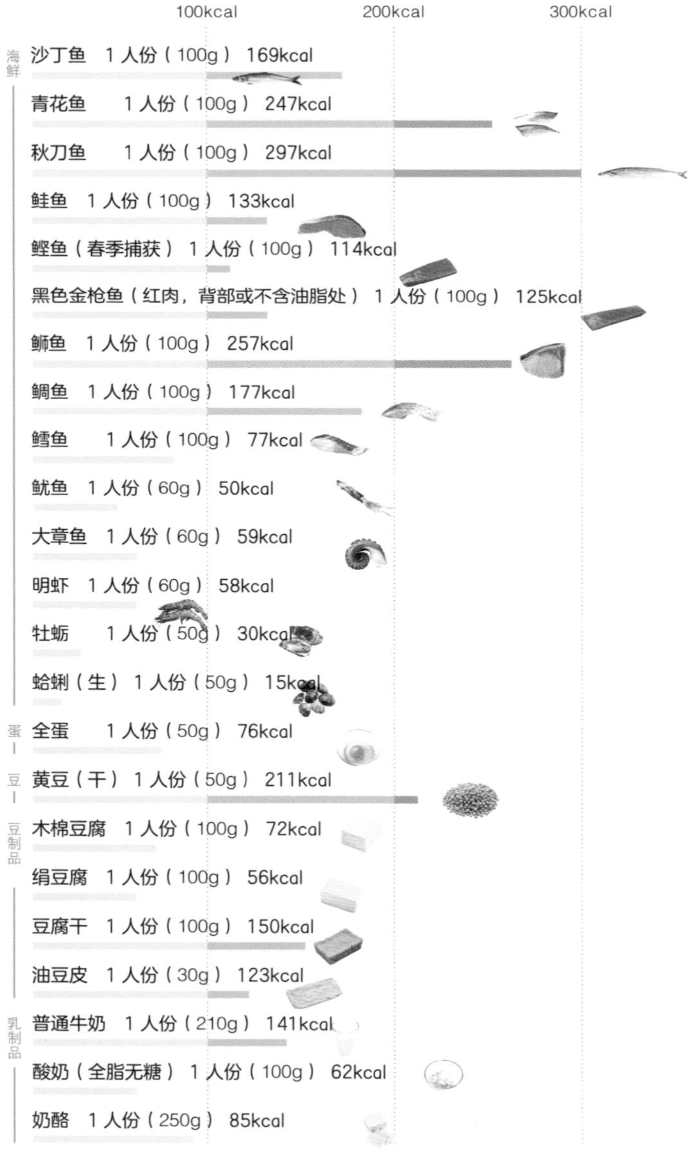

100kcal 200kcal 300kcal

海鲜

沙丁鱼 1人份（100g） 169kcal

青花鱼 1人份（100g） 247kcal

秋刀鱼 1人份（100g） 297kcal

鲑鱼 1人份（100g） 133kcal

鲣鱼（春季捕获） 1人份（100g） 114kcal

黑色金枪鱼（红肉，背部或不含油脂处） 1人份（100g） 125kcal

鲕鱼 1人份（100g） 257kcal

鲷鱼 1人份（100g） 177kcal

鳕鱼 1人份（100g） 77kcal

鱿鱼 1人份（60g） 50kcal

大章鱼 1人份（60g） 59kcal

明虾 1人份（60g） 58kcal

牡蛎 1人份（50g） 30kcal

蛤蜊（生） 1人份（50g） 15kcal

蛋

全蛋 1人份（50g） 76kcal

豆

黄豆（干） 1人份（50g） 211kcal

豆制品

木棉豆腐 1人份（100g） 72kcal

绢豆腐 1人份（100g） 56kcal

豆腐干 1人份（100g） 150kcal

油豆皮 1人份（30g） 123kcal

乳制品

普通牛奶 1人份（210g） 141kcal

酸奶（全脂无糖） 1人份（100g） 62kcal

奶酪 1人份（250g） 85kcal

蔬菜、薯类、菌菇、水果、海藻

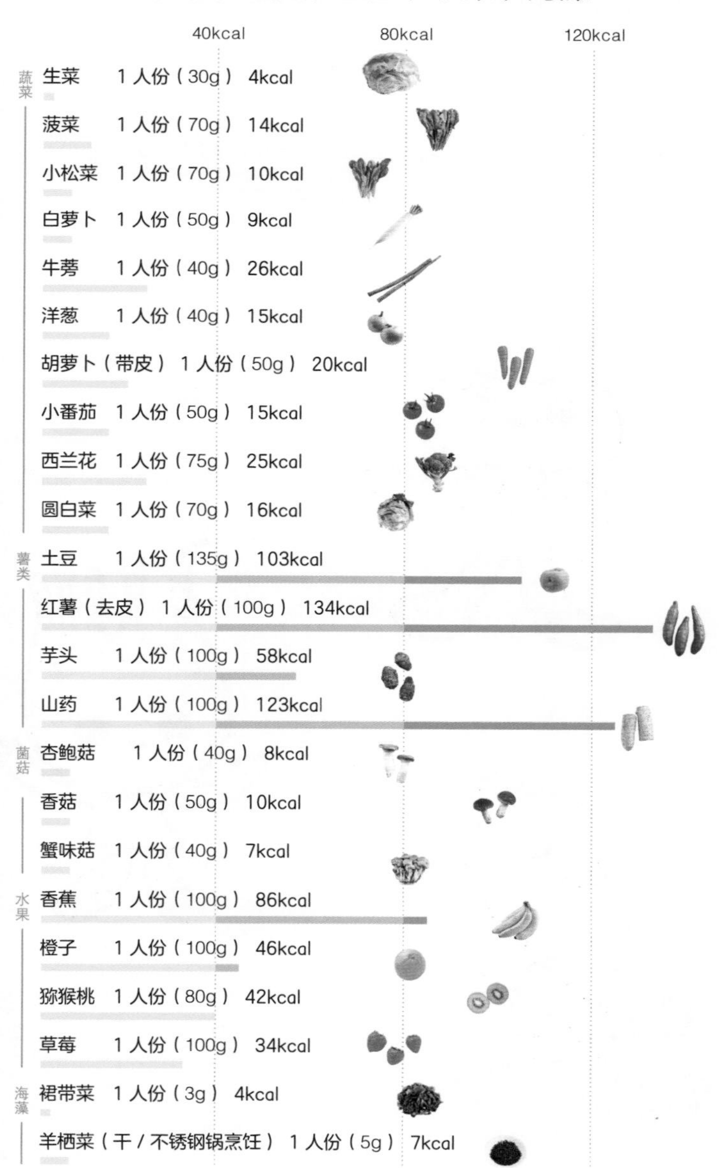
40kcal
80kcal
120kcal
蔬菜
生菜　1 人份（30g）　4kcal
菠菜　1 人份（70g）　14kcal
小松菜　1 人份（70g）　10kcal
白萝卜　1 人份（50g）　9kcal
牛蒡　1 人份（40g）　26kcal
洋葱　1 人份（40g）　15kcal
胡萝卜（带皮）　1 人份（50g）　20kcal
小番茄　1 人份（50g）　15kcal
西兰花　1 人份（75g）　25kcal
圆白菜　1 人份（70g）　16kcal
薯类
土豆　1 人份（135g）　103kcal
红薯（去皮）　1 人份（100g）　134kcal
芋头　1 人份（100g）　58kcal
山药　1 人份（100g）　123kcal
菌菇
杏鲍菇　1 人份（40g）　8kcal
香菇　1 人份（50g）　10kcal
蟹味菇　1 人份（40g）　7kcal
水果
香蕉　1 人份（100g）　86kcal
橙子　1 人份（100g）　46kcal
猕猴桃　1 人份（80g）　42kcal
草莓　1 人份（100g）　34kcal
海藻
裙带菜　1 人份（3g）　4kcal
羊栖菜（干 / 不锈钢锅烹饪）　1 人份（5g）　7kcal

产能营养素

在众多营养素中，最重要的是蛋白质、脂肪和碳水化合物3种。一起来了解一下它们的作用。

DATA

英文名	Macro nutrients	特征	指蛋白质、脂肪和碳水化合物3种营养素。它们是组成身体的成分，是能量来源。

我占身体成分的20%
蛋白质
我能有效产生能量
脂肪
大脑运转绝不能缺了我
碳水化合物

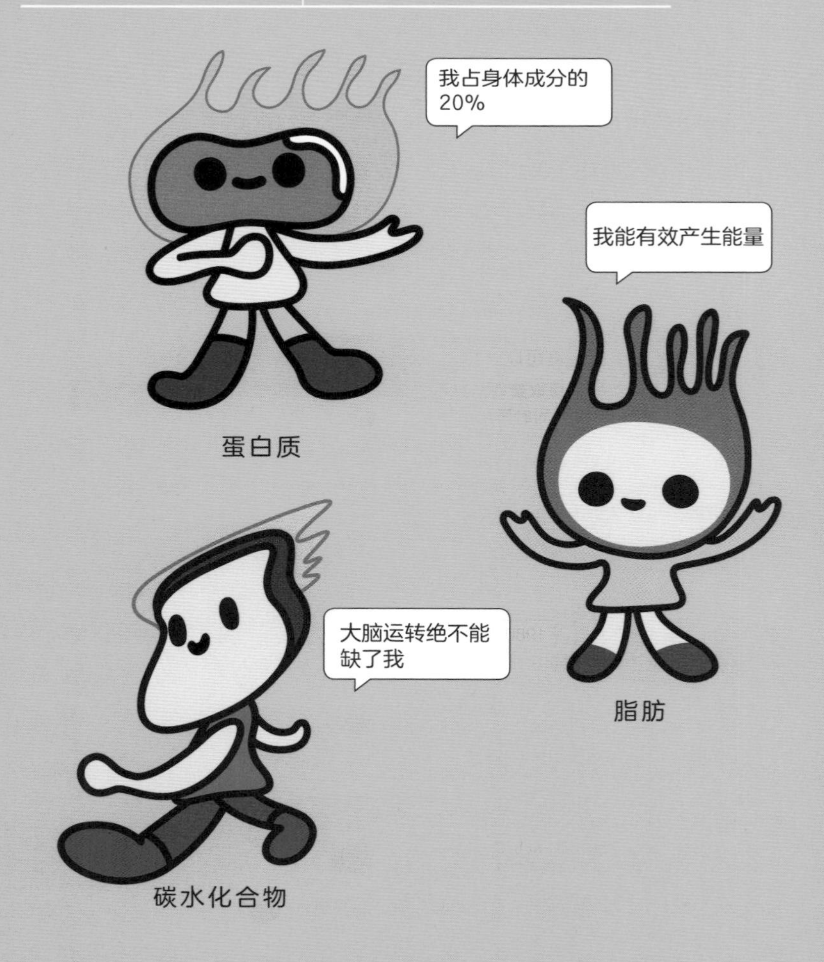

构成身体的成分，能量的来源

3 种产能营养素都是身体能量的来源，而蛋白质和脂肪还是构成身体的原材料。3 种营养素的均衡摄取是日常饮食的重点。

产能营养素摄取平衡标准（数值表示占总摄取能量百分比）

年龄	目标量[*1]（中间量[*2]）（男女通用）			
	蛋白质	脂肪[*3]		碳水化合物[*4*5]
		脂肪	饱和脂肪酸	
0~11（月）	–	–	–	–
1~17（岁）	13~20（16.5）	20~30（25）	–	50~65（57.5）
18~69（岁）	13~20（16.5）	20~30（25）	7 以下	50~65（57.5）
70（岁）以上	13~20（16.5）	20~30（25）	7 以下	50~65（57.5）

*1：表示各营养素理想摄取量的大致范围。在预防生活方式病或预防老年人的体质衰弱等情况下，应灵活运用。
*2：中间量是目标量的中间数，并非最佳摄取量。
*3：摄取脂肪时，需关注脂肪的品质（比如脂肪中的饱和脂肪酸占比等指标）。
*4：饮酒也属于摄取碳水化合物，但不建议饮酒。
*5：同时需关注膳食纤维的目标摄取量。

知识点 **什么样的饮食可以达到产能营养素平衡?**

调查显示，日本人的脂肪摄取量在能量中约占 25%。可以说，以三菜一汤为代表的日本饮食营养十分均衡。调查同时显示，有两成的男性和三成的女性，每日的脂肪摄取量在 30% 以上，需要注意。

PFC能量占比变化（以1980年的摄取量为参照标准“100”）

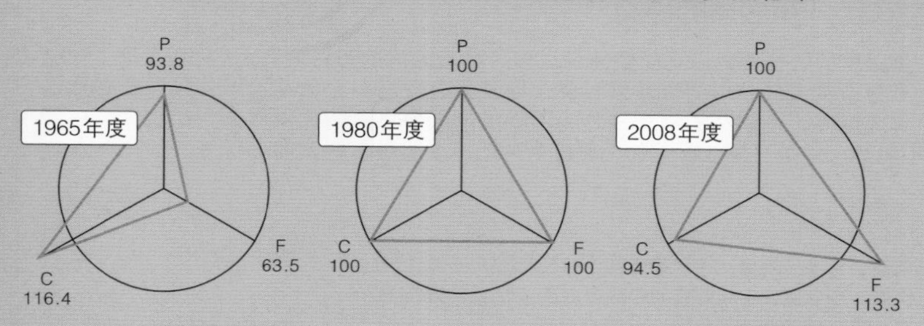

来源：日本农林水产省《食物供给率》
注：P为蛋白质（Protein），F为脂肪（Fat），C为碳水化合物（Carbohydrate）。图表中的数值以1980年的PFC比例（P：13.0%，F：25.5%，C：61.5%）为基准值100测算得出。

以1980年的PFC平衡值100为基准值，1965年人们的碳水化合物摄取量偏高，脂肪、蛋白质的摄取量较低。随着近年来的饮食欧美化，脂肪摄取量升高，导致能量摄取过剩。

蛋白质

蛋白质是身体各部分都不可缺少的营养素，了解蛋白质的作用是走向健康的第一步。

DATA

英文名	Protein	特征	人体中的 20 种氨基酸通过各种组合方式，创造出了约 10 万种不同的蛋白质。

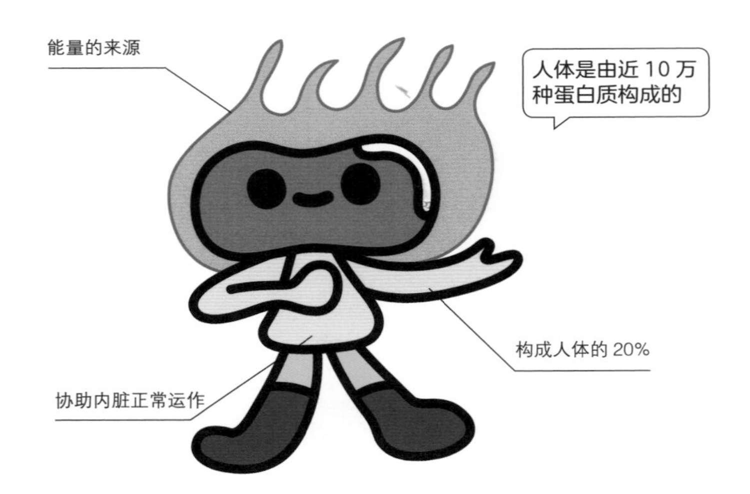

知识点 蛋白质的种类

蛋白质的种类有数百亿至数兆种之多，构成人体的蛋白质有大约 10 万种。根据蛋白质构成成分中的氨基酸种类，以及蛋白质当中除氨基酸以外是否含有其他构成成分，可以将蛋白质划分为不同类别。食物中的蛋白质分为动物性蛋白质（肉类、鱼类、鸡蛋等）和植物性蛋白质（豆类等）两大类。

■举例

肉类、鱼类、鸡蛋、牛奶等食物中的蛋白质 = 动物性蛋白质
大豆、豆制品、面粉等食物中的蛋白质 = 植物性蛋白质
只由氨基酸构成的蛋白质 = 简单蛋白质
除了氨基酸还有其他成分的蛋白质 = 结合蛋白质
胶原蛋白等支持身体功能的蛋白质 = 结构蛋白质
生成肌肉的肌球蛋白、肌动蛋白等蛋白质 = 收缩蛋白质

在体内的作用 

① 生成肌肉和内脏

人体约 20% 的成分都是蛋白质。如果没有蛋白质，肌肉、内脏、血液、头发、指甲、骨头、皮肤等都将不复存在。这些器官经由各种代谢过程，每天都会再生，并非一次性生成。因此，每天都应该摄取适量蛋白质。

② 合成激素和酶

内脏器官要正常运转，激素（雌性激素、生长激素、胰岛素等）和酶（分解脂肪的脂肪酶、分解淀粉的淀粉酶等）必不可少。上百种激素和上千种酶在人体中担任着各种各样重要的工作，而它们在人体内的合成就是以蛋白质为原料的。

③ 为人体供给能量

和碳水化合物、脂肪一样，蛋白质也是人体的能量来源。1g 蛋白质大约能提供 4kcal 的能量。要注意的是，蛋白质是合成身体的重要成分，如果作为能量来源大量消耗，是十分危险的。一天之中产能营养素的最佳摄取比例是，碳水化合物占 60% 左右，脂肪占 25% 左右，蛋白质占 15% 左右。

知识点

氨基酸是什么？

氨基酸是蛋白质的基本构成单位。食物中所含有的蛋白质在人体中会被消化分解成氨基酸。分解而来的氨基酸又会根据不同需要，合成人体必不可少的各种各样的蛋白质。

必需氨基酸

人体所需的 20 种氨基酸中，有 9 种氨基酸仅靠人体合成无法满足其必需量，必须通过食物摄取。这 9 种氨基酸（色氨酸、赖氨酸、甲硫氨酸、苯丙氨酸、苏氨酸、缬氨酸、亮氨酸、异亮氨酸和组氨酸）被称为必需氨基酸。

氨基酸评分

只要看一看食物的氨基酸评分，就能了解它是否均衡地含有 9 种必需氨基酸。氨基酸评分表示的是必需氨基酸的均衡水平，数值越接近 100，必需氨基酸的含量就越均衡，这种食物就越接近优质蛋白质的标准。

应摄取多少蛋白质?

男性 60g/ 日，女性 50g/ 日

（该数值适用于 18~49 岁且身体活动水平处于普通水平的人群）

18 岁以上的男性和女性每天的蛋白质推荐摄取量分别是 60g 和 50g。性别和年龄不同，蛋白质的推荐摄取量也会不同。推荐量是将各种蛋白质食物的消化率等大量的研究数据经过严密的推算得出的。

* 来源：日本厚生劳动省《日本人饮食摄取标准（2015 年版）》

蛋白质摄取标准（推荐量：g/日）

年龄	推荐量		年龄	推荐量	
	男性	女性		男性	女性
0~5（月）	–	–	10~11（岁）	50	50
6~8（月）	–	–	12~14（岁）	60	55
9~11（月）	–	–	15~17（岁）	65	55
1~2（岁）	20	20	18~29（岁）	60	50
3~5（岁）	25	25	30~49（岁）	60	50
6~7（岁）	35	35	50~69（岁）	60	50
8~9（岁）	40	40	70（岁）以上	60	50

这份料理的蛋白质含量

牛排

蛋白质含量（1 餐份）
25.2g
612kcal

② 蛋黄煎鸡胸

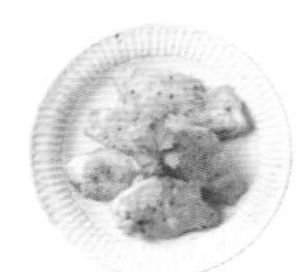

蛋白质含量（1 餐份）
22.4g
213kcal

③ 奶酪焗虾

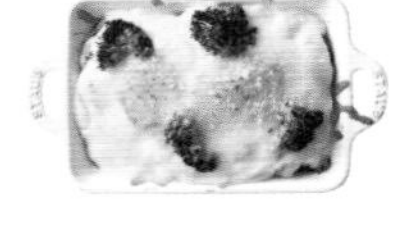

蛋白质含量（1 餐份）
22.1g
403kcal

④ 辣肉酱

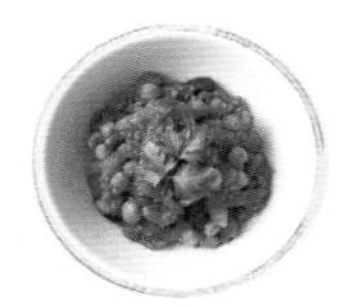

蛋白质含量（1 餐份）
21.4g
392kcal

⑤ 煎饺

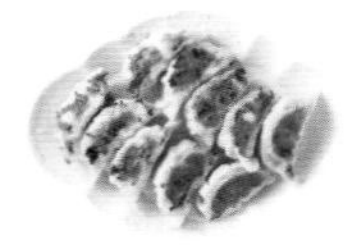

蛋白质含量（1 餐份）
21.0g
454kcal

⑥ 鸡肉杂烩

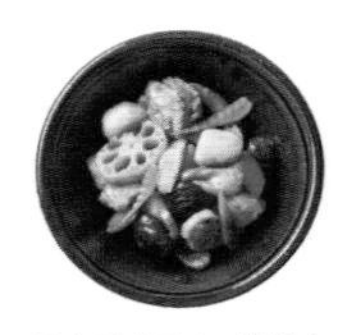

蛋白质含量（1 餐份）
20.5g
412kcal

摄取过量

■ 加重肝脏和肾脏负担

多余的蛋白质在转化为能量时，会在人体内产生氨。肝脏会把氨转化为尿素，再以尿的形式通过肾脏排出体外。这一过程若频繁发生，会加重肝脏和肾脏的负担。

■ 造成动脉硬化和痛风等问题

肉类、海鲜以及动物内脏含有丰富的动物性蛋白质，但这些食物的嘌呤和动物性脂肪含量也很高。若摄取过量，会导致人体内的尿酸值升高、形成痛风；如果摄取的甘油三酯过多，就容易引起动脉硬化等问题。

■ 引起骨质疏松症

肉类食用过多的话，血液内的磷含量增高，血液会偏向酸性。要让血液酸碱度恢复正常，就要动用骨骼中贮存的钙，导致骨质流失，甚至造成骨质疏松。

摄取不足

■ 免疫力、体力下降

在身体合成淋巴细胞（抵抗病毒入侵）、巨噬细胞（攻击侵入身体的异物）和免疫球蛋白（预防感染）的过程中，蛋白质是必不可少的原料。如果摄取的蛋白质不足，会引发免疫力下降、容易疲劳、体力下降等一系列问题。

■ 儿童生长发育迟缓

蛋白质是构成肌肉、骨骼、皮肤等器官的重要原料，若摄取不足，会给儿童的生长发育造成严重的后果。另一方面，血液中的氨基酸增加能够促进睡眠期间的生长激素分泌。

■ 脑卒中几率升高

能引起脑卒中的不只有高血压，还有蛋白质摄取不足。这是因为蛋白质不足会造成血管壁肌肉硬化、容易破裂，脑出血的几率升高。

有效的饮食搭配

白米饭 × 豆制品

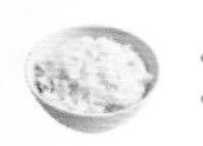

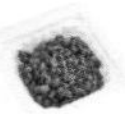

提高氨基酸评分

精白米的氨基酸评分只有61，算不上高，但与味噌、纳豆、豆腐等豆制品搭配，评分就能升到100分。

猪肉 × 蒜

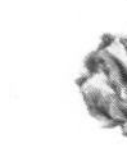

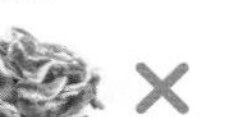

增进蛋白质代谢速率

蒜中的维生素 B_6 能够促进肉类中蛋白质的代谢。此外，大蒜素能提高猪肉中维生素 B_1 的吸收率。

鸡蛋 × 菠菜

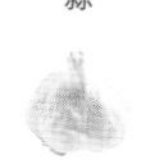

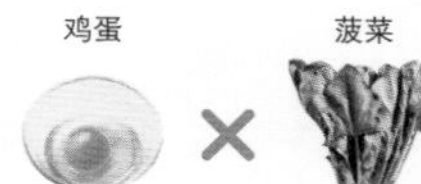

改善非血红素铁的吸收

菠菜中的铁较难被吸收，但和优质蛋白质搭配，其吸收率就能升高不少。菠菜和氨基酸评分100的鸡蛋是绝配。

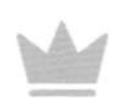

蛋白质含量排行榜

＊以 1 人份为标准

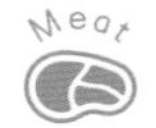

肉类

10g 20g 30g

第 1 名 鸡大胸（瘦肉 / 去皮） 1 人份（100g） 23.3g（116kcal）

第 2 名 猪里脊肉（大型种 / 瘦肉） 1 人份（100g） 22.7g（150kcal）

第 3 名 猪腰肉（大型种 / 瘦肉） 1 人份（100g） 22.2g（130kcal）

第 4 名 猪腿肉（大型种 / 瘦肉） 1 人份（100g） 22.1g（128kcal）

第 5 名 牛臀肉（肉用乳牛 / 瘦肉） 1 人份（100g） 22.0g（128kcal）

第 6 名 牛腿肉（肉用乳牛 / 瘦肉） 1 人份（100g） 21.9g（140kcal）

第 7 名 牛背肉（肉用乳牛 / 瘦肉） 1 人份（100g） 21.1g（177kcal）

第 8 名 猪肩肉（大型种 / 瘦肉） 1 人份（100g） 20.9g（125kcal）

第 9 名 牛腰肉（肉用乳牛 / 瘦肉） 1 人份（100g） 20.8g（195kcal）

第 10 名 羊腿肉（带脂肪） 1 人份（100g） 20.0g（198kcal）

第 11 名 牛肩肉（肉用乳牛 / 瘦肉） 1 人份（100g） 19.9g（143kcal）

第 12 名 猪肩里脊肉（大型种 / 瘦肉） 1 人份（100g） 19.7g（157kcal）

第 13 名 牛肩里脊肉（肉用乳牛 / 瘦肉） 1 人份（100g） 19.1g（212kcal）

第 14 名 鸡腿肉（瘦肉 / 去皮） 1 人份（100g） 19.0g（127kcal）

第 15 名 牛肋里脊肉（肉用乳牛 / 瘦肉） 1 人份（100g） 18.8g（248kcal）

第 16 名 鸡小胸（瘦肉） 1 人份（80g） 18.4g（84kcal）

第 17 名 猪肝 1 人份（80g） 16.3g（102kcal）

Fish

鱼类

10g　20g　30g

第1名　鲽鱼　1人份（150g）　29.4g（143kcal）

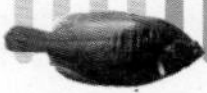

第2名　黑色金枪鱼（红肉）　1人份（100g）　26.4g（125kcal）

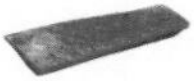

第3名　鲣鱼（春天捕获）　1人份（100g）　25.8g（114kcal）

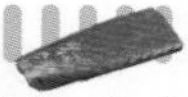

第4名　远东多线鱼（鱼干）　1人份（120g）　24.7g（211kcal）

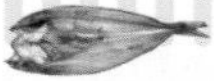

第5名　四鳍旗鱼　1人份（100g）　23.1g（115kcal）

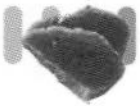

第6名　鳗鱼（烤）　1人份（100g）　23.0g（293kcal）

第7名　红鲑　1人份（100g）　22.5g（138kcal）

第8名　高体鰤鱼　1人份（100g）　21.0g（129kcal）

第9名　鲷鱼（养殖/带皮）　1人份（100g）　20.9g（177kcal）

第10名　青花鱼　1人份（100g）　20.6g（247kcal）

第11名　蓝点马鲛　1人份（100g）　20.1g（177kcal）

第12名　比目鱼（野生）　1人份（100g）　20.0g（103kcal）

第13名　沙丁鱼　1人份（100g）　19.2g（169kcal）

第14名　秋刀鱼　1人份（100g）　17.6g（297kcal）

第15名　鳕鱼　1人份（100g）　17.6g（77kcal）

第16名　梭鱼　1人份（90g）　17.0g（133kcal）

第17名　竹荚鱼　1人份（80g）　15.8g（101kcal）

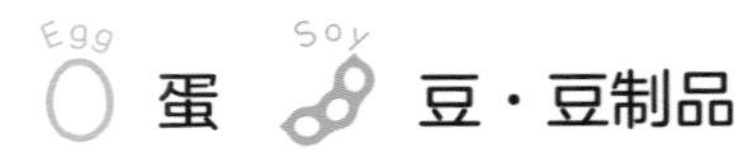

蛋 豆·豆制品

10g 15g 20g

第1名 冻豆腐（干） 1人份（40g）
20.2g（214kcal）

第2名 黄豆*（炒过/干） 1人份（50g）
18.8g（220kcal）

第3名 素丸子 1人份（100g）
15.3g（228kcal）

第4名 豇豆（干） 1人份（50g）
12.0g（168kcal）

第5名 青豆（干） 1人份（50g）
10.9g（196kcal）

第6名 豆腐干 1人份（100g） 10.7g（150kcal）

第7名 扁豆（干） 1人份（50g） 10.0g（167kcal）

第7名 鹰嘴豆（干） 1人份（50g） 10.0g（187kcal）

第9名 松花蛋 1人份（70g） 9.6g（150kcal）

第10名 纳豆 1人份（50g） 8.3g（100kcal）

第11名 烤豆腐 1人份（100g） 7.8g（88kcal）

第12名 黄豆粉 1人份（20g） 7.3g（90kcal）

第13名 豆浆 1人份（200g） 7.2（92kcal）

第14名 油豆皮 1人份（30g） 7.0g（123kcal）

第15名 木棉豆腐 1人份（100g） 6.6g（72kcal）

第16名 豆腐皮（生） 1人份（30g） 6.5g（69kcal）

第17名 鸡蛋（生） 1人份（50g） 6.2g（76kcal）

*无论煮熟还是干燥状态，黄豆中蛋白质含量都为16.9~18.9g，因此未作区分。数值以黄豆为原料测算得出。

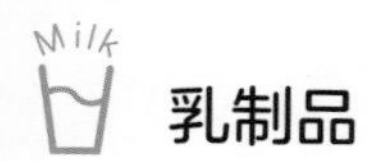

乳制品

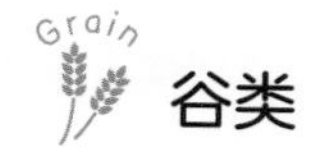

谷类

5g 10g 15g

第1名 荞麦面（干） 1人份（90g）
12.6g（310kcal）

第2名 意大利面（干） 1人份（100g）
12.2g（379kcal）

第3名 小米（研磨） 1人份（100g）
11.2g（367kcal）

第4名 素面、凉面（干） 1人份（100g）
9.5g（356kcal）

第5名 帕玛森奶酪 1人份（120g）
8.8g（95kcal）

第6名 牛奶（加工奶/全脂） 1人份（210g） 7.4g（153kcal）

第7名 伊顿奶酪 1人份（25g） 7.2g（89kcal）

第8名 牛奶（普通） 1人份（210g） 6.9g（141kcal）

第8名 燕麦 1人份（50g） 6.9g（190kcal）

第10名 瑞士奶酪 1人份（25g） 6.8g（107kcal）

第10名 糙米 1人份（100g） 6.8g（353kcal）

第12名 高达奶酪 1人份（25g） 6.5g（95kcal）

第13名 车达奶酪 1人份（25g） 6.4g（106kcal）

第14名 精白米（粳米） 1人份（100g） 6.1g（358kcal）

第15名 酸奶（含糖） 1人份（200g） 5.8g（130kcal）

第16名 混合奶酪 1人份（25g） 5.7g（85kcal）

第17名 卡门贝尔奶酪 1人份（25g） 4.8g（78kcal）

脂肪

脂肪是构成身体的重要成分，在营养吸收方面也起着重要的作用。一定要掌握摄取脂肪的科学方法。

DATA

英文名	Lipid	特征	构成脂肪的成分有脂肪酸、被称为中性脂肪的甘油三酯，还有胆固醇、类固醇等。

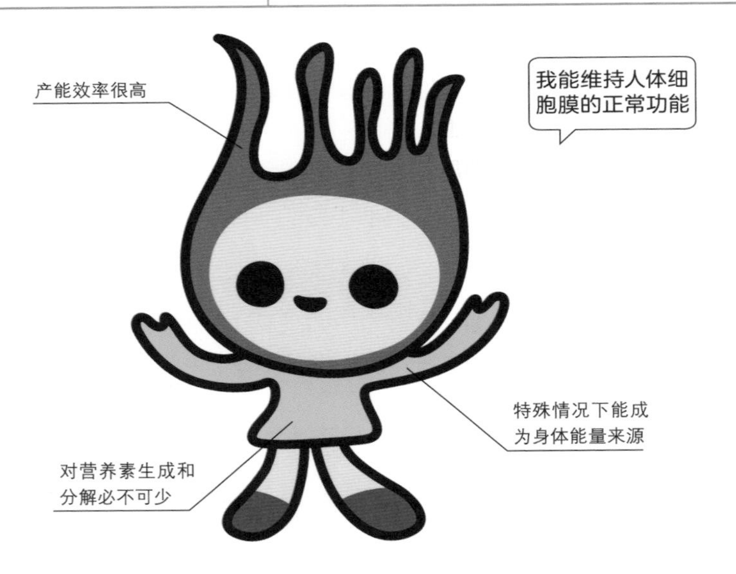

知识点 脂肪的种类

根据脂肪酸种类、合成成分种类和合成方式的不同，脂肪可以分为简单脂肪（甘油三酯等）、复合脂肪（磷脂、糖脂等）和衍生脂肪（脂肪酸、胆固醇等）。每天都应当注意各种食物所含脂肪的性质，以及其中所含的脂肪酸种类和作用，科学摄取。

- 按食物种类，可分为
  动物性脂肪、植物性脂肪、鱼类脂肪
- 按脂肪酸种类，可分为
  饱和脂肪酸、不饱和脂肪酸（单不饱和脂肪酸、多不饱和脂肪酸）

在体内的作用

① 细胞膜的原料

构成身体的细胞需要细胞膜，而细胞膜的原料就是磷脂、胆固醇等脂肪。磷脂呈球状，性质柔软，有助于保持细胞弹性。这些脂肪如果摄取不足，就无法维持细胞膜的正常功能，长此以往，容易导致身体功能紊乱。

② 能量储存的形式

脂肪是十分高效的能量源，1g 脂肪就能产生 9kcal 的能量。运动过程中，人体会先消耗肌肉和血液中的糖类，但这些部分能量有限，耗尽后就会开始消耗脂肪。剩余的脂肪会以皮下脂肪的形式储存起来，以备不时之需，作为供能来源使用。

③ 合成激素和胆汁酸

胆固醇对于雄性激素、雌性激素、肾上腺激素等激素来说都是必不可少的成分。很多激素发挥着生成、分解营养素，维持人体健康的重要作用。此外，帮助人体消化吸收脂肪和脂溶性维生素的胆汁酸，是以胆固醇为原料的。胆汁酸在肝脏中生成后，储存在胆囊当中。

知识点

脂肪酸是什么？

脂肪酸是脂肪的一种，是食物中各种脂肪的构成成分。脂肪酸分为饱和脂肪酸和不饱和脂肪酸，各种脂肪酸有着不同的功效。食物中都以不同的比例含有各种脂肪酸，饱和脂肪酸和不饱和脂肪酸总是同时存在。人体无法合成的脂肪酸被称为必需脂肪酸，这类脂肪酸只能从食物中获得。

饱和脂肪酸

在肉类、乳制品、椰油当中大量存在，特点是在常温下容易凝固。

不饱和脂肪酸

在鱼类和植物中大量存在，常温下为液体。根据构造的不同分为单不饱和脂肪酸和多不饱和脂肪酸；橄榄油中的油酸是单不饱和脂肪酸，青背鱼类中的 DHA 和 EPA 等则是多不饱和脂肪酸。

必需脂肪酸

包括多不饱和脂肪酸中的亚油酸、γ－亚麻酸、花生四烯酸、α－亚麻酸、EPA（二十碳五烯酸）和 DHA（二十二碳六烯酸）。

应摄取多少脂肪?

男性 75g/ 日，女性 55g/ 日

（该数值适用于 18~49 岁且身体活动水平处于普通水平的人群）

成年人不论男女，每天摄取的脂肪占总能量的比例以 20%~30% 为佳。饱和脂肪酸的能量占比应在 7% 以下；不饱和脂肪酸的推荐摄取量，n-6 多不饱和脂肪酸为男性每日 10g 左右，女性 8g 左右；n-3 多不饱和脂肪酸为男性每日 2g 以上，女性 1.6g 以上。

* 来源：日本厚生劳动省《日本人饮食摄取标准（2015 年版）》

	脂肪摄取标准（占总能量比例：%）		饱和脂肪酸摄取标准（%）		n-6 多不饱和脂肪酸摄取标准（g/ 日）		n-3 多不饱和脂肪酸摄取标准（g/ 日）	
年龄	目标量[1]（中间量[2]）		目标量		目标量		目标量	
	男性	女性	男性	女性	男性	女性	男性	女性
0~5（月）	–	–	–	–	4	4	0.9	0.9
6~11（月）	–	–	–	–	4	4	0.8	0.8
1~2（岁）	20~30（25）	20~30（25）	–	–	5	5	0.7	0.8
3~5（岁）	20~30（25）	20~30（25）	–	–	7	6	1.3	1.1
6~7（岁）	20~30（25）	20~30（25）	–	–	7	7	1.4	1.3
8~9（岁）	20~30（25）	20~30（25）	–	–	9	7	1.7	1.4
10~11（岁）	20~30（25）	20~30（25）	–	–	9	8	1.7	1.5
12~14（岁）	20~30（25）	20~30（25）	–	–	12	10	2.1	1.8
15~17（岁）	20~30（25）	20~30（25）	–	–	13	10	2.3	1.7
18~29（岁）	20~30（25）	20~30（25）	7 以下	7 以下	11	8	2.0	1.6
30~49（岁）	20~30（25）	20~30（25）	7 以下	7 以下	10	8	2.1	1.6
50~69（岁）	20~30（25）	20~30（25）	7 以下	7 以下	10	8	2.4	2.0
70（岁）以上	20~30（25）	20~30（25）	7 以下	7 以下	8	7	2.2	1.9

*1：表示目标摄取量的大致范围。
*2：中间量是目标摄取量的中间数，并非最佳摄取量。

这份料理的脂肪含量

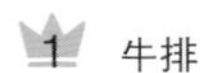

1 牛排

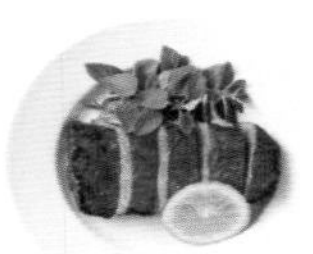

脂肪含量（1 餐份）
51.7g
（612kcal）

② 红烧肉

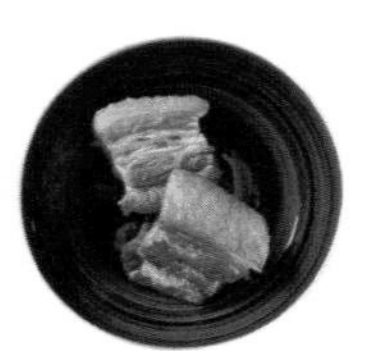

脂肪含量（1 餐份）
28.3g
（434kcal）

③ 炸猪排

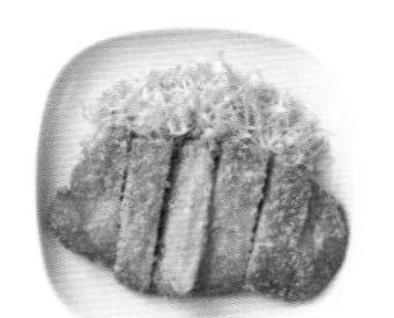

脂肪含量（1 餐份）
28.1g
（372kcal）

摄取过量

■ 引起代谢综合征

1g 脂肪能产生 9kcal 的高能量，如果过量摄取，会导致皮下脂肪、内脏脂肪的堆积，进而引起代谢综合征。如果任由其发展，还有可能造成糖尿病、动脉硬化、心肌梗死等。

■ 损伤血管

摄取过量的饱和脂肪酸，血液中的甘油三酯和有害胆固醇会增多，有益胆固醇则会减少，损伤血管。还有可能引起动脉硬化，或间接导致糖尿病、胰腺炎等疾病。

■ 导致消化不良

油腻食物造成的胃胀感，其实就是摄取的脂肪已经超出肠胃的消化能力。严重时摄取的脂肪可能无法消化就直接排出体外，导致其他营养素吸收不良，最终导致营养失调。

摄取不足

■ 引起皮肤炎症

必需脂肪酸摄取不足是皮肤干燥和弹性下降的原因之一。其中 DHA 有缓和皮肤炎症的作用，摄取不足会导致皮肤炎、湿疹、皮肤损伤不易愈合等现象。

■ 引发高血脂、动脉硬化等

必需脂肪酸有减少有害胆固醇、增加有益胆固醇的作用，摄取不足会导致血液中胆固醇失衡。如果置之不理，会导致动脉硬化的风险升高。

■ 影响儿童生长发育

必需脂肪酸发挥着合成细胞的重要作用，如果儿童摄取过少，会导致身体发育不足，大脑发育迟缓等，对生长发育造成严重的影响。

有效的饮食搭配

明太子 × 橄榄油

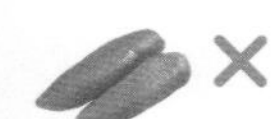

维生素 B_2 有助于分解脂肪

明太子中的维生素 B_2 对脂肪的分解是不可或缺的。揭开明太子的薄皮，将鱼子和橄榄油混合，就是很好的蘸料或沙拉酱料。

青花鱼 × 洋葱

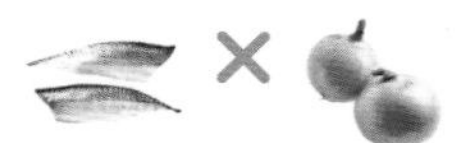

让 DHA 发挥更大功效

青花鱼富含的必需脂肪酸（DHA）和洋葱中的大蒜素都能起到畅通血液的作用。配在一起吃，效果翻倍。

核桃 × 酸奶

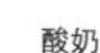

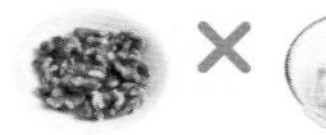

蛋白质能提升脂肪酸吸收率

核桃中的必需脂肪酸（α－亚麻酸）和蛋白质一起吃，吸收率能大大提高。可以将核桃捣碎，和酸奶拌在一起吃。

脂肪含量排行榜

＊以 1 人份为标准

饱和脂肪酸

5g　10g　15g

第 1 名　牛肋肉（肉用乳牛 / 带脂肪）　1 人份（100g）　15.10g（409kcal）

第 2 名　猪五花肉（大型种 / 带脂肪）　1 人份（100g）　14.60g（395kcal）

第 3 名　鲜奶油（乳脂）　1 人份（50g）　13.81g（217kcal）

第 4 名　牛五花肉（肉用乳牛 / 带脂肪）　1 人份（100g）　12.79g（426kcal）

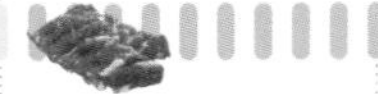

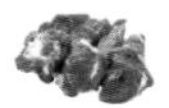

第 5 名　羊里脊肉　1 人份（100g）　11.73g（310kcal）

第 6 名　牛腰肉（肉用乳牛 / 带脂肪）　1 人份（100g）　11.36g（334kcal）

第 7 名　牛肩肉（肉用乳牛 / 带脂肪）　1 人份（100g）　10.28g（318kcal）

第 8 名　椰子油　1 大勺（12g）　10.08g（111kcal）

第 9 名　鹅肝（水煮）　1 人份（50g）　9.16g（255kcal）

第 10 名　酸奶冰淇淋（普通脂肪）　1 人份（100g）　9.11g（224kcal）

第 11 名　椰子粉　1 人份（15g）　8.29g（100kcal）

第 12 名　鸡皮（鸡腿部分）　1 人份（50g）　8.15g（257kcal）

第 13 名　猪里脊肉（大型种 / 带脂肪）　1 人份（100g）　7.84g（263kcal）

第 14 名　打发鲜奶油（乳脂）　1 人份（30g）　7.49g（129kcal）

第 15 名　鸡皮（鸡胸部分）　1 人份（50g）　7.43g（246kcal）

第 16 名　牛肉馅　1 人份（100g）　7.25g（272kcal）

第 17 名　牛臀肉　1 人份（100g）　7.05g（248kcal）

第 18 名　冰淇淋（高脂）　1 人份（100g）　6.96g（212kcal）

n-3 多不饱和脂肪酸

4g 6g 8g

第1名 紫苏子油 1大勺（12g）

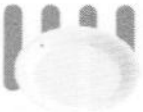

7.00g（111kcal）

第2名 亚麻子油 1大勺（12g）

6.80g（111kcal）

第3名 秋刀鱼 1人份（100g）

3.78g（297kcal）

第4名 鲕鱼 1人份（100g） 3.35g（257kcal）

第5名 鮟鱇鱼（肝） 1人份（40g） 3.07g（178kcal）

第6名 鳗鱼（烤） 1人份（100g） 2.87g（293kcal）

第7名 远东多线鱼（干） 1人份（120g） 2.57g（211kcal）

n-6 多不饱和脂肪酸

3g 6g 9g

第1名 红花子油（高亚油酸） 1大勺（12g）

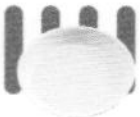

8.40g（111kcal）

第2名 核桃（烤） 1人份（20g）

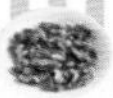

8.26g（135kcal）

第3名 葡萄子油 1大勺（12g）

7.57g（111kcal）

第4名 素丸子 1人份（100g） 7.28g（228kcal）

第5名 葵花子油（高亚油酸） 1大勺（12g） 6.90g（111kcal）

第6名 棉花子油 1大勺（12g） 6.42g（111kcal）

第7名 冻豆腐（干） 1人份（40g） 6.33g（214kcal）

碳水化合物

碳水化合物是人体重要的能量来源，是维持身体健康必不可少的重要营养素。

DATA

英文名	Carbohydrate	特征	由最小单位的糖（葡萄糖、果糖、半乳糖等）组合而成。

脑部重要的营养来源，要充足摄取
膳食纤维能增加肠内益生菌
葡萄糖是大脑唯一的能量来源
膳食纤维能抑制血糖上升

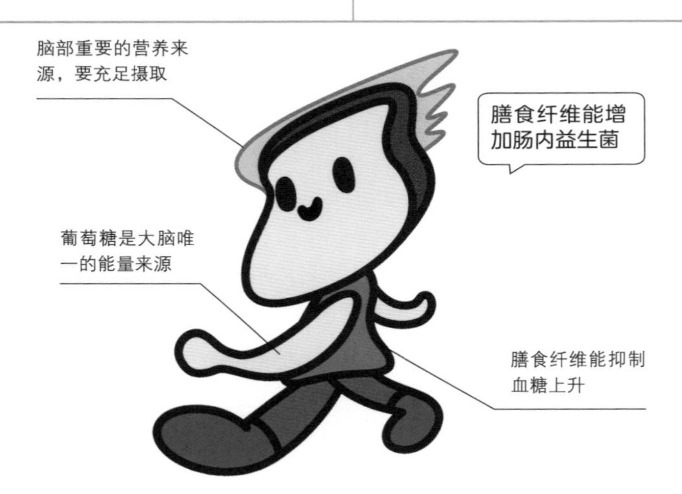

知识点　碳水化合物的种类

碳水化合物可分为糖类和膳食纤维两大类。糖类根据分子数量不同可以分为单糖、双糖和多糖3种。砂糖、蜂蜜等食物中的糖类属于双糖，米饭、蔬菜等食物中所含的则是多糖。

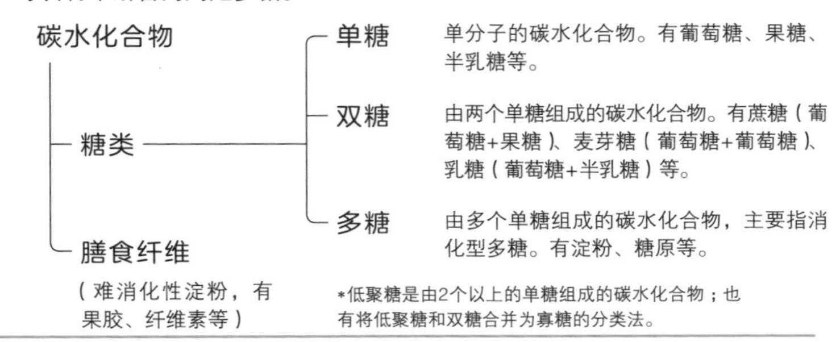

在体内的作用

■ 葡萄糖是重要的能量来源

1g 碳水化合物可以产生 4kcal 能量。碳水化合物分解而来的葡萄糖是人体直接的能量来源，多余的葡萄糖则以糖原的形式贮藏在肝脏和肌肉里。葡萄糖同时也是大脑的能量来源。

■ 膳食纤维能保持肠道健康

膳食纤维难以被人体消化吸收，无法成为能量来源，但它是肠内细菌的营养来源，可以增加益生菌的数量、维持肠道健康。不可溶性膳食纤维能够增加排便量，可溶性膳食纤维则能让排便顺畅。

■ 膳食纤维能预防糖尿病

膳食纤维能使糖类的消化吸收速率降低，从而起到抑制血糖上升、预防糖尿病的作用。膳食纤维还能帮助排出肠内多余的胆固醇。

摄取过量

■ 导致肥胖

糖类摄取过多时，多余的能量就会转化为糖原或脂肪。长期过量摄取会导致皮下脂肪和内脏脂肪增多，产生疾病隐患。

■ 容易引发糖尿病

糖尿病是人体对血液内的葡萄糖（即血糖）的调节失控而引起的疾病。糖尿病后期还可能有视力下降、患心脑疾病的风险。糖类的过量摄取会导致血糖快速上升，而这正是糖尿病的一大成因。

■ 引起精神状态波动

一次性摄取大量糖类后，体内血糖会快速上升。为了使血糖恢复正常，人体会分泌出激素，使血糖快速回落。这样的过程会引起精神状态的波动，另一方面也可能对甜食产生依赖。

摄取不足

■ 大脑功能下降

葡萄糖被认为是大脑唯一的能量来源。如果长期不摄取碳水化合物，可能会导致注意力下降、急躁、易怒等。没吃早饭时，注意力容易分散，无论是身体还是大脑都难以工作。

■ 膳食纤维摄取不足易致便秘

膳食纤维具有增加便量、通畅排便的作用，同时能使糖类的消化吸收速率降低，从而起到抑制血糖上升、预防糖尿病的作用。因此，膳食纤维如果摄取不足，就容易导致肠道以及其他各种功能的紊乱。

■ 过度消瘦、导致疲劳

由于重要的能量来源不足，人体容易消瘦和产生疲劳。另外，由于体内的能量是优先输送到大脑、内脏等重要器官，再依次输送到其他器官，碳水化合物补充不足有时还会导致绝经、脱发等症状。

应摄取多少碳水化合物?

男性 380g/ 日，女性 285g/ 日

（该数值适用于 18~49 岁且身体活动水平处于普通水平的人群）

成年人不论男女，每天摄取的碳水化合物占总能量的比例都以 50%~65% 为佳。这个数值只是理论上的推荐指标，实际的目标摄取量因人而异。想要增重或减重的人可参考理论推荐值，对饮食进行调整。

* 来源：日本厚生劳动省《日本人饮食摄取标准（2015 年版）》

碳水化合物摄取标准（占总能量比例%）

年龄	目标量 *1.2（中间量 *3）		年龄	目标量 *1.2（中间量 *3）	
	男性	女性		男性	女性
0~5（月）	–	–	12~14（岁）	50~65（57.5）	50~65（57.5）
6~11（月）	–	–	15~17（岁）	50~65（57.5）	50~65（57.5）
1~2（岁）	50~65（57.5）	50~65（57.5）	18~29（岁）	50~65（57.5）	50~65（57.5）
3~5（岁）	50~65（57.5）	50~65（57.5）	30~49（岁）	50~65（57.5）	50~65（57.5）
6~7（岁）	50~65（57.5）	50~65（57.5）	50~69（岁）	50~65（57.5）	50~65（57.5）
8~9（岁）	50~65（57.5）	50~65（57.5）	70（岁）以上	50~65（57.5）	50~65（57.5）
10~11（岁）	50~65（57.5）	50~65（57.5）			

*1：表示理想摄取量的范围。
*2：包含酒精，但不建议饮酒。
*3：中间量指的是目标摄取量范围的中间数，并非最佳摄取量。

这份料理的碳水化合物含量

咖喱饭

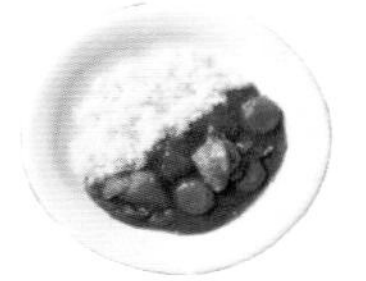

碳水化合物含量（1 餐份）
81.2g
627kcal

② 炒饭

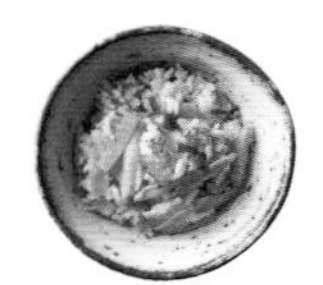

碳水化合物含量（1 餐份）
77.6g
426kcal

③ 荞麦冷面

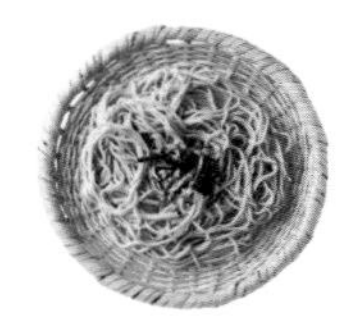

碳水化合物含量（1 餐份）
77.2g
396kcal

④ 炒面

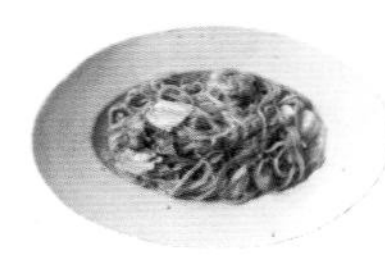

碳水化合物含量（1 餐份）
74.0g
564kcal

⑤ 散寿司饭

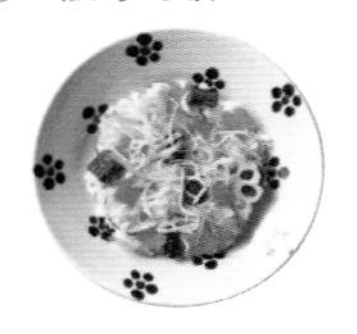

碳水化合物含量（1 餐份）
68.8g
461kcal

⑥ 土豆炖肉

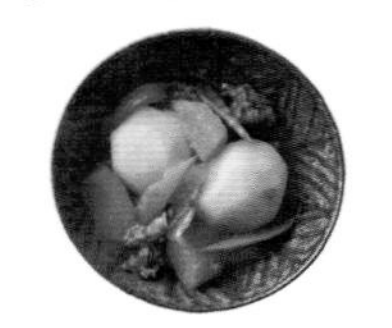

碳水化合物含量（1 餐份）
40.3g
340kcal

碳水化合物含量排行榜

＊以 1 人份为标准

30g　60g　90g

第 1 名　精白米　1 人份（100g）

77.6g（358kcal）

第 2 名　通心粉、意大利面（干）　1 人份（100g）

73.9g（379kcal）

第 3 名　素面、冷面（干）　1 人份（100g）

72.7g（356kcal）

第 4 名　小米　1 人份（100g）

69.7g（367kcal）

第 5 名　蒸面　1 人份（180g）

69.1g（356kcal）

第 6 名　乌冬面（干）　1 人份（90g）　64.7g（313kcal）

第 7 名　柿饼　1 人份（60g）　42.8g（166kcal）

第 8 名　红薯（去皮）　1 人份（100g）　31.9g（134kcal）

第 9 名　吐司　1 人份（65g）　30.4g（172kcal）

第 10 名　红豆（干）　1 人份（50g）　29.4g（170kcal）

第 11 名　扁豆（干）　1 人份（180g）　28.9g（167kcal）

第 12 名　柿子　1 人份（108g）　28.6g（108kcal）

第 13 名　山药　1 人份（100g）　26.7g（121kcal）

第 14 名　土豆　1 人份（135g）　23.8g（103kcal）

第 15 名　法棍　1 人份（40g）　23.0g（112kcal）

第 16 名　香蕉　1 人份（100g）　22.5g（86kcal）

第 17 名　芒果　1 人份（100g）　16.9g（64kcal）

第 18 名　甜玉米　1 人份（100g）　16.8g（92kcal）

第 19 名　蜂蜜　1 人份（21g）　16.7g（62kcal）

第 20 名　板栗糕　1 人份（35g）　15.9g（75kcal）

专栏

令人担忧的体检报告③

胆固醇偏高

根据最新标准，男性的胆固醇正常范围为3.9~6.5mmol/l，30~44岁的女性胆固醇正常范围为3.7~6.1mmol/l，45~64岁为4.2~7.0mmol/l，65~80岁为4.5~7.2mmol/l。胆固醇超出正常范围时，并非要减少高胆固醇食物的摄取，而应减少肥肉、奶酪和黄油等乳制品，以及蛋糕等促进胆固醇合成的食物摄取，另一方面则应积极摄取菌菇、豆制品、海藻类食物。

调整饮食

每餐能量控制在500kcal左右	出现肥胖倾向时，首先应减少食量。每餐摄取的能量应控制在500kcal左右。
以黄绿色蔬菜为饮食重点，每天食用350g	控制肥肉、奶酪等动物性脂肪的摄取，将饮食的重点放在黄绿色蔬菜上。
减少油的使用，多吃蒸煮食物	做菜时尽量少放油，多用蒸、煮的烹调法。此外，黄油会促进胆固醇合成，应避免食用。
细嚼慢咽，控制零食	细嚼慢咽是预防肥胖的重点，高糖、高油的零食要绝对禁止。

Part

4

必需营养素百科辞典

维生素

维生素对于人体所有功能的正常运转不可或缺。维生素分为可溶于油脂的脂溶性维生素和可溶于水的水溶性维生素，它们在人体中发挥的作用各不相同。

护肤、护发，应该吃什么？

Q 粉刺变多，应该吃什么？

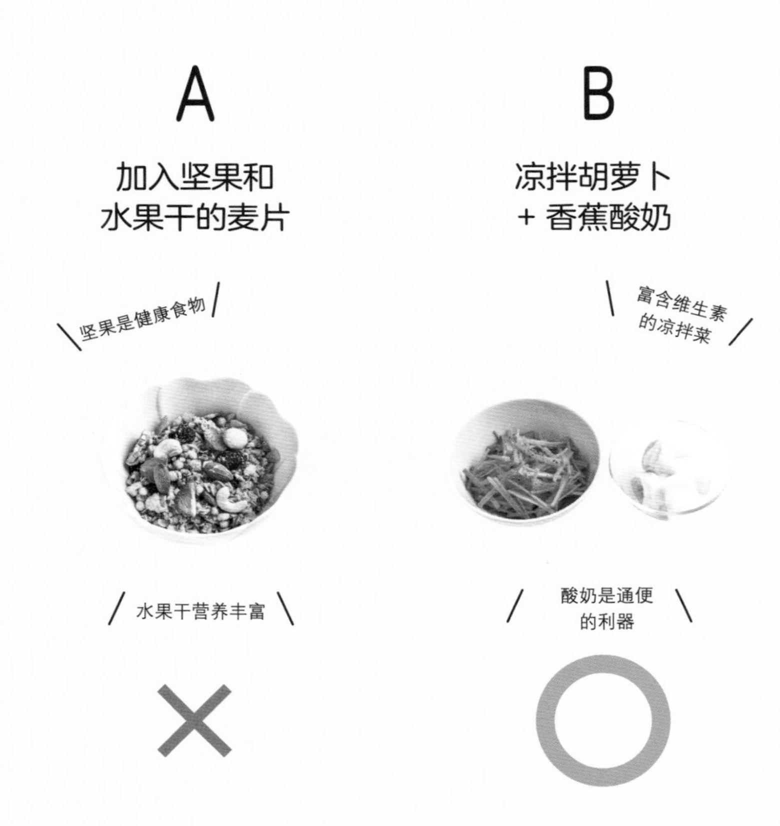

促进皮肤代谢、改善排便，打造美丽肌肤

很多人认为早餐吃坚果和水果干对皮肤好。然而，坚果含有很多脂肪，对于粉刺较多的人来说并不是好选择。像凉拌胡萝卜这样富含维生素 A、维生素 C 的蔬果类食物，可以促进皮肤新陈代谢，再加上能够通便的香蕉酸奶，就能有效去除粉刺。

Q 预防粉刺，应该吃什么？

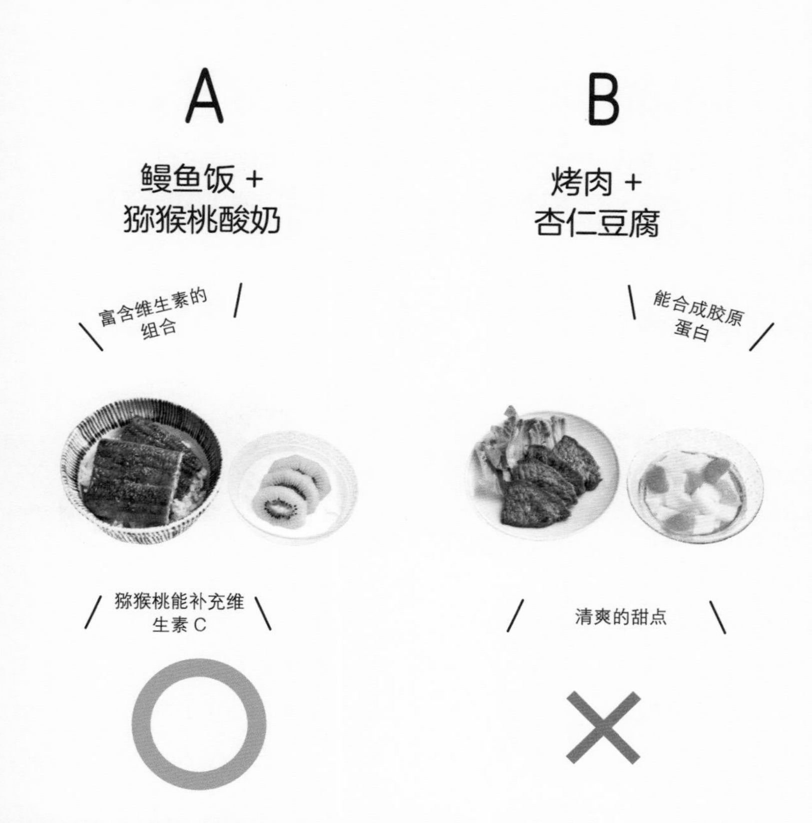

烤肉虽能合成胶原蛋白，但要注意所用部位

为了皮肤的健康，应当多摄取动物性蛋白质、维生素 A、维生素 B_2、维生素 B_6、维生素 C 和维生素 E 等。鳗鱼含有丰富的维生素 A，猕猴桃含有大量维生素 C，这两者的组合非常合适。尽管烤肉能够促进胶原蛋白的合成，但五花肉等由于脂肪含量较多，会促进皮脂分泌，造成肌肤状态恶化，是粉刺形成的原因。杏仁豆腐之类的甜食也是少吃为好。

Q 抗皱，应该吃什么？

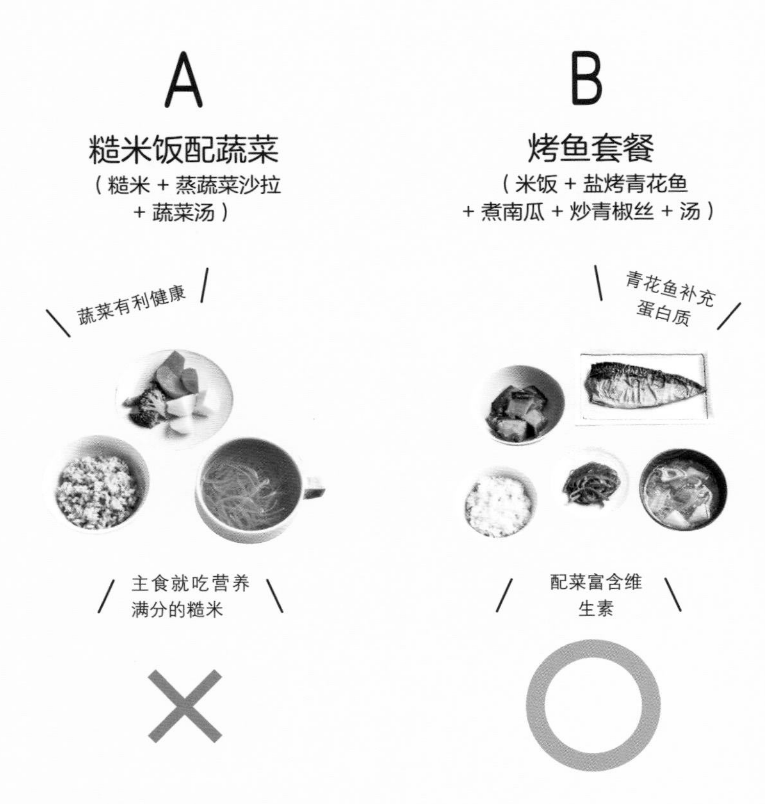

蛋白质和维生素搭配食用

要改善皮肤状况，蛋白质的作用不可忽视。蛋白质是皮肤以及身体其他部分的重要构成部分。糙米饭配蔬菜听上去对皮肤有益，但蛋白质含量不足。皮肤需要的另一种重要营养成分是维生素。南瓜和青椒中的维生素 A 能使皮肤水润，青花鱼中的维生素 B_2 和维生素 B_6 能增加皮肤弹性，青椒中的维生素 C 能促进胶原蛋白合成，南瓜中的维生素 E 能促进血液循环、为皮肤保湿。

Q 祛斑，应该吃什么？

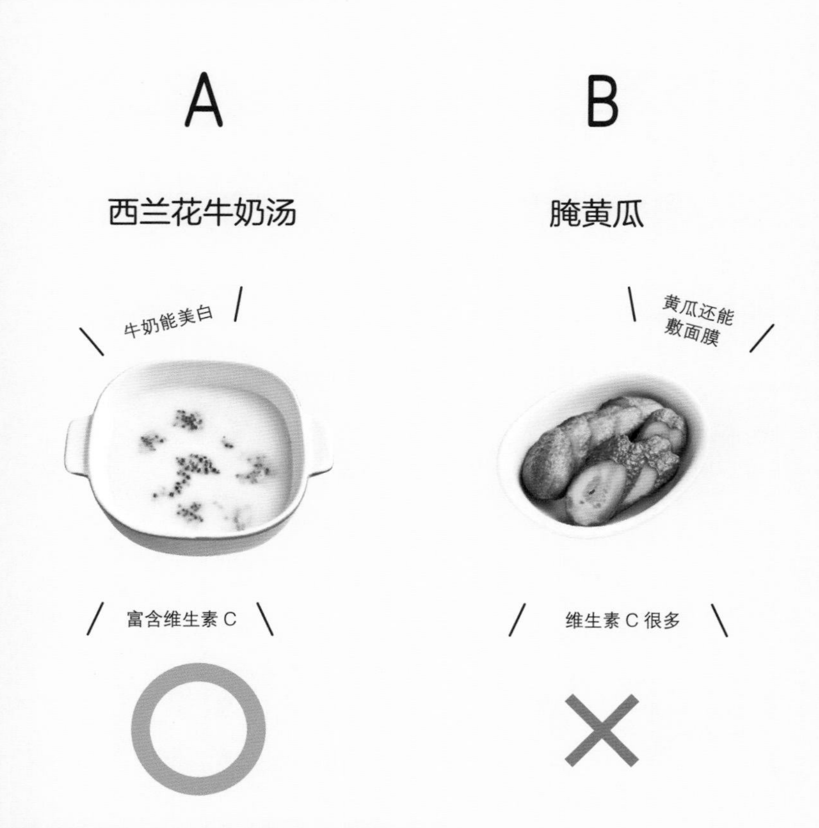

摄取维生素 C 和维生素 B_2，增强美白效果

色斑、雀斑都是黑色素沉积形成的。要淡化皮肤沉积色素，摄取维生素 C 和维生素 B_2 都是很好的选择。维生素 C 能够抑制黑色素生成，淡化黑色素；维生素 B_2 则能提高皮肤代谢率，加速黑色素的排出。黄瓜尽管含有维生素 C，但含量少、效果并不显著。含有维生素 C 的西兰花搭配含有维生素 B_2 的牛奶煮成的汤，具有很好的美白效果。

Q 防晒，应该吃什么？

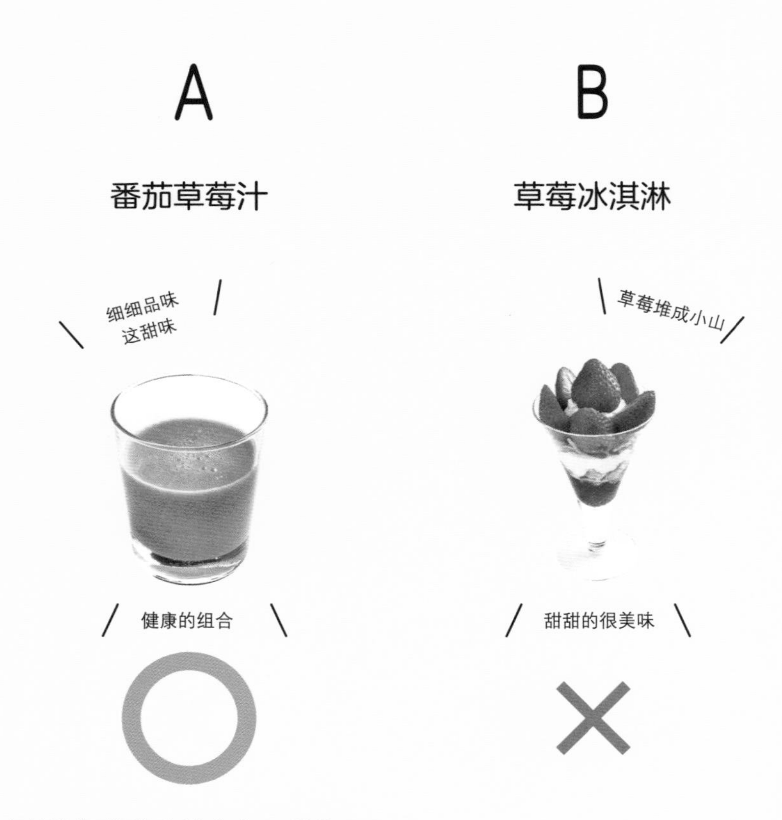

有效发挥草莓中维生素 C 的作用

想要防晒，应当多补充维生素 C、维生素 E 和 β－胡萝卜素。草莓含有丰富的维生素 C，是十分值得推荐的防晒食物，但如果和不利于美肤的食物一起吃，就会失去它应有的作用。推荐将草莓与含有丰富维生素 C 和 β－胡萝卜素的番茄混合，不加砂糖，做成一杯散发着天然甜味的果汁。相比之下，冰淇淋中含有大量砂糖，会对皮肤造成损伤，还是不吃为好。

Q 防脱发，应该吃什么？

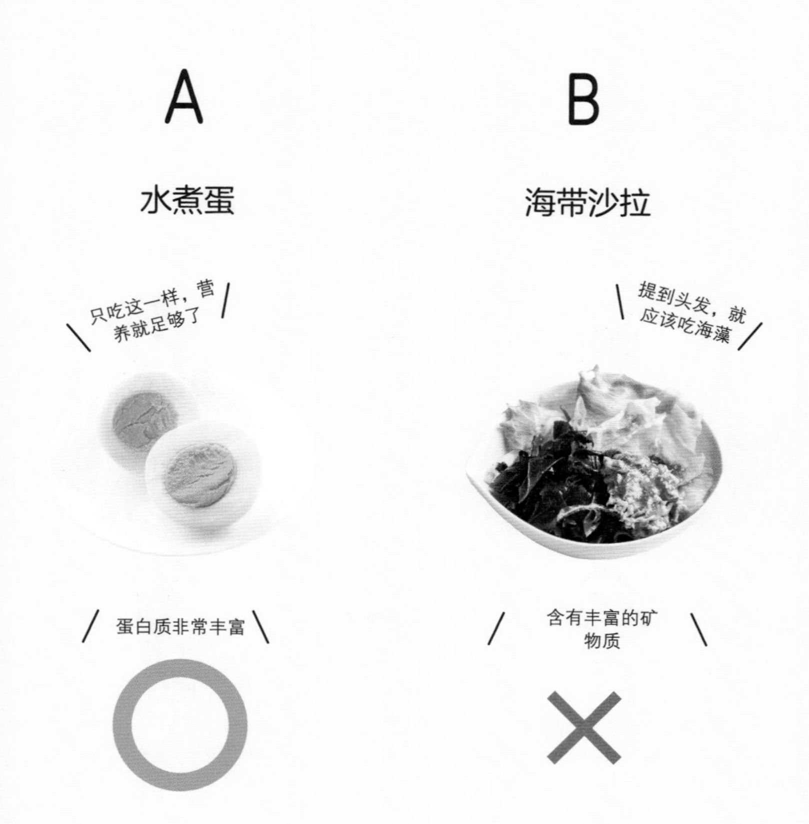

蛋白质中的含硫氨基酸具有滋养头发的作用

缺乏蛋白质会使毛囊萎缩、造成脱发。护发最重要的就是蛋白质，尤其是其中的含硫氨基酸。许多人都认为海藻类对头发有好处，但实际上，海藻几乎不含蛋白质，因此起不到很好的护发效果。相比之下，鸡蛋含有膳食纤维、维生素 C 等各种营养素，氨基酸评分更是达到了 100 分，是一种对头发很有好处的食物。

护肤和护发的饮食方法

皮肤和头发是反映身体健康情况的“镜子”。保养皮肤和头发的饮食，也可以说是保持健康的饮食。

1 均衡饮食，焕发光彩

护肤和护发的营养素

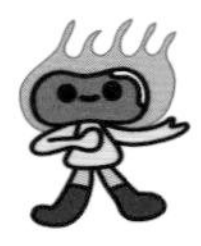

蛋白质

蛋白质是皮肤和头发的主要成分，也是细胞再生不可缺少的营养素。

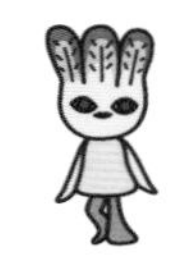

维生素A

也称视黄醇。可以预防皮肤暗沉，增加皮肤弹性。

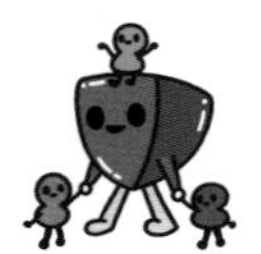

维生素B_2

维生素B_2在生成皮肤和头发细胞的过程中必不可少，同时还能保证皮脂正常分泌。

维生素B_6

帮助雌性激素代谢，预防色斑生成。

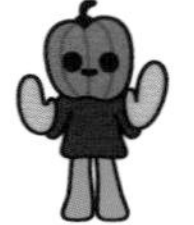

维生素C

预防黑色素生成，促进合成胶原蛋白。

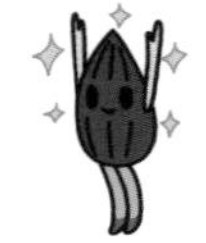

维生素E

促进血液循环，帮助肌肤和头发保持年轻状态。

蛋白质和维生素尤为重要

头发和皮肤由蛋白质构成，并以一定的周期交替生长与脱落。新陈代谢如果异常，头发和皮肤就会出现问题。蛋白质是头发和皮肤的主要成分，维生素、矿物质等微量营养素则可以促进皮肤和头发新陈代谢。在饮食中要注意补充足量的蛋白质，均衡摄取各种微量营养素。

2 根据不同症状摄取营养素

了解身体容易缺乏的营养素

头发和皮肤问题背后有着各种各样的原因，其中，营养不足导致的新陈代谢紊乱是一个很常见的原因。紫外线照射过多、压力过大等原因也会造成营养素需求量的上升，导致营养不足。根据症状判断身体缺乏的营养素，并且在饮食中注意摄取相应的食物，避免营养不足。

粉刺

维生素A和维生素C

维生素A能促进皮肤新陈代谢，维生素C能防止痘印残留。脂肪则应尽少摄取。

所需营养素

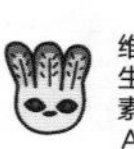

维生素A ▶P88

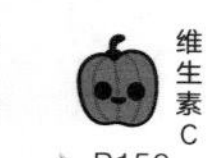

维生素C ▶P150

色斑

维生素C和维生素E

维生素C能抑制造成色斑的黑色素生成，维生素E具有抗氧化作用，能保护皮肤不受紫外线伤害。

所需营养素

维生素C ▶P150

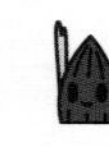

维生素E ▶P96

皱纹

让皮肤润泽的营养素

均衡摄取蛋白质、维生素C和铁，能促进体内胶原蛋白合成，增加皮肤弹性和光泽。

所需营养素

蛋白质 ▶P58

铁 ▶P170

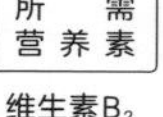

维生素B_2 ▶P116

维生素B_6 ▶P124

维生素C ▶P150

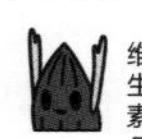

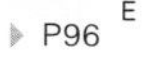

维生素E ▶P96

皮肤、头发干燥

蛋白质和必需脂肪酸

蛋白质和必需脂肪酸不足会妨碍皮肤和头发的新陈代谢，使其贮存水分的能力下降，使皮肤干燥、头发粗糙。

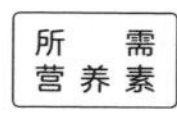

所需营养素

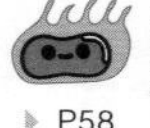

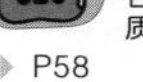

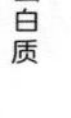

蛋白质 ▶P58

脂肪 ▶P66

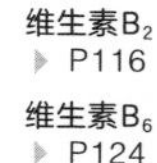

维生素B_2 ▶P116

维生素B_6 ▶P124

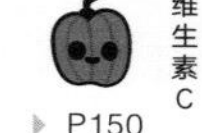

维生素C ▶P150

维生素E ▶P96

晒伤

抗氧化作用较强的营养素

紫外线照射会使人体内的活性氧增多，导致黑色素生成。建议补充抗氧化作用较强的营养素。

所需营养素

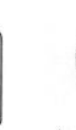

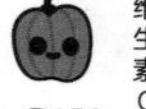

维生素C ▶P150

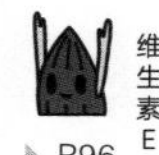

维生素E ▶P96

β-胡萝卜素 ▶P241

多酚 ▶P236

脱发

蛋白质中的含硫氨基酸

含有硫的氨基酸（蛋氨酸、半胱氨酸、胱氨酸等）能够促进头发的再生。

所需营养素

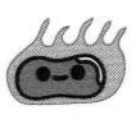

蛋白质 ▶P58

维生素

无论是产能营养素的分解，还是合成身体必需物质的过程中，维生素都必不可少。

DATA

英文名	特征
Vitamin	几乎所有的维生素都无法在体内生成，必须依靠食物摄取。可将维生素分为脂溶性维生素和水溶性维生素两类。

脂溶性维生素

我负责保持眼睛和皮肤的健康
维生素 A
我能让骨头和牙齿变得强壮
维生素 D
我能让人“返老还童”，拥有年轻肌肤
维生素 E
受伤时我能帮助止血
维生素 K

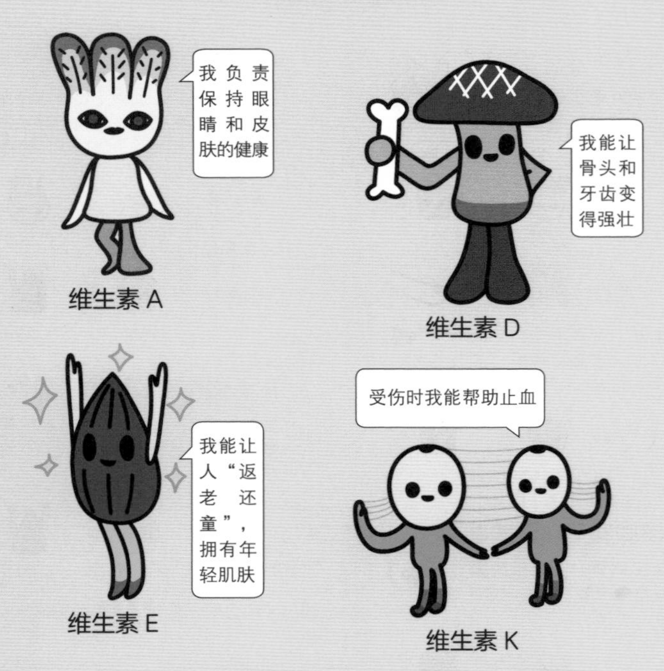

脂溶性维生素，即易溶于油脂的维生素。包括维生素 A、维生素 D、维生素 E、维生素 K，以及 β – 胡萝卜素这种在必要时可以转化成维生素 A 的维生素 A 原。脂溶性维生素与油脂一同摄取能达到更好的吸收效果，加热后营养价值损失较小。应当注意的是，与水溶性维生素不同，脂溶性维生素如果过量摄取，会在体内堆积，引发营养过剩等症状。

水溶性维生素

B族维生素
我能让疲劳的身体恢复活力
维生素 B1
我能帮助小朋友生长发育
维生素 B2
我能预防宿醉
烟酸
我能维持大脑正常功能，帮助大脑放松
维生素 B6
我能制造红细胞，预防贫血
维生素 B12
我能帮助合成DNA
叶酸
我能帮助身体战胜压力
泛酸
我能保持头发和皮肤美丽健康
生物素
胶原蛋白的合成少不了我
维生素 C

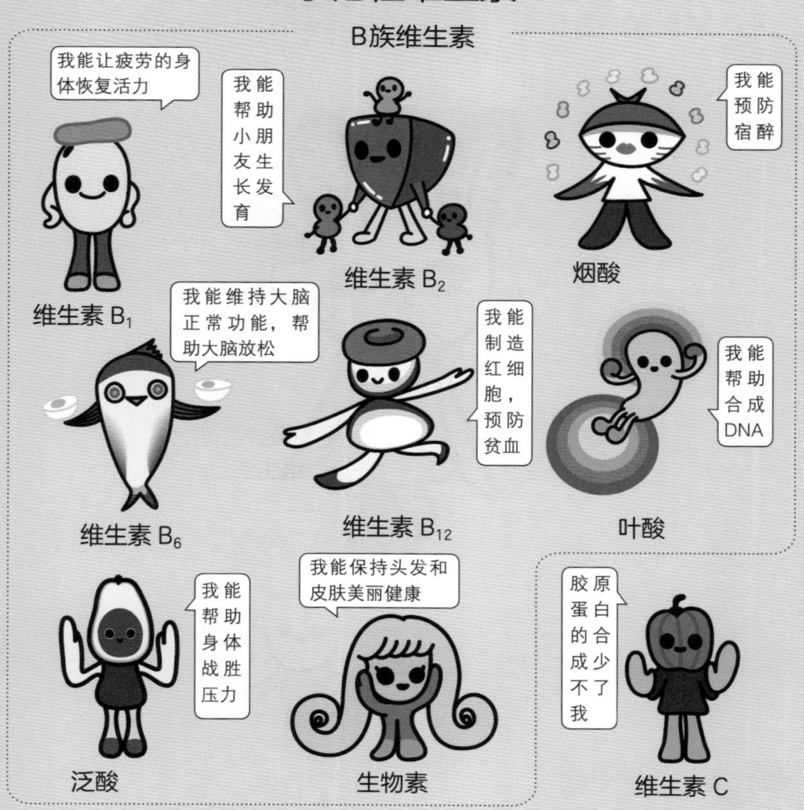

水溶性维生素，即易溶于水的维生素，包括 B 族维生素和维生素 C。水溶性维生素在烹饪时容易溶解在汤中，连汤一起食用才能比较完整地摄取。加热容易使水溶性维生素损失营养价值，因此加热时间不宜过长。另外，即便大量摄取水溶性维生素，也会通过尿液排出体外，因此只要不是极端大量摄取，不需担心摄取过量。

维生素 A

可以保持皮肤和眼睛健康，还能保护喉咙和鼻黏膜不受细菌侵扰。猪肝、青菜和胡萝卜等食物中含量丰富。

DATA

英文名	Vitamin A	特征	人体中存在着约 50 种可以转化为维生素 A 的维生素 A 原（如 β – 胡萝卜素等）。

维持正常的视觉功能
我对提高免疫力和眼睛的健康很重要
促进儿童骨骼的生长发育
守护黏膜和皮肤，抵抗细菌

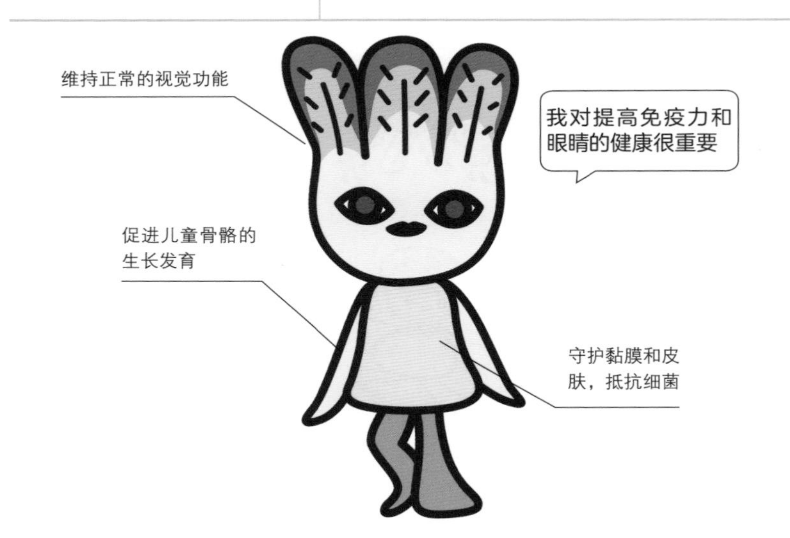

有效的饮食搭配

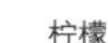

猪肝 柠檬

 ×

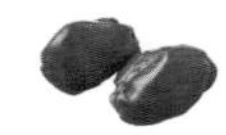

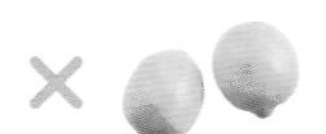

胡萝卜 橄榄油

 ×

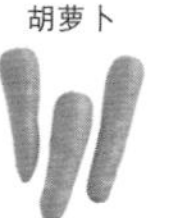

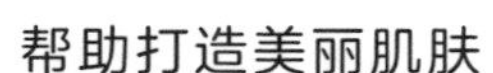

帮助打造美丽肌肤

含有丰富维生素 C 的柠檬和维生素 A 搭配，有助于塑造出美丽的肌肤。建议将柠檬汁淋在嫩煎猪肝上食用。

提高 β – 胡萝卜素的吸收率

胡萝卜中的 β – 胡萝卜素进入人体中，能起到维生素 A 的作用；加上食用油一起烹饪，能使 β – 胡萝卜素更易吸收。油炸、翻炒或做沙拉，都是不错的选择。

在体内的作用

■ 保持眼部正常功能

维生素 A 对于保持正常的视觉和视力都是必不可少的。即使环境光线变暗，只要稍加习惯就又能看清周围（即暗适应），这都要靠维生素 A。分辨颜色的能力也是维生素 A 在起作用。

■ 保护黏膜和皮肤，阻挡细菌侵袭

维生素 A 能在喉咙和鼻腔的黏膜处合成新细胞，同时通过生成黏液保护黏膜。维生素 A 在皮肤的新陈代谢中也一样不可缺少，还能防止皮肤干燥。通过这一系列的作用，它也在帮助人体抵抗外部细菌的入侵。

■ 促进儿童生长

维生素 A 对于细胞和身体组织的生长都必不可少，在儿童骨骼生长发育的过程中也扮演着重要的角色。维生素 A 不足会对生长发育造成不良影响，同时由于它是脂溶性维生素，摄取过量也会对身体造成危害。孕妇和婴儿尤其要注意，避免摄取不足或过量。

摄取过量

■ 引起中毒

一次性摄取过多维生素 A，可能会引起头痛、恶心、晕眩、呕吐等中毒症状。如果长期过量摄取，可能会引起关节和骨头疼痛、脱发、食欲不振、体重减轻、头痛等不良反应。

■ 对怀孕初期的胎儿造成不良影响

怀孕初期若摄取过多的维生素 A，会增加胎儿畸形、流产的风险。建议怀孕初期不要摄取猪肝等维生素 A 含量较高的食物。

■ β – 胡萝卜素的过量摄取并无危害

一般认为，β – 胡萝卜素属于植物性营养素，即便大量摄取，也不会像视黄醇（动物性营养素）那样给人体造成危害。人体内的维生素 A 不足时，β – 胡萝卜素可以起到同样的作用，多余的则会被排出体外。

摄取不足

■ 造成黏膜干燥

鼻腔和喉咙干燥时，细菌容易入侵体内，易患感冒。肠胃黏膜一旦干燥就容易受伤，可能引起消化不良等症状。另外，还可能出现皮肤、头发干燥、粗糙，指甲变硬、变脆等症状。

■ 引起夜盲症

夜盲症，即在黑暗处看不清东西的症状。曾有夜盲症恶化而导致失明的案例。此外，维生素 A 不足还会使得眼睛黏膜干燥，导致眼睛干涩、易疲劳。

■ 什么是 β – 胡萝卜素不足?

β – 胡萝卜素的每日摄取量并没有规定，但在日本，国民的维生素 A 补给主要靠的不是视黄醇，而是 β – 胡萝卜素。因此，β – 胡萝卜素的摄取不足也就相当于维生素A不足。

应摄取多少维生素A?

男性 850~900 μgRE/ 日，女性 650~700 μgRE/ 日

（该数值适用于 18~49 岁且身体活动水平处于普通水平的人群）

维生素 A 的摄取标准是以视黄醇当量（包括动物性食物中的视黄醇、植物性食物中的 β－胡萝卜素等在内的数值）表示的。维生素 A 的一般摄取上限量和孕妇的摄取上限量标准都在不断更新，要随时关注最新标准，确定摄取量。

* 来源：日本厚生劳动省《日本人饮食摄取标准（2015 年版）》

维生素A饮食摄取标准（μgRE/日）[*1]

年龄	推荐量[*2]		上限量[*3]	年龄	推荐量[*2]		上限量[*3]
	男性	女性	男性 & 女性		男性	女性	男性 & 女性
0~5（月）	–	–	600	12~14（岁）	800	700	2100
6~11（月）	–	–	600	15~17（岁）	900	650	2600
1~2（岁）	400	350	600	18~29（岁）	850	650	2700
3~5（岁）	500	400	700	30~49（岁）	900	700	2700
6~7（岁）	450	400	900	50~69（岁）	850	700	2700
8~9（岁）	500	500	1200	70（岁）以上	800	650	2700
10~11（岁）	600	600	1500				

*1：视黄醇活性当量（μgRE）=视黄醇（μg）+β－胡萝卜素（μg）×1/12+α－胡萝卜素（μg）×1/24+β－隐黄素（μg）×1/24+其他属于维生素A原的类胡萝卜素（μg）×1/24

*2：包含属于维生素A原的类胡萝卜素。

*3：不包含属于维生素A原的类胡萝卜素。

这份料理的维生素 A 含量

1 鳗鱼卷

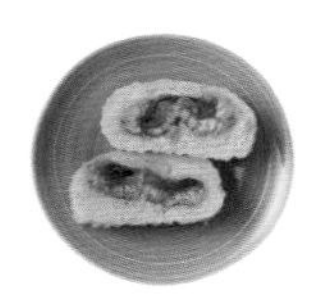

维生素 A 含量（1 餐份）
520 μg
242kcal

② 散寿司饭

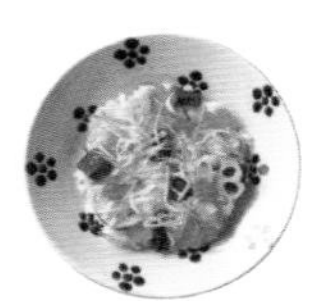

维生素 A 含量（1 餐份）
303 μg
303kcal

③ 山药泥

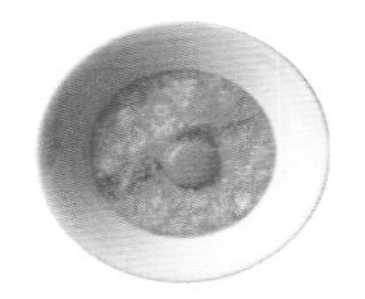

维生素 A 含量（1 餐份）
94 μg
164kcal

④ 法式黄油烤鲑鱼

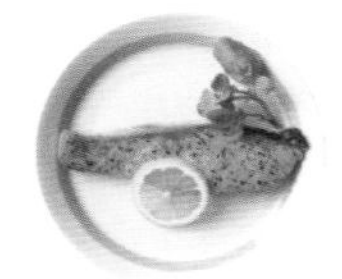

维生素 A 含量（1 餐份）
69 μg
219kcal

⑤ 照烧鸡肉

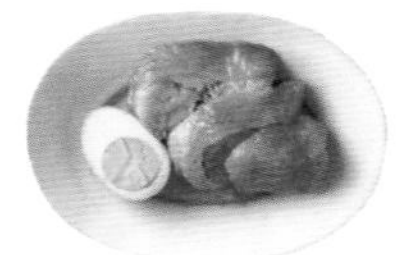

维生素 A 含量（1 餐份）
67 μg
242kcal

⑥ 培根炒菠菜

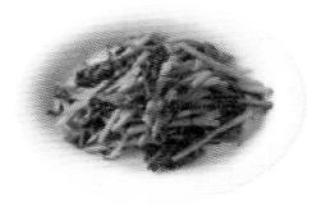

维生素 A 含量（1 餐份）
61 μg
174kcal

维生素 A 含量排行榜

＊以 1 人份为标准

4000μg　8000μg　12000μg

第 1 名　鸡肝　1 人份（80g）

11200μg（89kcal）

第 2 名　猪肝　1 人份（80g）

10400μg（102kcal）

第 3 名　鮟鱇鱼（肝）　1 人份（40g）

3320μg（178kcal）

第 4 名　鳗鱼（烤）　1 人份（100g）

1500μg（293kcal）

第 4 名　银鳕鱼　1 人份（100g）

1500μg（232kcal）

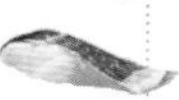

第 6 名　鳗鱼（肝）　1 人份（30g）　1320μg（35kcal）

第 7 名　牛肝　1 人份（80g）　880μg（106kcal）

第 8 名　萤鱿　1 人份（50g）　750μg（42kcal）

第 9 名　海鳗（蒸）　1 人份（80g）　712μg（155kcal）

第 10 名　黄麻菜　1 人份（70g）　588μg（27kcal）

第 11 名　鹅肝（煮）　1 人份（50g）　500μg（255kcal）

第 12 名　胡萝卜（带皮）　1 人份（50g）　360μg（20kcal）

第 13 名　明日叶　1 人份（70g）　308μg（23kcal）

第 14 名　哈密瓜　1 人份（100g）　300μg（42kcal）

第 15 名　茼蒿　1 人份（70g）　266μg（15kcal）

第 16 名　菠菜　1 人份（70g）　245μg（14kcal）

第 17 名　鹌鹑蛋　1 人份（50g）　240μg（91kcal）

第 18 名　紫菜（干）　1 人份（10g）　230μg（15kcal）

第 19 名　鲜奶油（含乳脂）　1 人份（50g）　195μg（217kcal）

第 20 名　小松菜　1 人份（10g）　182μg（10kcal）

维生素 D 有了它，才有强壮的骨骼。海鲜、菌类当中含量丰富。

DATA

英文名	Vitamin D	特征	从食物中能够摄取维生素 D_2 和维生素 D_3。

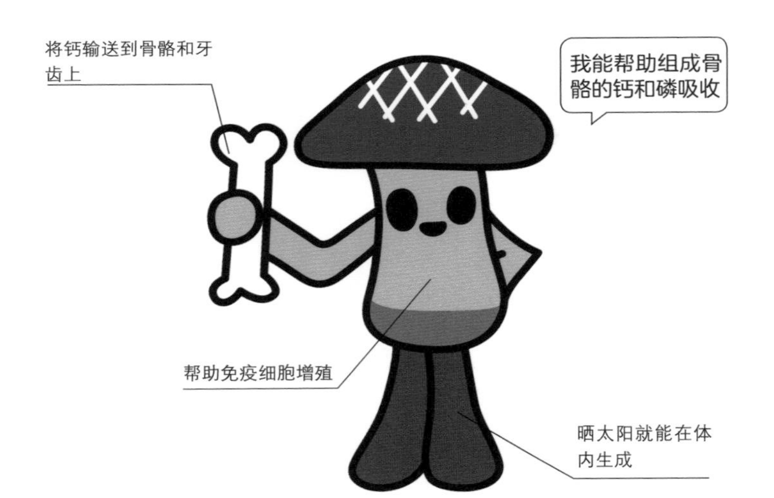

有效的饮食搭配

青花鱼 奶酪

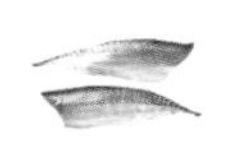

补钙好搭档

青花鱼含有丰富的维生素 D，但所含钙较少，搭配奶酪正好能取长补短。可以在青花鱼上撒上奶酪粉煎烤。

鸡蛋 西兰花

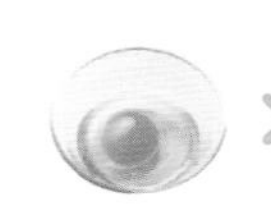
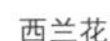
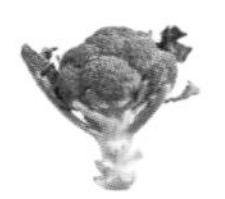

加入维生素 C 的完美搭配

鸡蛋中的维生素 D 和钙含量都很丰富，但缺少维生素 C。吃鸡蛋时可以加一份维生素 C 含量丰富的西兰花。

在体内的作用

■ 帮助钙发挥作用

维生素D能帮助人体吸收钙，并将其运输到骨骼和牙齿上。饮食摄取的钙不足时，维生素D还能将骨骼和牙齿中的钙溶解，运送到血液中。同时，维生素D与肌肉的收缩也密切相关，是骨骼和肌肉都需要的一种维生素。

■ 提高免疫力

除了骨骼和肌肉，维生素D还会进入肾脏、肠道、神经、心脏等器官，发挥调节作用。维生素D和多种身体功能都息息相关，扮演着类似激素的角色。它使免疫细胞增殖的功能，也受到了研究者的关注。

■ 通过日晒即可在体内合成

晒太阳能使人体内的维生素D活化。尽管不同地域之间存在一定差异，但基本上，夏天在树荫下散步30分钟，冬天将脸和手沐浴在日光下走1小时，就能起到补充体内维生素D的作用。再加上适度的运动，还能预防骨质疏松。

摄取过量

■ 引起尿毒症

长期过量摄取维生素D，血液中的钙含量会增加，容易沉积在血管壁和内脏中。肾脏中的钙若大量沉积，会造成肾功能不全，可能会进一步发展成尿毒症，甚至危及性命。

■ 依体质产生不同问题

体质敏感的人如果过量摄取维生素D，血液的钙浓度上升，可能出现食欲不振、呕吐、身心倦怠等症状。过量摄取营养补充剂很可能出现此类反应。

注意！

■ 日光浴的风险

尽管日光浴可以促进体内合成维生素D，但也要警惕紫外线过度照射。过度的日晒可能造成色斑、晒伤等，有时还会引起日光性角化病、皮肤癌等病症。

摄取不足

■ 造成儿童软骨病

生长发育期缺乏维生素D和钙，会造成骨骼不够强健，踝关节、膝关节和腕关节会肿大，患上关节松弛症、软骨病等。后期可能会发展为O形腿、肋骨畸形、矮小等病症。

■ 引起骨质疏松症

随着年龄增长，身体激素分泌状况发生变化，骨密度和质量下降，造成骨质疏松。即便补充钙，如果体内维生素D不足，也无法顺利将钙吸收，仍然有可能患病。

■ 患传染病的风险升高

冬季，流感等传染病的患病率会升高，背后的原因之一就是人体内维生素D的不足。日照不足，体内就无法生成充足的维生素D，造成免疫力下降。维生素D提升免疫力的这一作用也可预防癌症。

男女都为 5.5μg/日

（该数值适用于 18~49 岁且身体活动水平处于普通水平的人群）

0~11 个月的婴儿的维生素 D 每日标准摄取量是 5.0μg，与成人的所需量几乎相同。由此可以看出，对于生长旺盛期的婴儿来说，维生素 D 非常重要。需要注意的是，与维生素 A 相同，维生素 D 也有每日摄取上限量；成人每日最好不要超过 100μg。

* 来源：日本厚生劳动省《日本人饮食摄取标准（2015 年版）》

维生素D饮食摄取标准（μg/日）

年龄	上限量		推荐量
	男性	女性	男性 & 女性
0~5（月）	25	25	5.0
6~11（月）	25	25	5.0
1~2（岁）	20	20	2.0
3~5（岁）	30	30	2.5
6~7（岁）	40	40	3.0
8~9（岁）	40	40	3.5
10~11（岁）	60	60	4.5
12~14（岁）	80	80	5.5
15~17（岁）	90	90	6.0
18~29（岁）	100	100	5.5
30~49（岁）	100	100	5.5
50~69（岁）	100	100	5.5
70（岁）以上	100	100	5.5

这份料理的维生素 D 含量

1 法式黄油烤鲑鱼

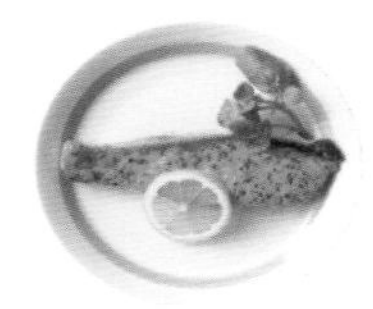

维生素 D 含量（1 餐份）

25.7μg

229kcal

② 梅子干煮沙丁鱼

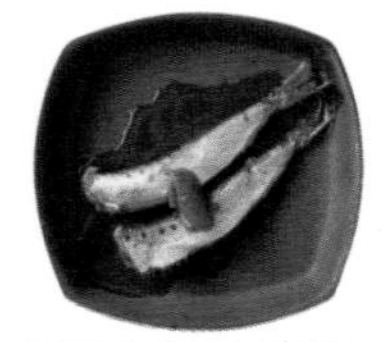

维生素 D 含量（1 餐份）

25.6μg

177kcal

③ 盐烤秋刀鱼

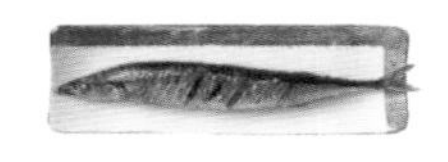

维生素 D 含量（1 餐份）

11.9μg

238kcal

④ 竹荚鱼泥

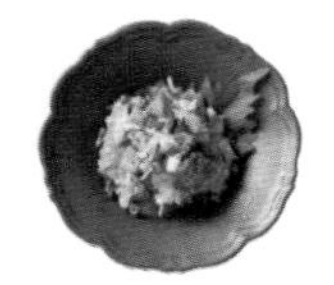

维生素 D 含量（1 餐份）

7.1μg

108kcal

⑤ 照烧鲕鱼

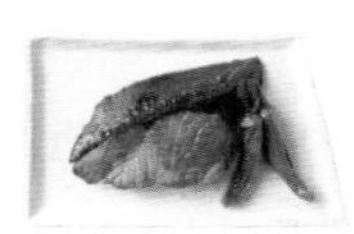

维生素 D 含量（1 餐份）

6.4μg

297kcal

⑥ 干烧鲷鱼

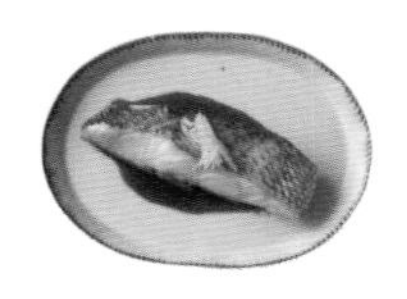

维生素 D 含量（1 餐份）

4.0μg

150kcal

维生素 D 含量排行榜

＊以 1 人份为标准

16μg　32μg　48μg

第 1 名　鲱鱼（烟熏）　1 人份（100g）　48μg（305kcal）

第 2 名　鮟鱇鱼（肝）　1 人份（40g）　44μg（178kcal）

第 3 名　鲀鱼　1 人份（100g）　43μg（80kcal）

第 4 名　黑旗鱼　1 人份（100g）　38μg（99kcal）

第 5 名　红鲑　1 人份（100g）　33μg（138kcal）

第 6 名　沙丁鱼　1 人份（100g）　32μg（169kcal）

第 7 名　鲱鱼（生）　1 人份（100g）　22μg（216kcal）

第 8 名　鲽鱼　1 人份（150g）　19.5μg（143kcal）

第 9 名　鳗鱼（烤）　1 人份（100g）　19μg（293kcal）

第 10 名　秋刀鱼　1 人份（100g）　14.9μg（197kcal）

第 11 名　金枪鱼幼鱼　1 人份（100g）　12μg（152kcal）

第 12 名　盐渍鲻鱼卵　1 人份（35g）　11.6μg（148kcal）

第 13 名　鲈鱼　1 人份（100g）　10μg（123kcal）

第 14 名　鲑鱼子（未成熟）　1 人份（20g）　9.4μg（56kcal）

第 15 名　小沙丁鱼干（微干燥）　1 人份（20g）　9.2μg（23kcal）

第 16 名　盐渍鲑鱼卵　1 人份（20g）　8.8μg（54kcal）

第 17 名　鲕鱼　1 人份（100g）　8μg（257kcal）

第 18 名　竹荚鱼　1 人份（80g）　7.1μg（101kcal）

第 19 名　青花鱼　1 人份（100g）　5.1μg（247kcal）

第 20 名　松花蛋　1 人份（70g）　4.3μg（150kcal）

维生素 E　防止体内脂肪氧化，对抗生活方式病和身体老化。

DATA

英文名	Vitamin E	特征	维生素 E 共有 8 种，人体内的维生素 E 大多为 α－生育酚。

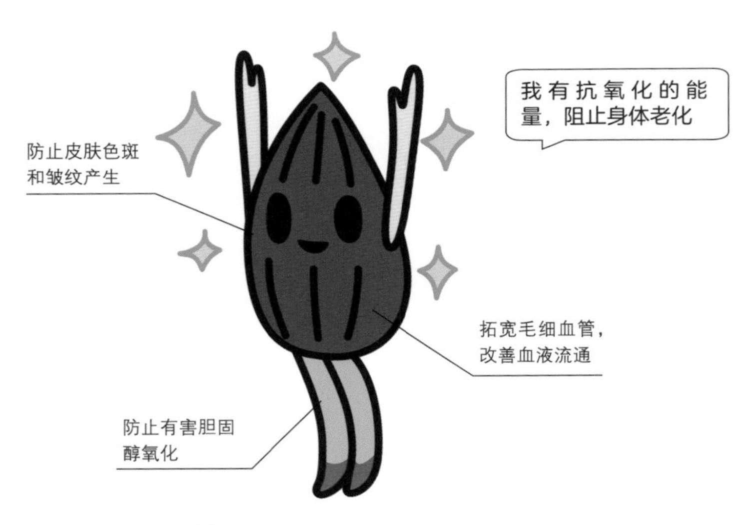

有效的饮食搭配

鳕鱼子　欧芹

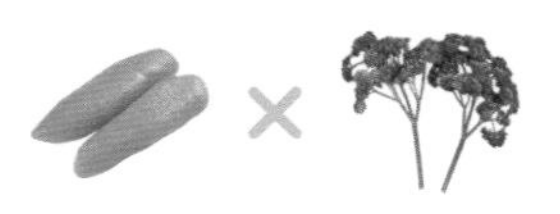

杏仁　沙丁鱼

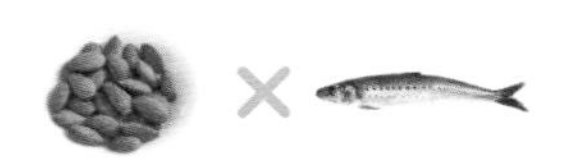

用维生素 C 防止维生素 E 氧化

维生素 E 很容易氧化，维生素 C 则能延缓氧化。用维生素 E 含量丰富的鳕鱼子做一份意大利面，再加上富含维生素 C 的欧芹，堪称完美。

抗氧化效果翻倍

这是一组富含维生素 E 的食物。沙丁鱼中的 DHA 含量十分丰富，可以进一步提高抗氧化作用。可以在沙丁鱼罐头中撒上杏仁碎享用。

在体内的作用

■ 抑制皮肤老化

皮肤的细胞膜是由不饱和脂肪酸构成的，一旦氧化，色斑和皱纹就会增多，皮肤出现老化。维生素 E 可以阻止不饱和脂肪酸的氧化，预防色斑和皱纹增加。

■ 改善血液循环不畅所引起的病症

四肢发冷、头痛、肩背酸疼等症状的原因之一，就是血液循环不畅。维生素 E 能促进毛细血管的扩张，改善血液循环，帮助营养和氧分顺利输送到身体的各个部位，从而改善各种不适。搭配 B 族维生素摄取，效果更佳。

■ 预防动脉硬化

血液中的低密度胆固醇（LDL）一经氧化便成为氧化 LDL，囤积在血管壁上，使得血管壁变厚，造成动脉硬化。维生素 E 具有抗氧化作用，能防止 LDL 氧化、预防脑梗死和心肌梗死等。

摄取过量

■ 通过营养补充品大量摄取维生素 E，可能导致血液难以凝固

通过营养补充品大量摄取维生素 E，可能导致血液的凝固能力下降、皮肤受伤时凝血功能降低、脑出血概率升高等问题。每日的维生素 E 摄取量不要超过规定的上限。此外，在某些植物油以及高油脂的加工食品当中，为了防止其氧化，会加入一定量的维生素 E，对这类食物也要注意不能摄取过量。另外，服用某些药物时，也不能摄取过多的维生素 E，请务必和医生确认药物的禁忌事项。

? 过量的原因

■ 正常饮食不会导致摄取过量

如果正常饮食，维生素 E 一般不会摄取过量。如果服用额外的营养补充品，就需要注意摄取过量的问题。

摄取不足

■ 皮肤老化，色斑增多

维生素 E 不足，皮肤细胞氧化增快，为了对抗氧化作用，细胞便会开始制造黑色素。黑色素在皮肤上沉积，便形成了色斑。同时皮肤血液流通不畅，便会失去健康色泽、加快老化。

■ 红细胞受损，造成贫血

红细胞的细胞膜脆弱易损，维生素 E 不足的情况下，细胞膜中的不饱和脂肪酸被氧化，整个红细胞就会被破坏。情况恶化时，人体会因红细胞无法顺利输送氧分而出现贫血症状。

■ 血液循环不畅，导致动脉硬化

血管细胞的细胞膜同样会因维生素 E 不足而氧化，造成细胞老化。如果任其发展，血管壁胆固醇沉积，便会导致动脉硬化；高血压、心脏病、脑卒中等疾病的患病风险也会随之升高。

应摄取多少维生素E?

男性 6.5mg/ 日，女性 6.0mg/ 日

（该数值适用于 18~49 岁且身体活动水平处于普通水平的人群）

表中的目标摄取量仅为 α－生育酚（维生素 E 中活性较强的一种）的量。维生素 E 还包括生育酚和生育三烯酚等 7 种。男性的每日摄取上限量为 800~900mg，女性则为 650~700mg。

* 来源：日本厚生劳动省《日本人饮食摄取标准（2015 年版）》

维生素E的饮食摄取标准（mg/日）*1

年龄	男性		女性	
	目标量	上限量	目标量	上限量
0~5（月）	3.0	–	3.0	–
6~11（月）	4.0	–	4.0	–
1~2（岁）	3.5	150	3.5	150
3~5（岁）	4.5	200	4.5	200
6~7（岁）	5.0	300	5.0	300
8~9（岁）	5.5	350	5.5	350
10~11（岁）	5.5	450	5.5	450
12~14（岁）	7.5	650	6.0	600
15~17（岁）	7.5	750	6.0	650
18~29（岁）	6.5	800	6.0	650
30~49（岁）	6.5	900	6.0	700
50~69（岁）	6.5	850	6.0	700
70（岁）以上	6.5	750	6.0	650

*1：数值仅表示 α－生育酚的摄取目标量。未包含 α－生育酚之外的其它维生素E。

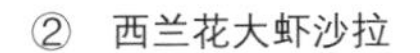

这份料理的维生素 E 含量

1 南瓜沙拉

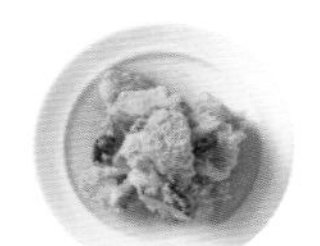

维生素 E 含量（1 餐份）
6.7mg
210kcal

② 西兰花大虾沙拉

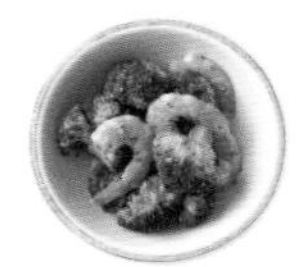

维生素 E 含量（1 餐份）
4.9mg
164kcal

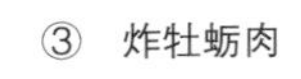
③ 炸牡蛎肉

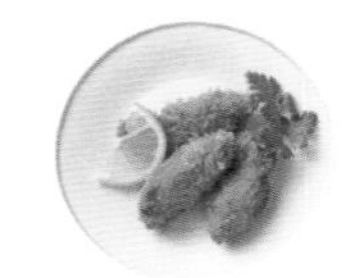

维生素 E 含量（1 餐份）
3.4mg
251kcal

④ 韭菜炒鸡蛋

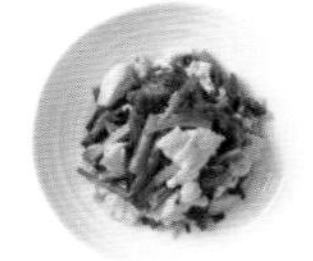

维生素 E 含量（1 餐份）
3.1mg
256kcal

⑤ 炸虾

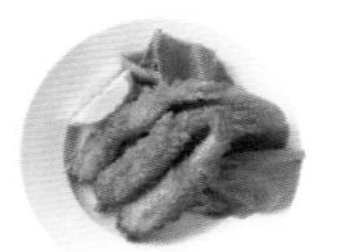

维生素 E 含量（1 餐份）
3.0mg
225kcal

⑥ 腌红甜椒

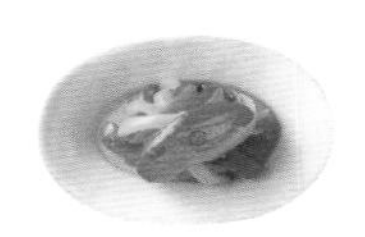

维生素 E 含量（1 餐份）
2.7mg
88kcal

维生素 E 含量排行榜

＊以 1 人份为标准

2mg 4mg 6mg

第 1 名 鮟鱇鱼（肝） 1 人份（40g） 5.5mg（178kcal）

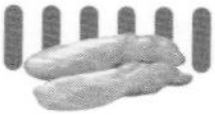

第 2 名 虹鳟鱼 1 人份（100g） 5.5mg（224kcal）

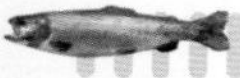

第 3 名 鲇鱼 1 人份（100g） 5.0mg（152kcal）

第 4 名 鳗鱼（烤） 1 人份（100g） 4.9mg（293kcal）

第 5 名 小鰤鱼 1 人份（100g） 4.6mg（251kcal）

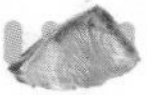

第 5 名 葵花子油 1 大勺（12g） 4.6mg（111kcal）

第 5 名 黄麻菜 1 人份（70g） 4.6mg（27kcal）

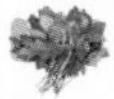

第 8 名 红辣椒 1 人份（95g） 4.1mg（29kcal）

第 9 名 鳕鱼子 1 人份（50g） 3.6mg（70kcal）

第 10 名 棉花子油 1 大勺（12g） 3.4mg（111kcal）

第 11 名 红花子油 1 大勺（12g） 3.3mg（111kcal）

第 11 名 葡萄子油 1 大勺（12g） 3.3mg（111kcal）

第 13 名 杏仁（干） 1 人份（10g） 3.0mg（59kcal）

第 14 名 雌鲽鱼（含子） 1 人份（100g） 2.9mg（143kcal）

第 15 名 榛子（炒） 1 人份（15g） 2.7mg（103kcal）

第 16 名 西洋南瓜 1 人份（50g） 2.5mg（46kcal）

第 17 名 沙丁鱼 1 人份（100g） 2.5mg（169kcal）

第 18 名 毛蟹 1 人份（100g） 2.2mg（72kcal）

第 19 名 鲑鱼卵（未成熟） 1 人份（20g） 2.1mg（56kcal）

第 20 名 花生（干） 1 人份（20g） 2.0mg（112kcal）

维生素 K

能起到止血作用，还能防止骨骼和牙齿中的钙溶解。

DATA

英文名	Vitamin K	特征	维生素 K 种类繁多，但对人体有重要意义的主要是维生素 K_2（MK-4）和 MK-7。

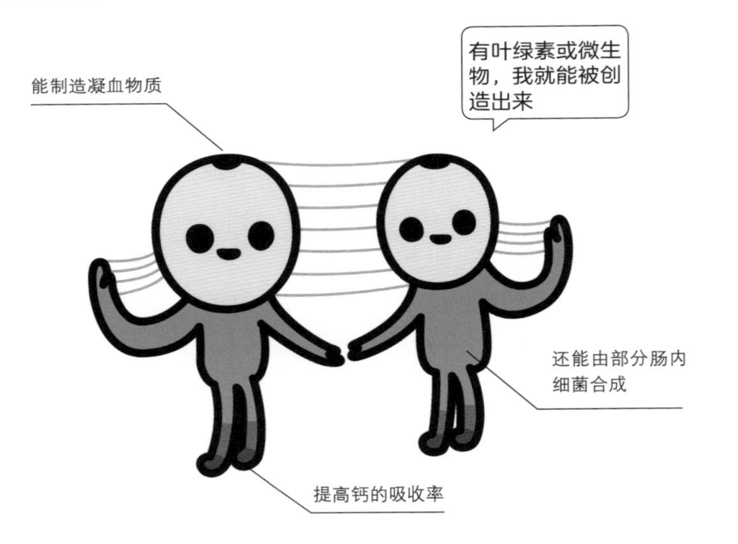

有效的饮食搭配

海带 × 小沙丁鱼干

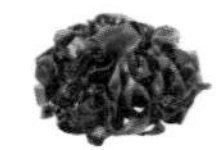
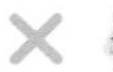

菠菜 × 橄榄油

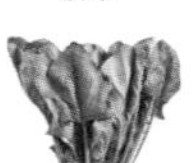

联手打造强壮的骨骼和牙齿

维生素 K 含量丰富的海带，加上钙含量丰富的小沙丁鱼干，维生素 K 和钙相互作用，打造强壮的骨骼和牙齿。

油类提高维生素 K 吸收率

维生素 K 是脂溶性维生素，用油烹调后更易吸收。富含维生素 K 的菠菜经过橄榄油翻炒后，功效提升。

在体内的作用

关于维生素K

■ 凝血止血

在凝血物质的帮助下，人体出血后能自然止血；维生素K对于凝血物质的生成是必需的。另一方面，如果血管中的血流凝固，对人体也是不利的，维生素K能起到维持血液正常流动的作用。

■ 打造强壮的骨骼和牙齿

在骨骼和牙齿的生成过程中，钙是必不可少的，而钙的高效吸收离不开维生素K和维生素D的共同作用。同时，维生素K能防止骨骼中的钙溶解到血液中，防止骨量减少。

■ 维生素K的两种合成方式

维生素K来自于植物中的叶绿素，在菠菜等深绿色蔬菜和海藻类中都大量存在。它还可以通过微生物合成，比如在人体内能够通过肠内细菌合成。

摄取不足

■ 出血不止

维生素K不足会使得人体在受伤时难以止血，还容易出现流鼻血、肠胃出血等情况。另外，长期服用某些药物，也可能导致肠内细菌减少，继而造成维生素K不足。

■ 导致骨质疏松症

女性在绝经后，激素水平下降，钙的吸收率也会随之下降。若此时体内的维生素K不足，就可能难以抑制骨量下降，继而引起骨质疏松症。这种情况下，建议搭配钙和维生素D，摄取充足的维生素K。

不足的原因

■ 新生儿无法在体内合成维生素K

需要注意的是，新生儿肠道中的细菌较少，因此无法像成人那样依靠自身合成足量的维生素K，体内的维生素K容易不足。一般母乳当中的维生素K含量也不高，哺乳期的母亲需从饮食中充分摄取。

摄取过量

■ 一般不会造成有害影响

过量摄取维生素K对人体无害，因此没有规定每日摄取的上限量。但患有血栓或在服用抗凝药（如华法林等）的情况下，维生素K会降低药效，请务必咨询医生，遵从医嘱。

知识点

纳豆可以维持骨骼健康

纳豆中含有丰富的维生素K，其中的纳豆菌能在肠道中帮助合成维生素K，对骨骼健康大有益处。日本人普遍有长期钙不足的问题，但相比欧美，日本人大腿股骨颈骨折（髋关节骨折）的发生率较低；这很有可能与从纳豆中摄取到维生素K有关。

应摄取多少维生素K?

男女都为 150μg/ 日

（该数值适用于 18~49 岁且身体活动水平处于普通水平的人群）

目前，维生素 K 作为骨质疏松症的治疗药剂得以应用，有关维生素 K 与男性糖尿病的关系等研究也取得一定进展。尽管维生素 K 没有摄取上限量的规定，但如果要在服用药物或接受治疗的同时服用维生素 K 补充剂，还应咨询医生。

* 来源：日本厚生劳动省《日本人饮食摄取标准（2015 年版）》

维生素K的饮食摄取标准（μg/日）

年龄	目标量		年龄	目标量	
	男性	女性		男性	女性
0~5（月）	4	4	12~14（岁）	150	150
6~11（月）	7	7	15~17（岁）	160	160
1~2（岁）	60	60	18~29（岁）	150	150
3~5（岁）	70	70	30~49（岁）	150	150
6~7（岁）	85	85	50~69（岁）	150	150
8~9（岁）	100	100	70（岁）以上	150	150
10~11（岁）	120	120			

这份料理的维生素 K 含量

1 烫菠菜

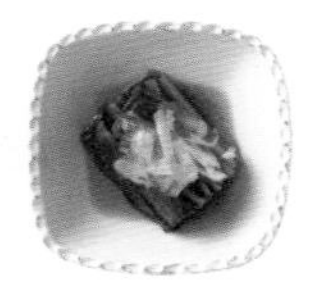

维生素 K 含量（1 餐份）
270μg
39kcal

② 茼蒿沙拉

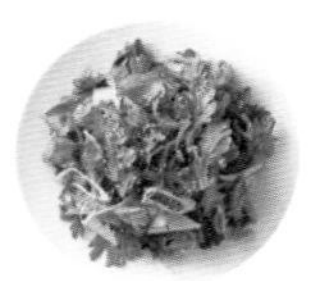

维生素 K 含量（1 餐份）
255μg
134kcal

③ 清炒小松菜

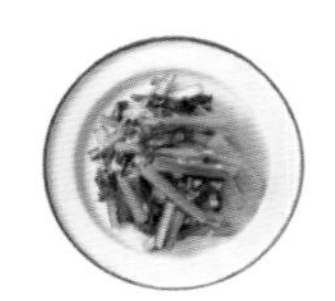

维生素 K 含量（1 餐份）
211μg
115kcal

④ 韭菜炒鸡蛋

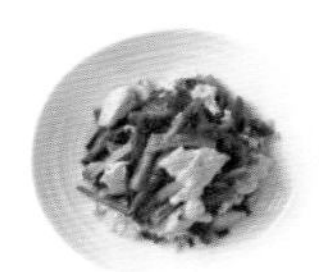

维生素 K 含量（1 餐份）
187μg
256kcal

⑤ 西兰花大虾沙拉

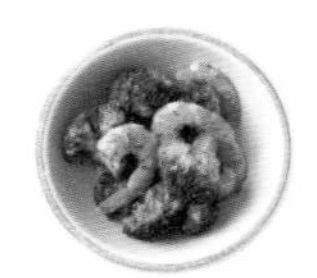

维生素 K 含量（1 餐份）
173μg
164kcal

⑥ 凉拌圆白菜丝

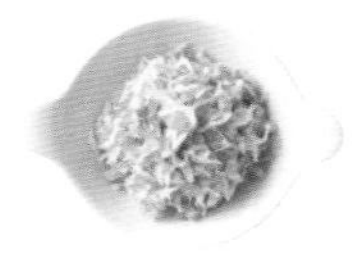

维生素 K 含量（1 餐份）
87μg
97kcal

维生素 K 含量排行榜

＊以 1 人份为标准

200 μg　400 μg　600 μg

第 1 名　碎纳豆　1 人份（50g）

465 μg（97kcal）

第 2 名　黄麻菜　1 人份（70g）

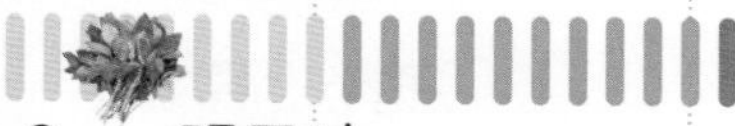

448 μg（27kcal）

第 3 名　明日叶　1 人份（70g）

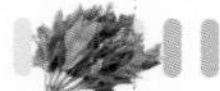

350 μg（23kcal）

第 4 名　拔丝纳豆　1 人份（50g）

300 μg（100kcal）

第 5 名　木耳菜　1 人份（70g）

245 μg（9kcal）

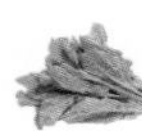

第 6 名　菠菜　1 人份（70g）　189 μg（14kcal）

第 7 名　茼蒿　1 人份（70g）　175 μg（15kcal）

第 7 名　黄花菜　1 人份（70g）　175 μg（23kcal）

第 9 名　岩生海苔（晒干）　1 人份（10g）　170 μg（15kcal）

第 10 名　羽衣甘蓝　1 人份（70g）　147 μg（20kcal）

第 11 名　香菜　1 人份（15g）　128 μg（6kcal）

第 12 名　韭菜　1 人份（70g）　126 μg（15kcal）

第 13 名　西兰花　1 人份（75g）　120 μg（25kcal）

第 14 名　水芹　1 人份（70g）　112 μg（12kcal）

第 15 名　豆苗　1 人份（50g）　105 μg（12kcal）

第 16 名　芜菁（叶）　1 人份（30g）　102 μg（6kcal）

第 17 名　海蓬菜　1 人份（30g）　93 μg（5kcal）

第 18 名　白萝卜（叶）　1 人份（30g）　81 μg（8kcal）

第 19 名　紫叶生菜　1 人份（40g）　64 μg（6kcal）

第 20 名　抹茶　1 人份（2g）　58 μg（6kcal）

缓解疲劳，应该吃什么？

Q 慢性疲劳，应该吃什么？

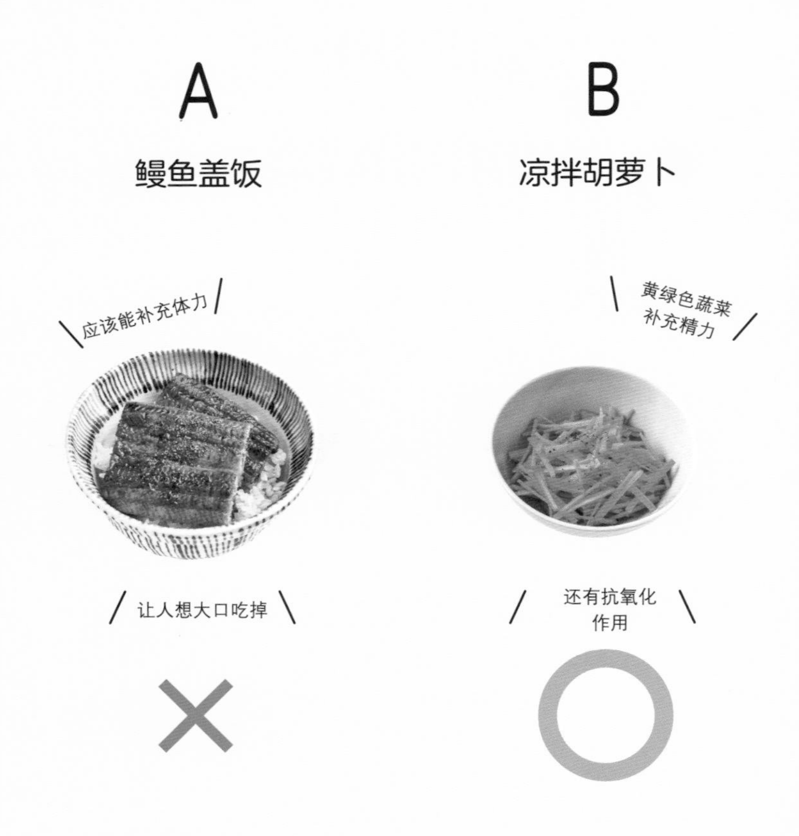

吃黄绿色蔬菜，从根源击退疲劳

慢性疲劳指的是因工作等过度劳累而导致的精神疲劳。这时体内的活性氧较多，可以多摄取具有较强抗氧化作用的 β－胡萝卜素、维生素 C、维生素 E 和多酚等营养素。鳗鱼盖饭含有较多的维生素 A 和维生素 B_1，但对于改善慢性疲劳并没有太大作用。相比起来，凉拌胡萝卜、南瓜沙拉等食物更能有效缓解慢性疲劳。

Q 肌肉疲劳，应该吃什么？

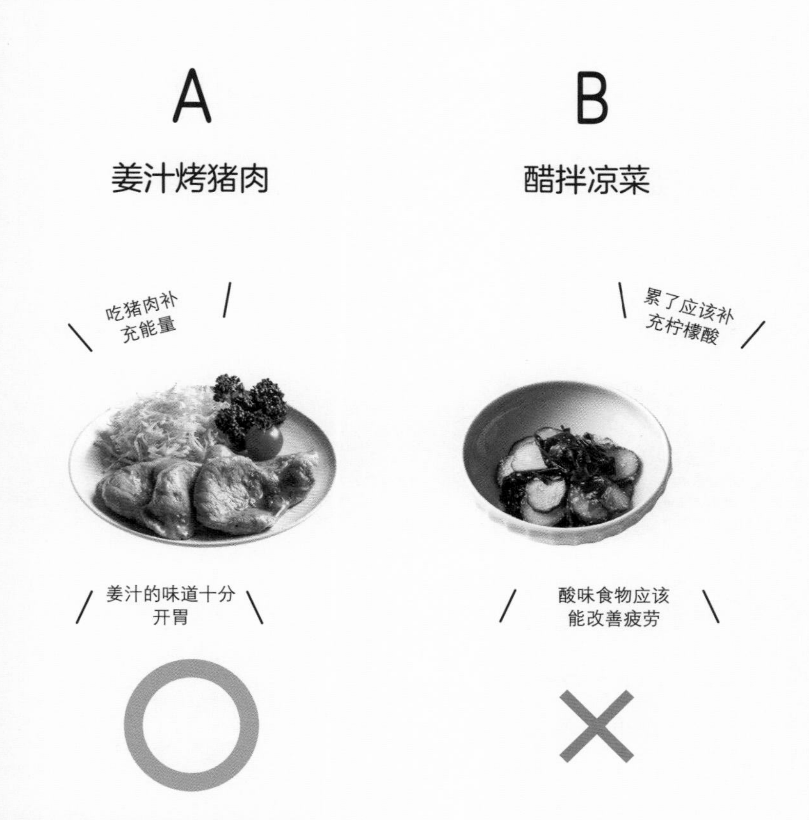

猪肉中的维生素 B_1 是最佳选择

肌肉疲劳时，应当补充体力劳动和运动中消耗的产能营养素，同时辅以维生素 B_1、维生素 B_2 含量丰富的食物，促进糖分代谢，以缓解疲劳。尽管醋拌凉菜中的柠檬酸也能起到一点儿缓解疲劳的作用，但针对肌肉疲劳，还是富含维生素 B_1 的姜汁烤猪肉更胜一筹。在炒猪肉时加入葱和韭菜，更能提高维生素 B_1 的功效，增强缓解疲劳的效果。

Q 视疲劳，应该吃什么？

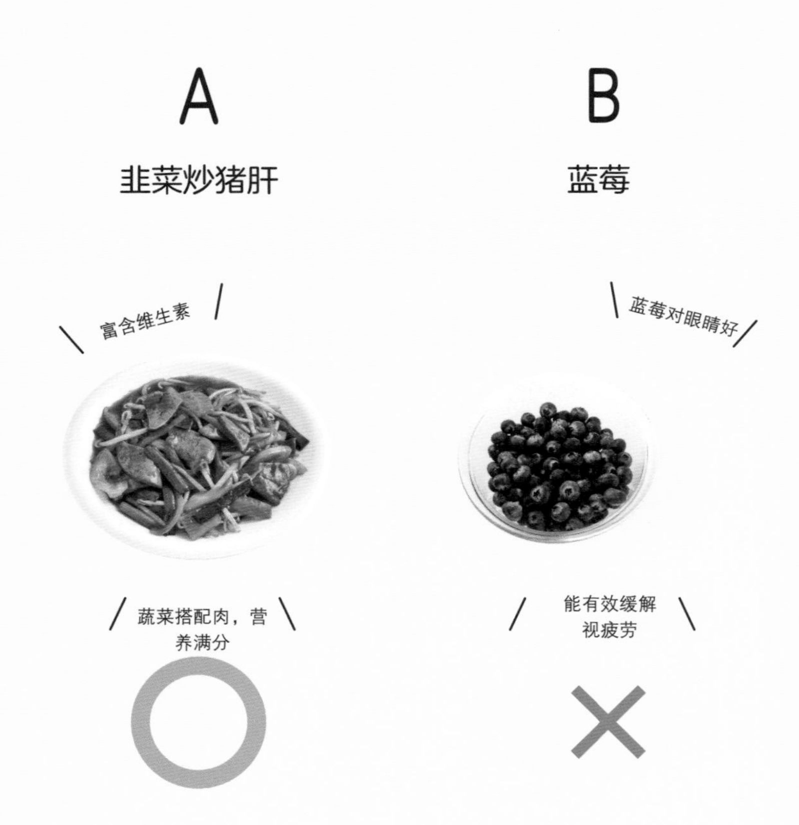

和熟悉的蓝莓相比，其他 4 种维生素的摄取更重要

要保持眼睛健康，就一定要充分摄取维生素 A、维生素 B_1、维生素 B_2 和维生素 C。蓝莓中丰富的花青素对缓解视疲劳有一定效果，但只依靠花青素还远远不够。相比起来，韭菜炒猪肝含有大量前文提到的 4 种维生素，能够更加全面地起到保持眼睛健康的作用。

Q 夏季倦怠症（中暑），应该吃什么？

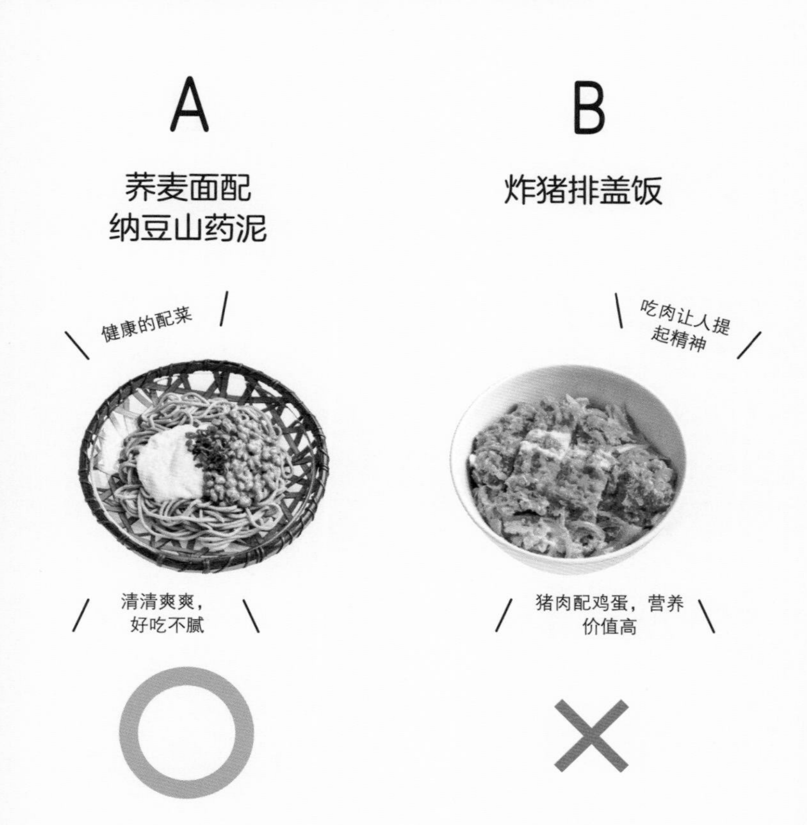

用黏稠物质唤醒虚弱的肠胃

夏季倦怠症会导致肠胃功能下降，食欲不振。这时，试图用炸猪排盖饭补充精力的做法是绝对行不通的，这样只会给消化能力低下的身体增加负担，使肠胃功能进一步恶化。应该摄取山药和秋葵之类的黏稠食物，补充黏蛋白，提高消化功能，缓解食欲不振。搭配 B 族维生素含量丰富的纳豆效果更佳。

Q 注意力下降，应该吃什么？

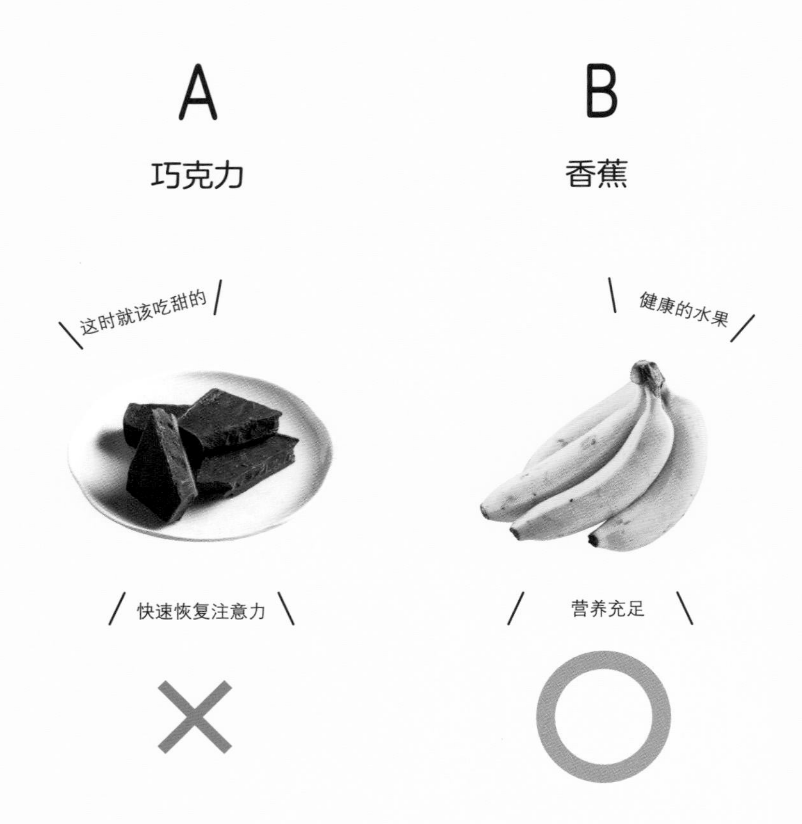

香蕉能为大脑提供充足能量

注意力下降时，巧克力能迅速提高血糖值，起到缓解疲劳的作用。然而血糖值的迅速降低可能使疲劳感变本加厉。相比之下，香蕉能让血糖值缓慢上升，同时能补充葡萄糖和维生素 B_6（维生素 B_6 有助于合成血清素以及必需氨基酸中的色氨酸），为大脑提供充足动力。要想提高注意力，香蕉是理想的选择。

Q 严重浮肿，应该吃什么？

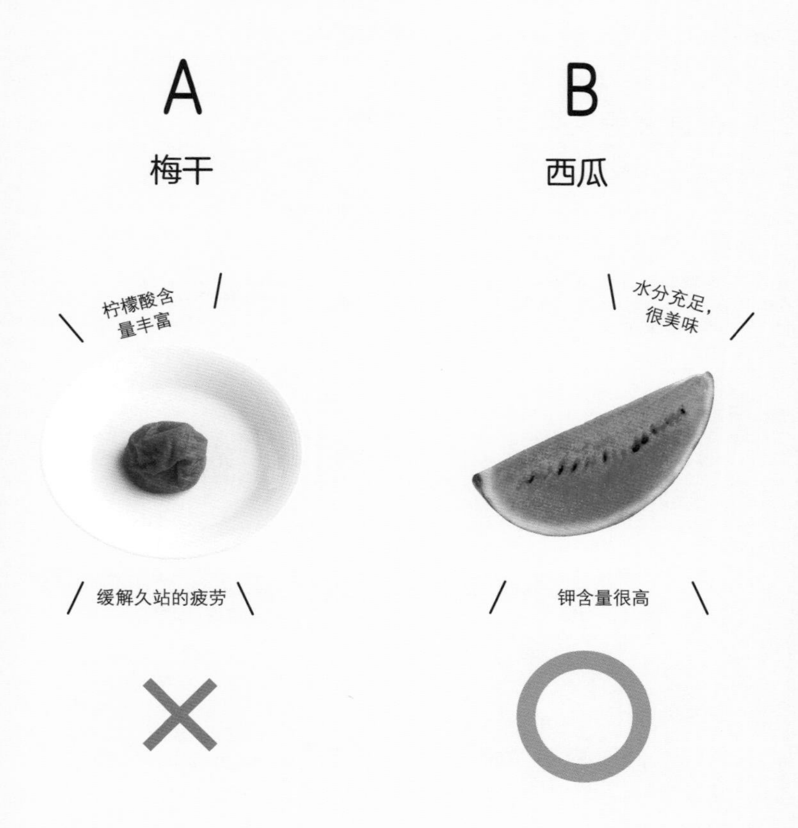

西瓜能帮助水分代谢，有效消除浮肿

工作时久站不坐，很容易导致腿部浮肿，这时就需要调节身体的水分代谢。梅干中的柠檬酸对于缓解疲劳确实有效，但由于其盐分较高，食用过量反而会加剧浮肿。西瓜中钾含量高，具有很好的利尿作用，能够帮助身体顺利排出多余水分。

缓解疲劳的饮食方法

很多人都认为疲劳时应该补充大量营养，事实上，有一些营养素能够更高效地帮助身体缓解疲劳，让我们一起来认识这些营养素吧。

1 根据疲劳类型灵活选择食物

疲劳的各种类型

类型	表现	对策
慢性疲劳	还没从上一次的疲劳中恢复，又累积了第二次疲劳，导致疲劳不断持续	提高免疫力的食物
肌肉疲劳	剧烈运动后或长时间维持相同姿势，导致肌肉细胞受损。	降低乳酸水平的食物
视疲劳	长时间用眼，疲劳感由此波及全身。	充足睡眠，均衡饮食
夏季倦怠症	高温带来疲劳感，以至食欲减退、体力下降。	增加食欲的食物

肌肉疲劳、慢性疲劳、夏季倦怠症，疲劳类型有所不同

疲劳有各种类型，疲劳感久积不散的慢性疲劳、四肢乏力的肌肉疲劳、眼睛疲劳蔓延至全身并让人觉得恶心的视疲劳、高温带来食欲不振和睡眠不足的夏季倦怠症等等。要想从疲劳中恢复过来，一味用食物补充体力的做法是不可取的，应该看清楚疲劳背后的原因，继而对症下药，科学摄取所需的营养素。

2 根据不同症状摄取营养素

根据原因与症状摄取相应营养素，同时充分休息

疲劳是因为身体运动或精神压力导致细胞受损、无法自我修复，以致身心状态异常。了解疲劳的原因和症状的根源，摄取相应的营养素，修复受损细胞，是消除疲劳的有效方法。同时，休息和调节心情也同样重要。好好睡一觉，或休息一段时间，再做些喜欢的事，放松一下身心，将疲劳一扫而空。

慢性疲劳

摄取抗氧化营养素，缓解精神疲劳

具有抗氧化作用的营养素，能够修复因反复叠加的疲劳而受损的细胞，从而清除疲劳的根源。

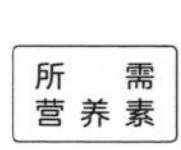

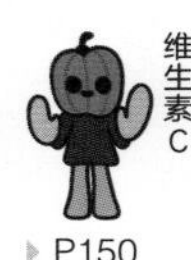

▶ P150

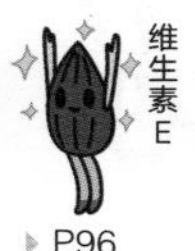

▶ P96

β－胡萝卜素 ▶ P241

多酚 ▶ P236

肌肉疲劳

搭配摄取修复肌肉的必需营养素

蛋白质、维生素 B_1 和维生素 B_6 都能起到修复肌肉细胞的作用。若搭配摄取，效果更佳。

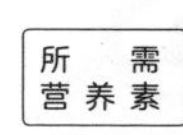

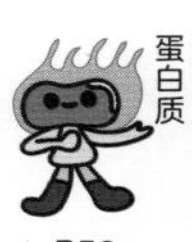

▶ P58

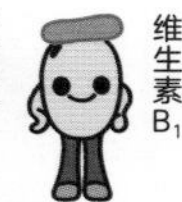

▶ P112

▶ P124

视疲劳

补充有益眼睛的维生素，保证充足睡眠

维生素 A 能修复眼部黏膜，B 族维生素能预防眼部炎症，花青素、叶黄素和 DHA 等营养素也都有利于眼部健康。

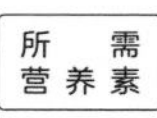

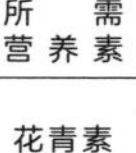

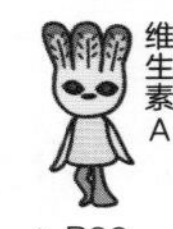

▶ P88

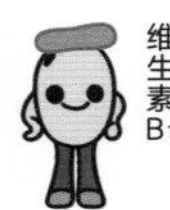

▶ P112

花青素 ▶ P236

叶黄素 ▶ P244

DHA ▶ P34

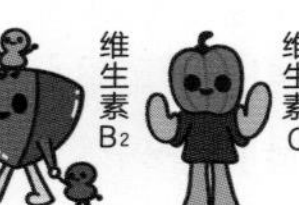

▶ P116 ▶ P150

夏季倦怠症

用香辛料、黏蛋白激发食欲

食欲减退时，可以选择咖喱等稍具刺激性的食物。黏蛋白则能提高蛋白质的吸收效率。

所需营养素

黏蛋白

由糖分子和蛋白质结合而成的一种糖蛋白。能起到提高肝功能、保护胃壁的作用。

柠檬酸

促进能量代谢，帮助分解乳酸（一种疲劳物质）。

维生素 B_1

将糖类转化为能量，帮助缓解疲劳、维持大脑与神经正常功能。

DATA

英文名	Vitamin B_1	特征	又称硫胺素，能够在人体内转化为硫胺素焦磷酸，使糖代谢更为顺畅。

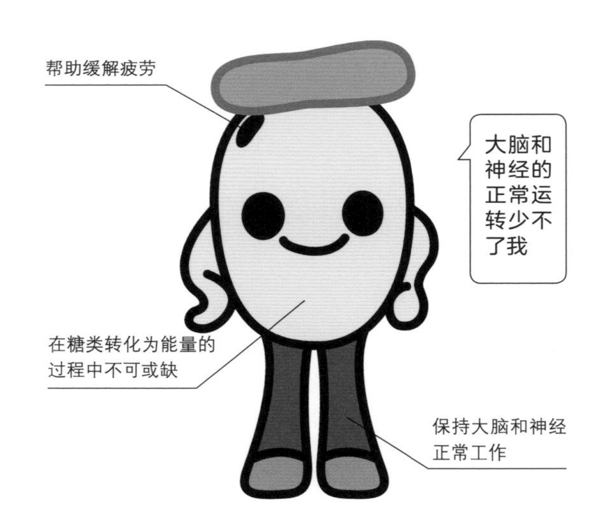

有效的饮食搭配

猪肉 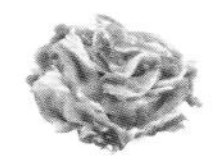 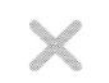 × 蒜  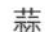  

米饭  × 纳豆 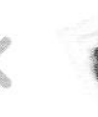

提高维生素 B_1 吸收率

猪肉中的维生素 B_1 搭配蒜中的大蒜素，有效提升了吸收率，也不容易被破坏。除了蒜，洋葱、韭菜等也能起到相同的作用。

味道和营养都是完美搭配

大米在精制过程中会损失不少维生素 B_1，而纳豆正好能加以弥补。在纳豆拌饭上撒一些葱末，补充大蒜素，组成更完美的搭配。

在体内的作用

■ 将糖类转化为能量

糖类在人体内会分解为葡萄糖，要将这些葡萄糖转化为能量，维生素 B_1 必不可少。即便吃了很多米饭或面包，如果体内缺少维生素 B_1，这些食物也无法转化为能量，只会让人精神涣散、感到疲劳。

■ 维持大脑和神经正常功能

大脑和神经的绝大多数能量都是由葡萄糖提供的。维生素 B_1 能够帮助葡萄糖代谢，从而维持大脑和神经的正常功能。它还能有效预防阿尔茨海默症，因而受到关注。

■ 缓解疲劳

维生素 B_1 不足会使葡萄糖无法转化为能量，囤积成疲劳物质，造成人体疲劳。补充维生素 B_1，能帮助疲劳物质通过正常路径转化为能量，疲劳感也会随之消失。

摄取不足

■ 影响大脑正常工作

如果碳水化合物不能顺利分解，体内的葡萄糖不足，就会导致大脑功能下降，容易出现急躁、易怒、注意力和记忆力下降等症状。同时，末梢神经也可能无法按照大脑的指令正常工作，导致运动能力下降。

■ 导致韦尼克脑病

韦尼克脑病属于维生素 B_1 缺乏症的一种，表现为大脑和脊髓的中枢神经障碍。重症患者可能出现意识障碍、眼肌麻痹、步行障碍等症状。酒精依赖症患者比较容易患上韦尼克脑病，有一种解释是，身体在饮酒后需要消耗更多的维生素 B_1 来分解酒精中的糖类，因此容易造成维生素 B_1 不足。

知识点

脚气是“富贵病”

维生素 B_1 不足会引起脚气，其症状有全身乏力、食欲下降、下肢肿胀或麻痹等。脚气别名“富贵病”，前人早已发现，大量食用精白米是脚气的一大诱因。维生素 B_1 被发现后，脚气的患病率迅速下降，但人们也注意到，如果即食食品、快餐等在饮食中占据太大分量，脚气很有可能卷土重来。要防治脚气，少吃精制的碳水化合物，少喝酒，多吃维生素 B_1 含量丰富的食物是非常重要的。

应摄取多少维生素 B_1?

男性 1.4mg/ 日，女性 1.1mg/ 日

（该数值适用于 18~49 岁且身体活动水平处于普通水平的人群）

表中的摄取量仅为参考值，对于碳水化合物和酒精摄取量较大的人群，则应当摄取更多的维生素 B_1。另外，维生素 B_1 是水溶性维生素，加热时易被破坏，即便只接触空气，其营养价值也会有所损失。要想较为完整地摄取维生素 B_1，要在烹饪时控制加热时间，避免食物与水或空气长时间接触。

* 来源：日本厚生劳动省《日本人饮食摄取标准（2015 年版）》

维生素 B_1 的饮食摄取标准（mg/日）*1

年龄	推荐量		年龄	推荐量	
	男性	女性		男性	女性
0~5（月）	–	–	12~14（岁）	1.4	1.3
6~11（月）	–	–	15~17（岁）	1.5	1.2
1~2（岁）	0.5	0.5	18~29（岁）	1.4	1.1
3~5（岁）	0.7	0.7	30~49（岁）	1.4	1.1
6~7（岁）	0.8	0.8	50~69（岁）	1.3	1.0
8~9（岁）	1.0	0.9	70（岁）以上	1.2	0.9
10~11（岁）	1.2	1.1			

*1：以普通身体活动水平所需能量为基准测算得出。

这份料理的维生素 B_1 含量

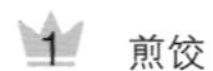

煎饺

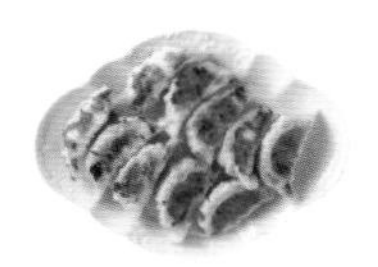

维生素 B_1 含量（1 餐份）

0.63mg

454kcal

② 糖醋里脊

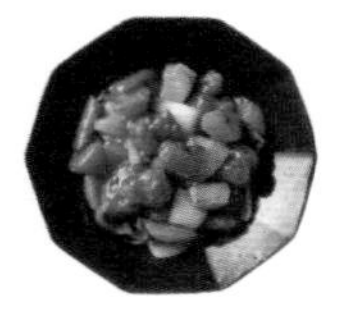

维生素 B_1 含量（1 餐份）

0.57mg

413kcal

③ 炸猪排

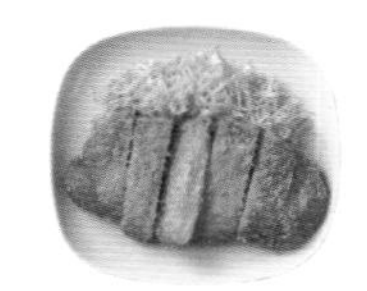

维生素 B_1 含量（1 餐份）

0.55mg

372kcal

④ 烤猪肉

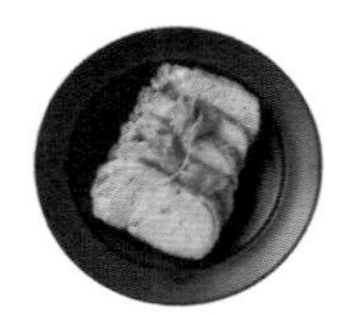

维生素 B_1 含量（1 餐份）

0.51mg

311kcal

⑤ 荞麦冷面

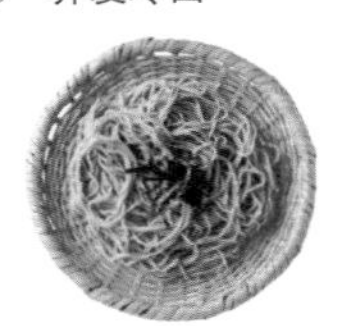

维生素 B_1 含量（1 餐份）

0.39mg

396kcal

⑥ 豆腐炖肉

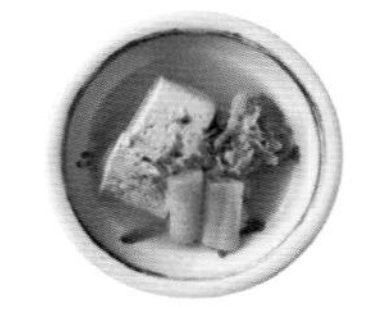

维生素 B_1 含量（1 餐份）

0.36mg

343kcal

维生素 B_1 含量排行榜

＊以 1 人份为标准

0.5mg　1mg　1.5mg

第 1 名　猪腰肉（大型种 / 瘦肉）　1 人份（100g）

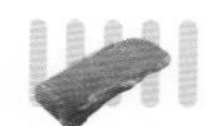

1.32mg（130kcal）

第 2 名　猪腿肉（大型种 / 瘦肉）　1 人份（100g）

0.96mg（130kcal）

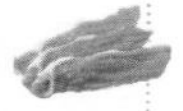

第 3 名　猪里脊肉（大型种 / 瘦肉）　1 人份（100g）

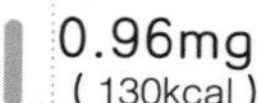

0.80mg（150kcal）

第 4 名　鳗鱼（烤）　1 人份（100g）

0.75mg（293kcal）

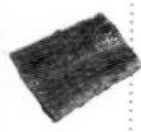

第 4 名　猪肩肉（大型种 / 瘦肉）　1 人份（100g）

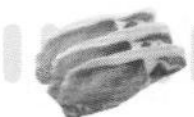

0.75mg（125kcal）

第 6 名　面包酵母（干）　1 大勺（7g）　0.62mg（22kcal）

第 7 名　糙米　1 人份（100g）　0.41mg（353kcal）

第 8 名　鳕鱼子　1 人份（50g）　0.36mg（70kcal）

第 8 名　黄豆（干）　1 人份（50g）　0.36mg（211kcal）

第 8 名　青豆（干）　1 人份（50g）　0.36mg（176kcal）

第 11 名　荞麦面（干）　1 人份（90g）　0.33mg（310kcal）

第 12 名　鲷鱼　1 人份（100g）　0.32mg（177kcal）

第 13 名　鸡肝　1 人份（80g）　0.30mg（89kcal）

第 14 名　猪肝　1 人份（80g）　0.27mg（102kcal）

第 15 名　红鲑　1 人份（100g）　0.26mg（138kcal）

第 15 名　兵豆（干）　1 人份（50g）　0.26mg（176kcal）

第 17 名　四季豆（干）　1 人份（50g）　0.25mg（167kcal）

第 18 名　胚芽米　1 人份（100g）　0.23mg（357kcal）

第 18 名　生火腿（烟熏）　1 人份（25g）　0.23mg（62kcal）

第 18 名　红豆（干）　1 人份（50g）　0.23mg（170kcal）

维生素 B_2　能将脂肪转化为能量，保持皮肤健康，帮助身体生长。

DATA

英文名	Vitamin B_2	特征	即核黄素。在体内能转化为辅酶（FMN、FAD 等），帮助氧化还原、脂肪代谢等。

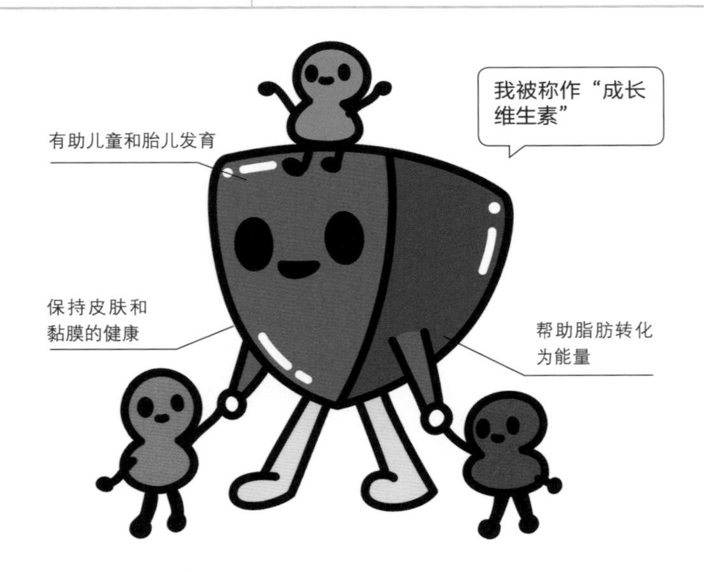

有效的饮食搭配

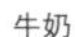

香蕉　牛奶

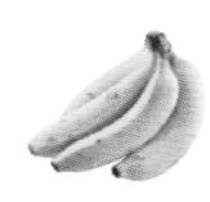

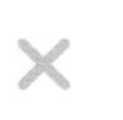

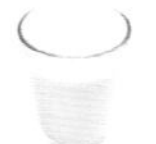

鸡腿肉　牛油果

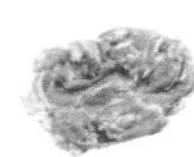

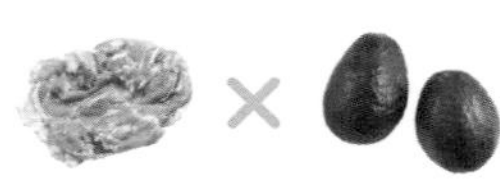

维生素 B_6 能增强维生素 B_2 的功效

香蕉富含维生素 B_6，能提升牛奶中的维生素 B_2 的功效。建议做成不用加热的香蕉奶昔。

燃烧脂肪的最佳组合

这两种食物都含有丰富的维生素 B_2 和泛酸，两者组合让脂肪能够更充分地燃烧。

在体内的作用

■ 将脂肪转化为能量

维生素 B_2 在脂肪转化为能量的过程中必不可少，在碳水化合物和蛋白质转化为能量的过程中也能发挥一定功效，还能帮助分解、排出脂肪氧化成的过氧化脂肪，起到预防肥胖和生活方式病的作用。

■ 维持皮肤和黏膜健康

维生素 B_2 在帮助脂肪转化为能量的同时，也在帮助脂肪合成新的细胞，实现皮肤、头发、指甲等细胞的代谢，更新嘴唇、口腔、咽喉和眼睛部位的黏膜，保持健康。

■ 帮助身体发育

通过分解脂肪产生大量能量，同时使用脂肪合成新的细胞，维生素 B_2 能帮助儿童和胎儿生长发育，因此也被称作“生长维生素”。生长发育期儿童的维生素 B_2 参考摄取量是很高的。

摄取不足

■ 造成皮肤粗糙、口腔溃疡等问题

维生素 B_2 摄取不足，容易引起粉刺、皮肤粗糙、口腔溃疡等问题。严重不足时还可能引起舌炎、口角炎（嘴角开裂）、皮肤干燥脱落、脂溢性皮炎（皮肤油脂过多引起的炎症）等。

■ 造成代谢综合征、身体老化等问题

维生素 B_2 不足导致脂肪无法顺利代谢，以皮下脂肪和内脏脂肪的形式贮存起来，容易引起代谢综合征。另外，由于维生素 B_2 能够分解过氧化脂肪（过氧化脂肪被认为是人体老化的原因之一），摄取不足时身体可能会加速老化。

■ 影响儿童生长发育

儿童维生素 B_2 摄取不足会对生长发育带来恶劣的影响。孕妇维生素 B_2 摄取不足容易造成早产、流产等，同时由于维生素 B_2 和胎儿的发育关系密切，婴儿的发展障碍患病率也可能会因此升高。

知识点

什么是活性维生素 B_2？

在治疗皮肤粗糙、粉刺、口腔溃疡等的药物中，活性维生素 B_2 是一种常见的成分。各种维生素通常需要在体内转化为活性维生素，才能发挥功效。如果内脏功能不佳，维生素就无法顺利实现活性化，即便通过食物摄取了丰富的维生素，它们也无法发挥作用。如果通过药物直接补充活性维生素，那么即便身体状态不佳，也能获得理想效果。在治疗肩背酸胀和视疲劳的药物中，活性维生素 B_2 也是一种常见的提效成分。

应摄取多少维生素B_2?

男性1.6mg/日，女性1.2mg/日

（该数值适用于18~49岁且身体活动水平处于普通水平的人群）

和其他水溶性维生素一样，当维生素B_2的摄取量超过身体所需量时，多余的部分就会通过尿液排出体外，因此并没有摄取上限量。摄取维生素B_2的营养补充剂、营养饮品之后，尿液可能变黄、气味变重，就是那些被排出的维生素B_2的原因。

*来源：日本厚生劳动省《日本人饮食摄取标准（2015年版）》

维生素B_2的饮食摄取标准（mg/日）*1

年龄	推荐量		年龄	推荐量	
	男性	女性		男性	女性
0~5（月）	–	–	12~14（岁）	1.6	1.4
6~11（月）	–	–	15~17（岁）	1.7	1.4
1~2（岁）	0.6	0.5	18~29（岁）	1.6	1.2
3~5（岁）	0.8	0.8	30~49（岁）	1.6	1.2
6~7（岁）	0.9	0.9	50~69（岁）	1.5	1.1
8~9（岁）	1.1	1.0	70（岁）以上	1.3	1.1
10~11（岁）	1.4	1.3			

*1：以普通身体活动水平所需能量为基准测算得出。

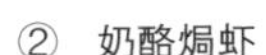

鳗鱼蛋卷

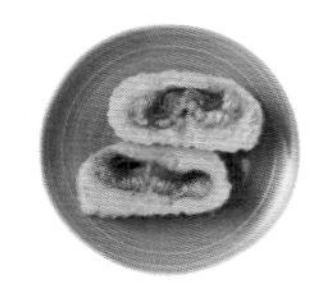

维生素B_2含量（1餐份）
0.44mg
242kcal

② 奶酪焗虾

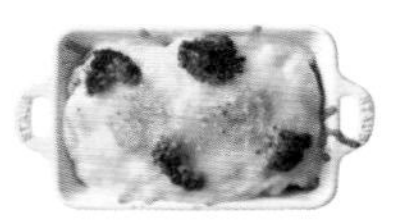

维生素B_2含量（1餐份）
0.41mg
403kcal

③ 鸡肉杂烩

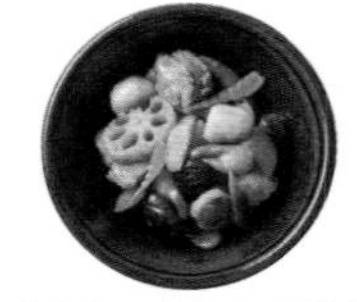

维生素B_2含量（1餐份）
0.39mg
412kcal

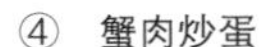

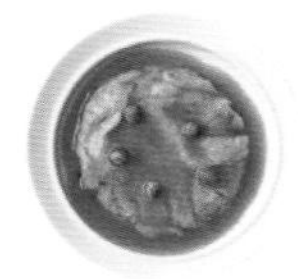

维生素B_2含量（1餐份）
0.39mg
281kcal

⑤ 奶油炖菜

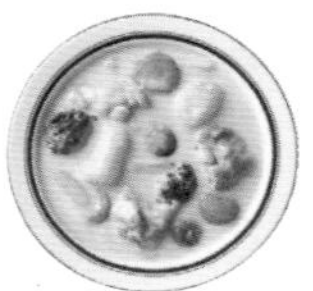

维生素B_2含量（1餐份）
0.38mg
342kcal

⑥ 梅干煮沙丁鱼

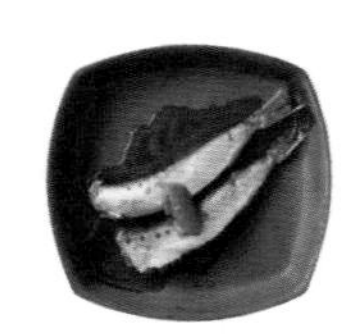

维生素B_2含量（1餐份）
0.31mg
177kcal

维生素 B_2 含量排行榜

＊以 1 人份为标准

1mg 2mg 3mg

第 1 名 猪肝 1 人份（80g）

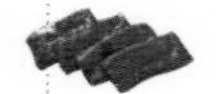

2.88mg（102kcal）

第 2 名 牛肝 1 人份（80g）

2.40mg（106kcal）

第 3 名 鸡肝 1 人份（80g）

1.44mg（89kcal）

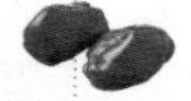

第 4 名 鳗鱼（烤） 1 人份（100g）

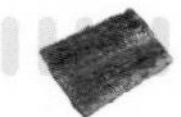

0.74mg（293kcal）

第 5 名 鲽鱼 1 人份（50g）

0.53mg（143kcal）

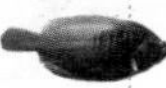

第 6 名 沙丁鱼 1 人份（100g） 0.39mg（169kcal）

第 7 名 鲕鱼 1 人份（100g） 0.36mg（257kcal）

第 8 名 蓝色马鲛 1 人份（100g） 0.35mg（177kcal）

第 9 名 牛奶 1 人份（210g） 0.32mg（141kcal）

第 10 名 青花鱼 1 人份（100g） 0.31mg（247kcal）

第 11 名 黄麻菜 1 人份（70g） 0.29mg（27kcal）

第 12 名 猪肩肉（大型种 / 瘦肉） 1 人份（100g） 0.28mg（157kcal）

第 12 名 拔丝纳豆 1 人份（50g） 0.28mg（100kcal）

第 14 名 秋刀鱼 1 人份（100g） 0.27mg（297kcal）

第 15 名 牛里脊肉（肉用乳牛 / 带脂肪） 1 人份（100g） 0.26mg（195kcal）

第 15 名 面包酵母（干） 1 大勺（7g） 0.26mg（22kcal）

第 17 名 鳕鱼子 1 人份（50g） 0.22mg（70kcal）

第 17 名 鸡蛋 1 人份（50g） 0.22mg（76kcal）

第 19 名 牛油果 1 人份（100g） 0.21mg（187kcal）

第 20 名 冰淇淋 1 人份（100g） 0.20mg（180kcal）

烟酸

烟酸能够将三大营养素转化为能量，在酒精的分解中更是必不可少。

DATA

英文名	Niacin	特征	又称尼克酸。在人体内以辅酶的形式发挥作用。

皮肤和黏膜的新陈代谢不可或缺
我属于B族维生素，能预防宿醉
能分解酒精、消除毒性
能帮助产能所必需的酶发挥作用

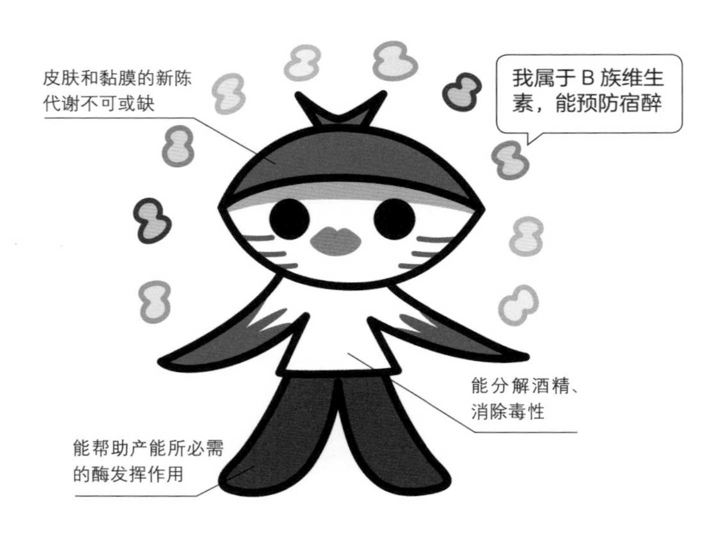

有效的饮食搭配

啤酒 花生

×

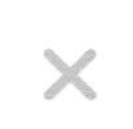

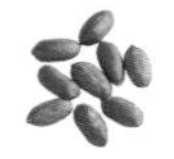

能预防宿醉的下酒菜

含有丰富烟酸的花生是很不错的下酒菜，它能够分解啤酒中的酒精，预防宿醉。饮酒之前吃一些效果更佳。

金针菇 味噌汤

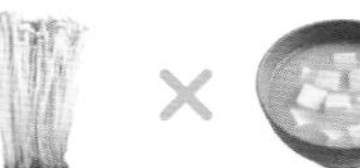

煮成汤享用，营养不浪费

用烟酸含量丰富的金针菇做一碗味噌汤，享用鲜美的金针菇的同时，不要浪费汤汁中充足的烟酸，建议连汤带料吃完。

在体内的作用

■ 将三大产能营养素转化为能量

摄取的食物转化为能量需要酶的帮助。烟酸在人体内会变成 NAD 辅酶物质，辅助酶发挥功用。几乎所有的产能营养素的代谢都与 NAD 密切相关。

■ 保持皮肤和黏膜的健康

NAD 会进一步转化为 NADP（烟酰胺腺嘌呤二核苷酸磷酸），在更新频率较快的皮肤和黏膜新陈代谢中发挥着重要的作用。NAD 还会参与生长激素的合成。

■ 分解酒精

NAD 能够将酒精分解成乙醛，再进一步将其分解为无毒物质。酒精无毒化的整个过程都需要烟酸的参与，而饮酒过量容易消耗过量的烟酸，造成宿醉。

摄取过量

■ 造成皮肤问题甚至严重疾病

短期内摄取大量烟酸，可能会引起暂时的皮肤炎症，导致皮肤瘙痒、刺痛等。长期摄取过量则会引起呕吐、腹泻、便秘等症状，甚至引发肝脏功能下降、急性肝炎等严重疾病。

摄取不足

■ 在某些国家可能引起皮肤病

在以玉米为主食的国家中，有可能引发糙皮病（一种皮肤病）。烟酸严重不足时，还可能引发肠胃功能下降、头痛、抑郁等症状，或是影响正常生长发育。

■ 过度饮酒可能引发身心状态紊乱

进食过少的同时饮酒过多，或酒精依赖症都容易导致体内烟酸不足，随之而来的有食欲减退，能量不足、全身乏力，同时体内起到安定神经作用的激素水平下降，产生不安等不良情绪。

知识点 **烟酸能够改善血脂**

有调查结果显示，血液中的胆固醇和甘油三酯含量较高的人，可以通过摄取烟酸来减少体内的有害胆固醇和总胆固醇，增加有益胆固醇。关于体内的胆固醇，需要关注的并不是有害或有益胆固醇的单方面数值，而是两者的平衡状况。即便有害胆固醇的数值较低，如果有益胆固醇的数值同样较低，动脉硬化的风险仍会较高。血脂水平对许多疾病都有影响，因此烟酸不仅是一种营养素，也是一种备受关注的药物。

应摄取多少烟酸？

男性 15mgNE/ 日，女性 11~12mgNE/ 日

（该数值适用于 18~49 岁且身体活动水平处于普通水平的人群）

只要饮食规律正常，就能基本满足烟酸（包括色氨酸）的需求量，也无需担心摄取不足或过量的问题。在额外摄取营养补充剂或维生素药物的情况下，则需要确认摄取上限量。表格中注明的主要是烟酸的摄取上限量：男性为 80~85mg/ 日，女性则为 65mg/ 日。

* 来源：日本厚生劳动省《日本人饮食摄取标准（2015 年版）》

烟酸的饮食摄取标准(mgNE/日)*1

年龄	推荐量		上限量 *2	年龄	推荐量		上限量 *2
	男性	女性	男性 / 女性		男性	女性	男性 / 女性
0~5（月）	–	–	–	12~14（岁）	15	14	250（60）
6~11（月）	–	–	–	15~17（岁）	16	13	300（75）/250（65）
1~2（岁）	5	5	60（15）	18~29（岁）	15	11	300（80）/250（65）
3~5（岁）	7	7	80（20）	30~49（岁）	15	12	350（85）/250（65）
6~7（岁）	9	8	100（30）/100（25）	50~69（岁）	14	11	300（80）/250（65）
8~9（岁）	11	10	150（35）	70（岁）以上	13	10	300（75）/250（60）
10~11（岁）	13	12	200（45）				

NE（烟酸当量）=烟酸+1/60色氨酸

*1：以普通身体活动水平所需能量为基准测算得出。

*2：主要指烟酰胺的数值（mg），括号中为烟酸的数值（mg）。均以标准体重为基准测算得出。

这份料理的烟酸含量

鸡肉杂烩

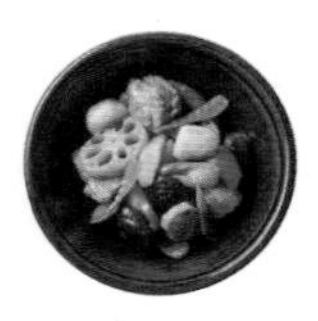

烟酸含量（1 餐份）
11.2mg
412kcal

② 牛排

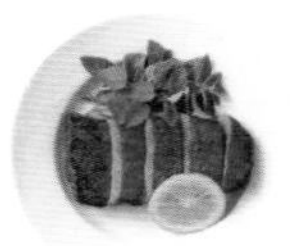

烟酸含量（1 餐份）
8.0mg
612kcal

③ 照烧鰤鱼

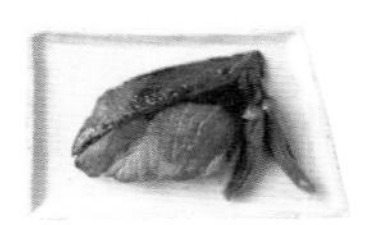

烟酸含量（1 餐份）
7.8mg
297kcal

④ 散寿司饭

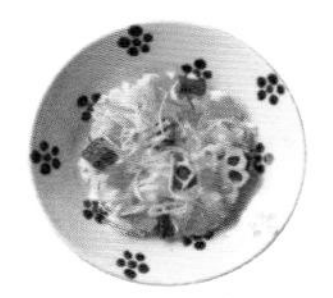

烟酸含量（1 餐份）
7.0mg
461kcal

⑤ 腌红甜椒

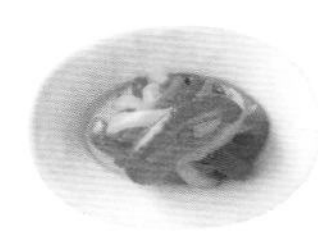

烟酸含量（1 餐份）
6.8mg
88kcal

⑥ 法式嫩煎蘑菇

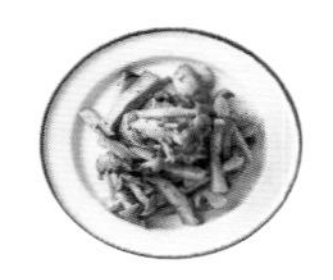

烟酸含量（1 餐份）
6.4mg
95kcal

烟酸含量排行榜

＊以 1 人份为标准

10mg 20mg 30mg

第 1 名 鳕鱼子 1 人份（50g）

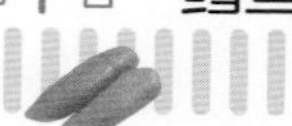

24.8mg（70kcal）

第 2 名 鲣鱼 1 人份（100g）

19.0mg（114kcal）

第 3 名 黄鳍金枪鱼 1 人份（100g）

17.5mg（106kcal）

第 4 名 黑金枪鱼（红肉） 1 人份（100g）

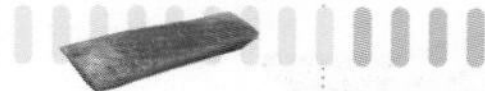

14.2mg（125kcal）

第 5 名 黑旗鱼 1 人份（100g）

13.5mg（99kcal）

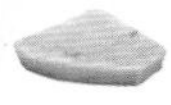

第 6 名 青花鱼 1 人份（100g） 11.7mg（247kcal）

第 7 名 鸡大胸 1 人份（100g） 11.2mg（145kcal）

第 7 名 猪肝 1 人份（80g） 11.2mg（102kcal）

第 9 名 牛肝 1 人份（80g） 10.8mg（106kcal）

第 10 名 鲕鱼 1 人份（100g） 9.5mg（257kcal）

第 10 名 蓝点马鲛 1 人份（100g） 9.5mg（177kcal）

第 12 名 鸡小胸（嫩肉） 1 人份（80g） 9.4mg（84kcal）

第 13 名 猪里脊肉（大型种 / 瘦肉） 1 人份（100g） 8.6mg（150kcal）

第 14 名 沙丁鱼干 1 人份（80g） 8.2mg（206kcal）

第 15 名 旗鱼 1 人份（100g） 7.6mg（153kcal）

第 16 名 沙丁鱼 1 人份（100g） 7.2mg（169kcal）

第 17 名 糙米 1 人份（100g） 6.3mg（353kcal）

第 18 名 牛腿肉（肉用乳牛 / 瘦肉） 1 人份（100g） 5.4mg（140kcal）

第 19 名 竹荚鱼 1 人份（80g） 4.4mg（101kcal）

第 20 名 鸡肝 1 人份（80g） 3.6mg（89kcal）

维生素 B_6

对蛋白质进行分解与再合成，构成身体原料，维持皮肤和黏膜健康。

DATA

英文名	特征
Vitamin B_6	包括吡哆醇、吡哆醛、吡哆胺等，它们都能够在体内转化为辅酶类物质。

如果有维生素 B2 的帮助，我能发挥更大作用
让大脑和神经保持正常状态，防止大脑过度兴奋
分解蛋白质、合成肌肉
促进儿童生长发育

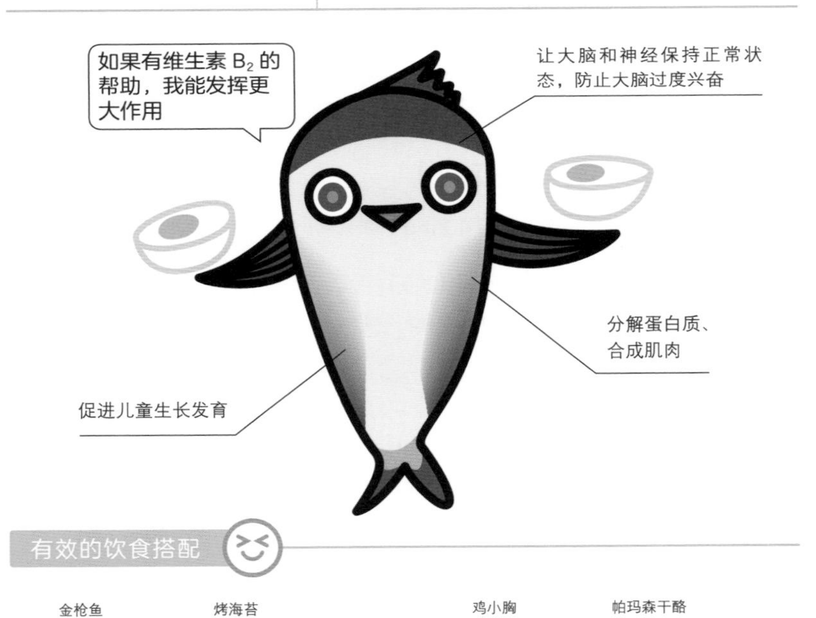

有效的饮食搭配

金枪鱼 × 烤海苔

鸡小胸 × 帕玛森干酪

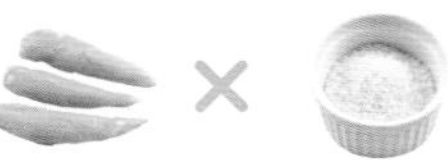

效果翻倍的组合

这两种食物都含有丰富的维生素 B_6，能预防脂肪肝。将金枪鱼肉和烤紫菜拌在一起做成下酒菜，能很好地发挥预防脂肪肝的作用。

用维生素 B_2 促进维生素 B_6 活性化

要让维生素 B_6 活性化并发挥应有效果，少不了维生素 B_2 的帮忙。维生素 B_6 含量丰富的鸡小胸搭配富含维生素 B_2 的奶酪，可谓相得益彰。

在体内的作用

■ 分解与再合成蛋白质

维生素 B_6 能够分解蛋白质，将其转化为能量，同时能用分解后的氨基酸重新合成肌肉、血液、激素和抗体等。特定蛋白质的合成需要搭配相应种类的氨基酸，而维生素 B_6 能起到合成某些欠缺的氨基酸的作用。

■ 促进儿童生长发育

如果体内的蛋白质和氨基酸能顺利地分解与合成，皮肤、毛发和黏膜就能不断地新陈代谢，促进身体生长发育。维生素 B_6 对于儿童来说非常重要，10~17 岁的青少年的维生素 B_6 推荐摄取量与成人相同或更高。

■ 保持大脑正常功能，生成 GABA

维生素 B_6 有助于合成神经传达物质（在大脑神经细胞之间传递信息的一类物质），保持大脑的正常功能。GABA（氨基酸的一种，能够防止大脑过度兴奋）就是其中的一种，它能起到放松大脑、降低血压的作用。

摄取过量

■ 导致肾结石、感觉神经障碍等

尽管多余的维生素 B_6 会通过尿液排出体外，但如果长期通过维生素药剂、营养补充剂等大量摄取，可能会引起肾结石、手脚麻痹或疼痛等症状。尽管它是水溶性维生素，但也要注意摄取上限量。

摄取不足

■ 妊娠期等特殊情况下会出现各种缺乏症

由于维生素 B_6 能通过肠内细菌合成，一般来说即便摄取不足也不会出现缺乏症。但妊娠期间或是长期服用抗生素的情况下，则需要特别注意维生素 B_6 的摄取不足。可能出现口腔溃疡、口角炎、结膜炎、脂溢性皮炎、手足麻痹、贫血等症状。

➡ B族维生素

■ 维生素 B_2 能使维生素 B_6 活性化

B 族维生素包括维生素 B_1、维生素 B_2、维生素 B_6、维生素 B_{12} 以及烟酸、泛酸、叶酸和生物素 8 种物质，它们在发挥自身功能的同时也能协同工作。例如，维生素 B_6 能在维生素 B_2 的作用下活性化。

知识点

维生素 B_2 能预防脂肪肝

近年的研究发现，维生素 B_6 能起到预防脂肪肝的作用。脂肪和糖类的过量摄取，以及饮酒过量都有可能引起脂肪肝。维生素 B_6 能分解蛋白质和脂肪，将它们转化为能量，预防脂肪堆积。如果是酒精性脂肪肝，肝脏会先处理酒精，再处理甘油三酯，会导致脂肪堆积。维生素 B_6 能帮助分解这些堆积的脂肪，除了预防之外，维生素 B_6 也能提高治疗脂肪肝的效果。

应摄取多少维生素B_6?

男性1.4mg/日，女性1.2mg/日

（该数值适用于18~49岁且身体活动水平处于普通水平的人群）

尽管维生素B_6是水溶性维生素，但对于孕妇来说，应该尽量避免摄取不足或是过量。男性和女性的每日摄取上限量分别为55~60mg和45mg。在服用营养补充剂和维生素药剂的情况下，也请确认摄取量是否超过每日上限。

* 来源：日本厚生劳动省《日本人饮食摄取标准（2015年版）》

维生素B_6的饮食摄取标准（mg/日）[*1]

年龄	推荐量		上限量[*2]	年龄	推荐量		上限量[*2]
	男性	女性	男性/女性		男性	女性	男性/女性
0~5（月）	–	–	–	12~14（岁）	1.4	1.3	40
6~11（月）	–	–	–	15~17（岁）	1.5	1.3	50/45
1~2（岁）	0.5	0.5	10	18~29（岁）	1.4	1.2	55/45
3~5（岁）	0.6	0.6	15	30~49（岁）	1.4	1.2	60/45
6~7（岁）	0.8	0.8	20	50~69（岁）	1.4	1.2	55/45
8~9（岁）	0.9	0.9	25	70（岁）以上	1.4	1.2	50/40
10~11（岁）	1.2	1.2	30				

*1：以蛋白质的饮食摄取标准中的推荐摄取量为基准推算得出（孕期和哺乳期的额外所需除外）。
*2：所指并非日常食物中的维生素B6，而是吡哆醇的摄取上限量。

这份料理的维生素B_6含量

1 牛排

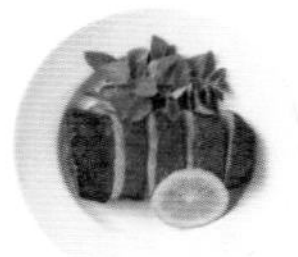

维生素B_6含量（1餐份）
0.62mg
612kcal

② 法式香煎鲑鱼

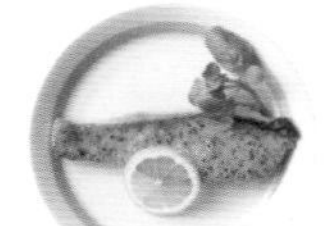

维生素B_6含量（1餐份）
0.53mg
219kcal

③ 蛋黄煎鸡胸

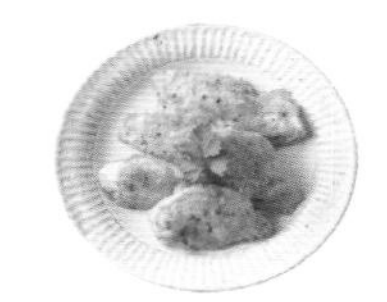

维生素B_6含量（1餐份）
0.52mg
213kcal

④ 鸡肉杂烩

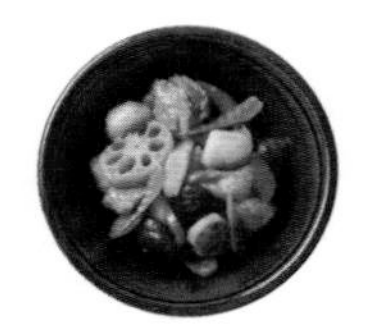

维生素B_6含量（1餐份）
0.51mg
412kcal

⑤ 腌红甜椒

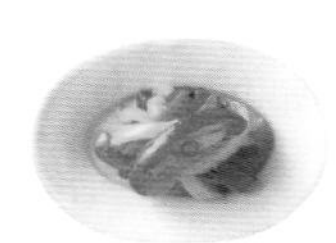

维生素B_6含量（1餐份）
0.48mg
88kcal

⑥ 辣肉酱

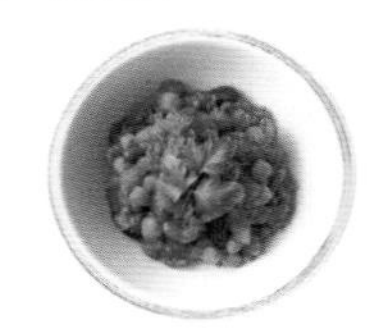

维生素B_6含量（1餐份）
0.45mg
382kcal

维生素 B_6 含量排行榜

* 以 1 人份为标准

0.3mg 0.6mg 0.9mg

第 1 名 黑金枪鱼 1 人份（100g）

0.85mg（125kcal）

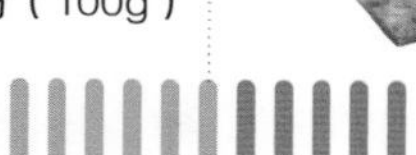

第 2 名 鲣鱼 1 人份（100g）

0.76mg（114kcal）

第 3 名 牛肝 1 人份（80g）

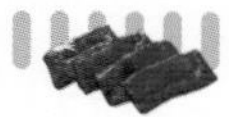

0.71mg（106kcal）

第 4 名 鲑鱼 1 人份（100g）

0.64mg（133kcal）

第 5 名 青花鱼 1 人份（100g）

0.59mg（247kcal）

第 6 名 鸡大胸（瘦肉 / 带皮） 1 人份（100g） 0.57mg（145kcal）

第 7 名 猪里脊肉（大型种 / 瘦肉） 1 人份（100g） 0.54mg（130kcal）

第 8 名 鸡肝 1 人份（80g） 0.52mg（89kcal）

第 9 名 秋刀鱼 1 人份（100g） 0.51mg（297kcal）

第 10 名 牛腰肉（肉用乳牛 / 瘦肉） 1 人份（100g） 0.50mg（177kcal）

第 11 名 沙丁鱼 1 人份（100g） 0.49mg（169kcal）

第 12 名 鸡小胸 1 人份（80g） 0.48mg（84kcal）

第 13 名 猪肝 1 人份（80g） 0.46mg（102kcal）

第 14 名 糙米 1 人份（100g） 0.45mg（353kcal）

第 15 名 比目鱼 1 人份（100g） 0.44mg（126kcal）

第 15 名 黑旗鱼 1 人份（100g） 0.44mg（99kcal）

第 17 名 鲕鱼 1 人份（100g） 0.42mg（257kcal）

第 18 名 猪腿肉（大型种 / 瘦肉） 1 人份（100g） 0.41mg（143kcal）

第 19 名 香蕉 1 人份（100g） 0.38mg（86kcal）

第 20 名 猪肩肉（大型种 / 瘦肉） 1 人份（100g） 0.37mg（125kcal）

远离疾病，应该吃什么？

Q 提高免疫力，应该吃什么？①

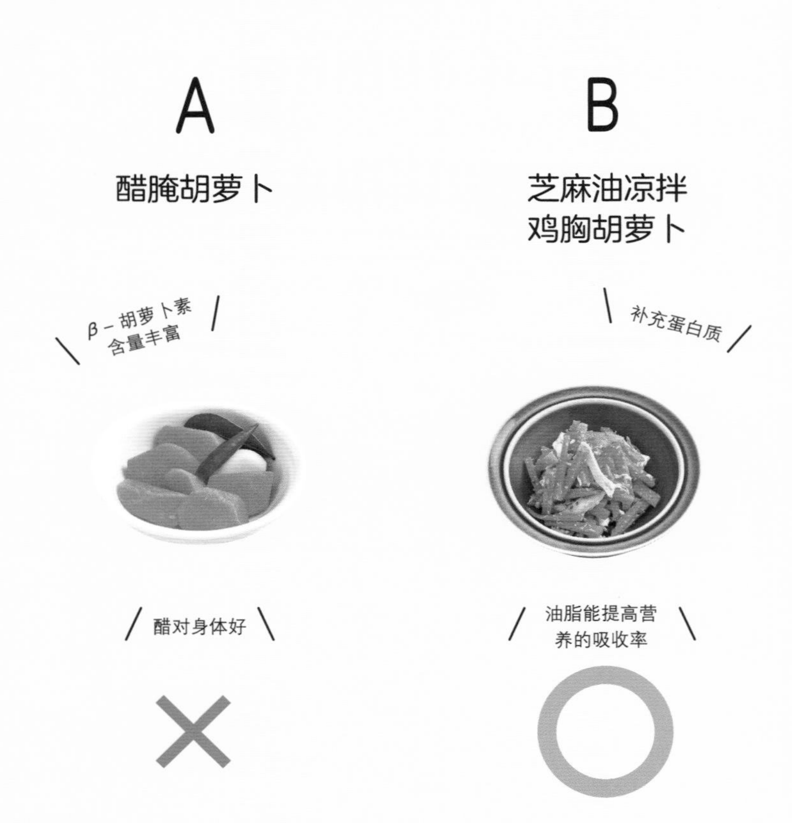

选对烹饪方法，提高胡萝卜的效用

要提高免疫力，就要多摄取优质蛋白质以及维生素 A 和维生素 C。由于胡萝卜含有丰富的 β－胡萝卜素（β－胡萝卜素进入人体后能转化为维生素 A），对于提高免疫力是非常值得推荐的食物。β－胡萝卜素搭配油脂，能大大提高吸收率。芝麻油凉拌鸡胸胡萝卜的油分比醋腌胡萝卜更多，且除了蔬菜还能补充鸡肉中的蛋白质，应该说是更好的选择。

Q 提高免疫力，应该吃什么？②

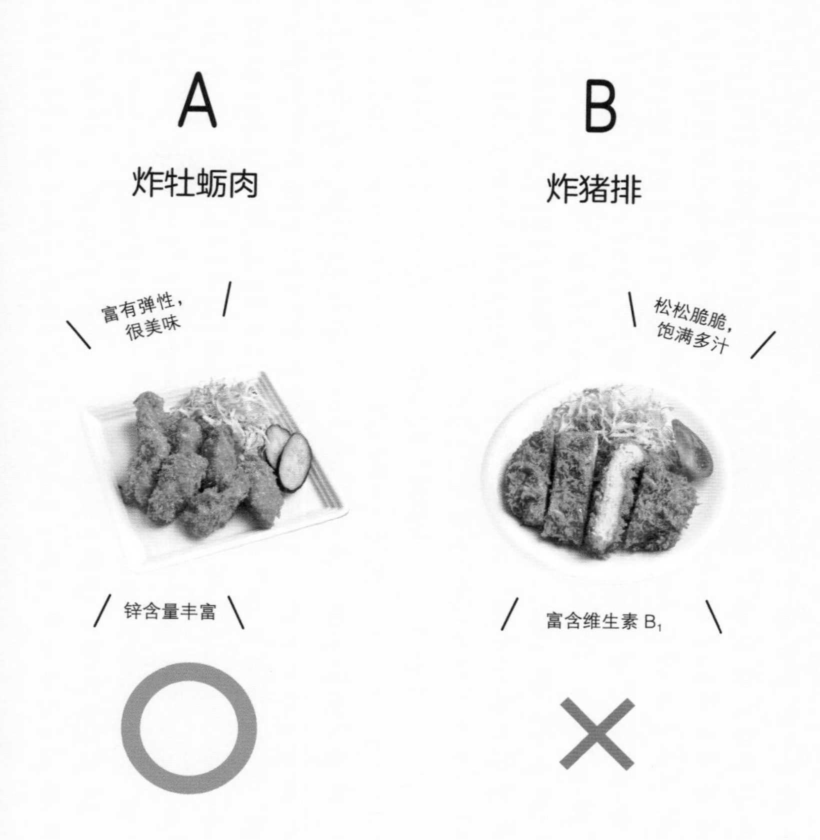

炸牡蛎肉有炸猪排达不到的效果

猪肉含有丰富的维生素 B_1，能有效缓解疲劳、促进糖类代谢、保持神经系统正常功能，但猪肉和免疫力的提高并没有直接关系。而牡蛎肉中的锌恰恰能起到保持人体免疫功能正常运转的作用。建议多吃些牡蛎，提高免疫力。

Q 提高免疫力，应该吃什么？③

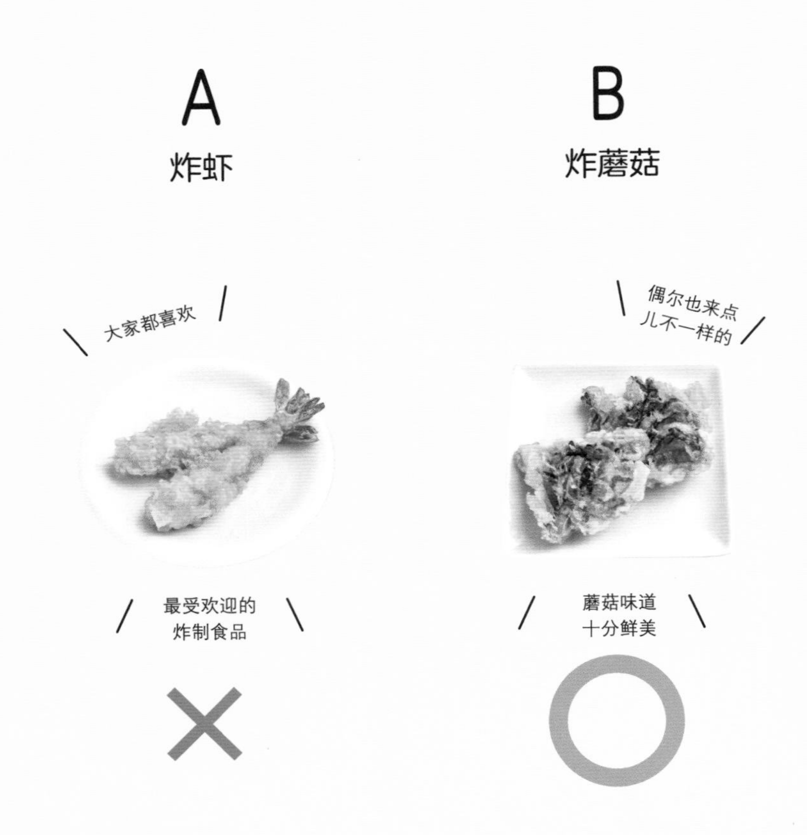

菌菇中含有提高免疫力的成分

同样是炸制食品，选对食材能有效帮助自己提高免疫力。菌菇中含有大量属于膳食纤维的 β－葡聚糖，能促进免疫功能的活性化。比起大虾，还是蘑菇更胜一筹。另外，炸南瓜也是不错的选择，南瓜中含有丰富的 β－胡萝卜素（在人体内转化为维生素 A）和维生素 C，油炸之后吸收率能更上一层楼。

Q 提高免疫力，应该吃什么？④

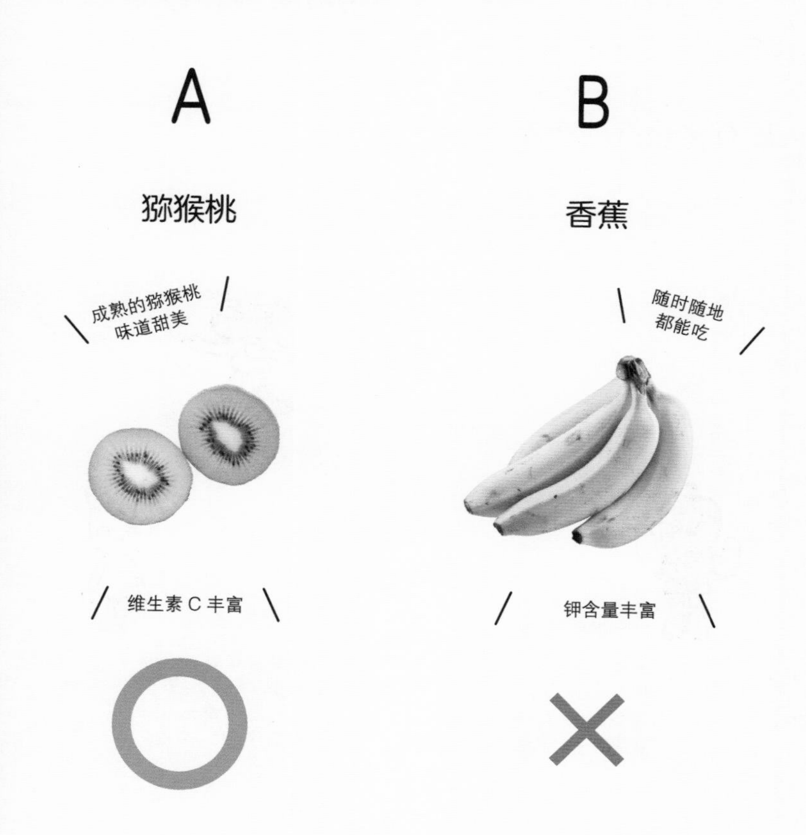

选择维生素 C 含量更高的水果

维生素 C 是提高免疫力不可或缺的营养素之一。香蕉中糖类和钾含量都很高，但维生素 C 含量却不高。猕猴桃中含有大量的维生素 C，是饭后甜点的绝佳选择。配上一些酸奶，还能补充蛋白质，进一步提高免疫力。

提高免疫力的饮食方法

免疫力能保护身体不受病毒、细菌、异物等攻击，人体在免疫力低下时容易患病。必须多加留意。

1 保持良好的营养状态

提高免疫力的3大营养素

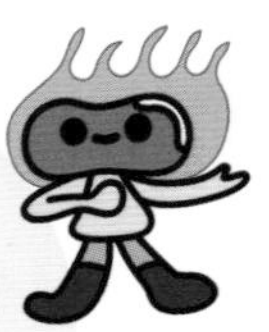

蛋白质

蛋白质是白细胞等免疫细胞材料的营养素，分为植物性和动物性，要注意平衡摄取。

提高免疫力！

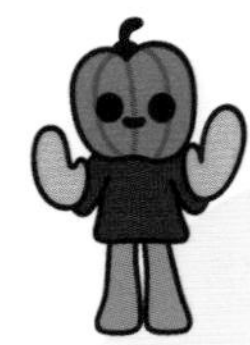

维生素 C

通过保持黏膜湿润起到抵挡细菌、保持人体健康的作用，还能阻止病毒增加。

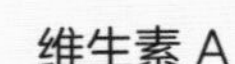

维生素 A

保护喉咙和鼻腔等部位的黏膜和血管健康，防止病毒入侵，激发免疫细胞功能。

提高免疫力，抵御细菌和病毒入侵

身体免疫力主要由血液中的白细胞、肠内的免疫细胞等负责，各种细胞分别发挥着不同的作用。对于侵入体内的病毒以及在体内形成的癌细胞，各种免疫细胞分别执行着“发现、攻击、处理”等任务，保卫身体健康。要达到提高免疫力的目标，就要提高免疫细胞的工作能力。

2 避免过度节食

减重要注意营养均衡

节食过度、饮食结构单一等都会导致免疫细胞无法获得必需的营养，免疫力低下的风险也会随之升高。即便控制能量摄取，也应当保证必需营养素的摄取。另一方面，适度运动有助于减肥和免疫力提升，但过量的运动则可能造成免疫力下降。

提升免疫力的食物与烹饪法

富含 β－胡萝卜素的食物

β－胡萝卜素有较强的抗氧化作用，能够防止细胞受活性氧的攻击，从而预防疾病、延缓衰老，必要时还能转化为抗氧化作用同样较强的维生素 A。β－胡萝卜素属于脂溶性物质，因此与油脂类一同烹调可以提高吸收率。

推荐食物

胡萝卜　南瓜　欧芹　茼蒿

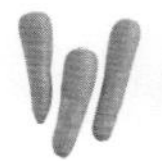

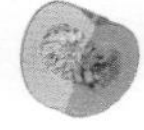

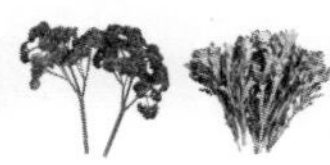

等

富含 β－葡聚糖的食物

β－葡聚糖属于多糖，在菌菇等食物中的含量较高。它有激活肠内免疫细胞、抑制癌症的作用。β－葡聚糖在炖煮时易溶于水，因此可以做成炖菜或汤类。连汤带料吃下去，摄取会更加充分。

推荐食物

香菇　舞菇　蟹味菇　金针菇

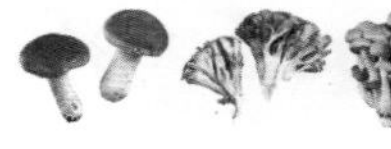

等

富含锌的食物

锌具有激活免疫细胞蛋白质、预防细菌和病毒感染的作用。和其他矿物质一同平衡摄取，效果更加显著。

推荐食物

牡蛎　牛腿肉　猪肝　蛋黄

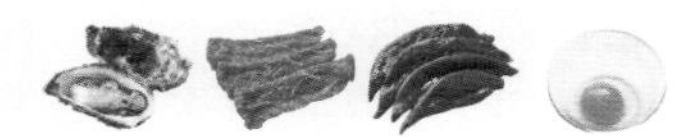

等

备忘

注意参照 BMI

根据 P11 的公式计算自己的 BMI。注意将 BMI 维持在目标值范围内，有助于科学减肥和健康管理。

维生素 B_{12}

制造红细胞，预防贫血，帮助修复神经细胞。

DATA

英文名	Vitamin B_{12} cyanocobalamin	特征	是一种含有钴的化合物，也被称作氰钴胺，是调节氨基酸代谢的辅酶。

海鲜中含量特别高
未来可能成为治疗痴呆症的药物
制造将氧输送到全身的红细胞
修复受伤的神经细胞

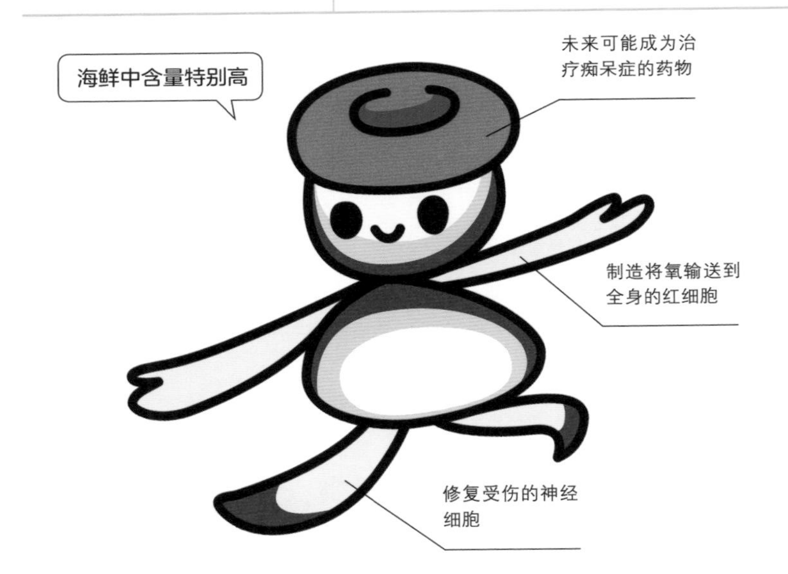

有效的饮食搭配

牡蛎

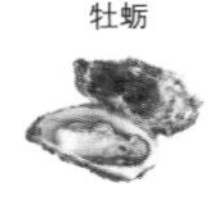

菠菜

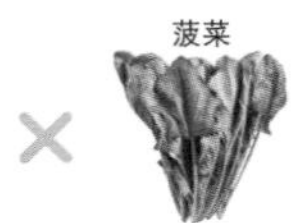

鸡蛋　西兰花

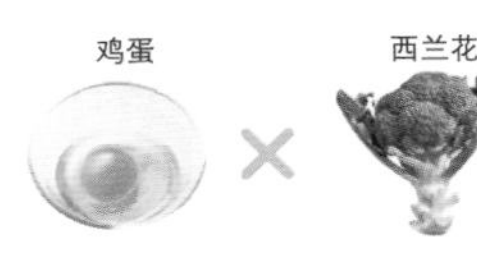

预防贫血的组合

牡蛎中的维生素 B_{12} 含量丰富，菠菜中含有大量叶酸，这些营养素一同进入人体后，就能相互作用，有效预防贫血。

补充营养的组合

鸡蛋含有丰富的维生素 B_{12}，但维生素 C 的含量却是 0。搭配上西兰花，就能补充维生素 C 以及大量叶酸。

在体内的作用

B 族维生素

■ 制造红细胞，预防贫血

此前的研究发现，只摄取铁并不能治疗贫血症。随着相关研究的推进，人们发现了维生素 B_{12}，它是制造红细胞所必需的一种营养素。红细胞负责在人体内运送氧气，它的合成需要维生素 B_{12} 和叶酸的合作。

■ 修复状态异常的神经细胞

维生素 B_{12} 是一种亲脂性物质，能轻松进入脑神经细胞的细胞膜，帮助细胞的修复与合成。它能将受损的神经细胞恢复正常状态，还能缓解手脚麻痹、肩背酸胀等症状。

■ 与维生素 B_{12} 相似的叶酸

叶酸是 B 族维生素的“好朋友”，在人体中发挥着与维生素 B_{12} 类似的作用。无论是制造红细胞（红细胞能将氧气搬运到全身），还是预防动脉硬化，都需要叶酸和维生素 B_{12} 合作。叶酸要发挥其应有的作用，同样少不了维生素 B_{12} 的帮忙。

不足的原因

摄取不足

■ 素食主义者尤其需要注意

维生素 B_{12} 的需求量非常小，而且它能储存在肝脏中，因此一般不会有摄取不足的问题。但需要注意的是，植物性食物中不含维生素 B_{12}（纳豆、味噌等例外），因此素食主义者可能会有摄取不足的风险。

■ 吸收功能下降，导致缺乏症

肠胃功能下降、吸收功能恶化等情况可能会导致维生素 B_{12} 不足。长期维生素 B_{12} 不足可能会引起头痛、晕眩、恶心、气喘等症状。更严重还会引起恶性贫血、舌炎、腹泻、食欲不振等症状。

■ 孕期、哺乳期摄取不足可能危及母子双方

孕期、哺乳期的维生素 B_{12} 需求量会大大升高，每天的推荐摄取量也会相应升高。维生素 B_{12} 摄取不足会导致孕妇贫血、浮肿、流产的风险升高，还可能引起哺乳期婴儿的发展障碍、运动障碍、贫血等，危害其正常发育。

知识点　维生素 B_{12} 未来或能治疗痴呆症

维生素 B_{12} 能够为神经细胞提供支撑，帮助其传达大脑指令。通过一系列探索维生素 B_{12} 与痴呆症之间关联的研究发现，痴呆症患者血液中的维生素 B_{12} 含量水平要低于普通人。不少研究案例都发现，痴呆症患者在服用维生素 B_{12} 后，注意力和活力都得到了提高，神经过敏等症状则得到了减轻。不少人都认为，维生素 B_{12} 有助于帮助脑细胞再生。目前，对于维生素 B_{12} 是否能有效预防痴呆症，结论尚不明了，但不少人都认为它在未来有希望成为痴呆症的治疗药物，而倍加关注。

应摄取多少维生素B_{12}?

男女都为 2.4μg/ 日

（该数值适用于 18~49 岁且身体活动水平处于普通水平的人群）

孕期推荐摄取量为 2.8μg，哺乳期则为 3.2μg。根据 2014 年的日本国民健康与营养状态调查，男性的实际平均摄取量为 6.5μg/ 日，女性则为 5.4μg/ 日，两者都满足推荐摄取量的要求，因此摄取不足的可能性较低。

* 来源：日本厚生劳动省《日本人饮食摄取标准（2015 年版）》

维生素B_{12}的饮食摄取标准（μg/日）

年龄	推荐量		年龄	推荐量	
	男性	女性		男性	女性
0~5（月）	–	–	12~14（岁）	2.3	2.3
6~11（月）	–	–	15~17（岁）	2.5	2.5
1~2（岁）	0.9	0.9	18~29（岁）	2.4	2.4
3~5（岁）	1.0	1.0	30~49（岁）	2.4	2.4
6~7（岁）	1.3	1.3	50~69（岁）	2.4	2.4
8~9（岁）	1.5	1.5	70（岁）以上	2.4	2.4
10~11（岁）	1.8	1.8			

这份料理的维生素 B_{12} 含量

1 酒蒸花蛤

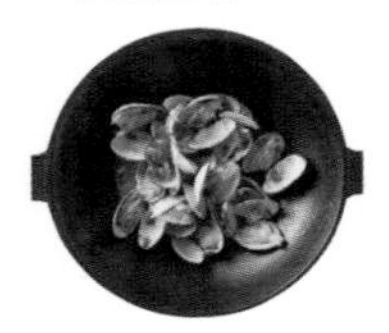

维生素 B_{12} 含量（1 餐份）
41.9μg
64kcal

② 蚬贝味噌汤

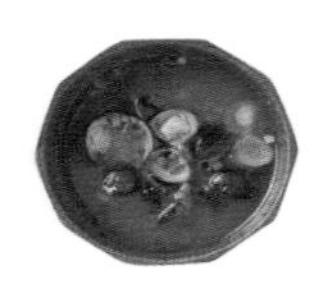

维生素 B_{12} 含量（1 餐份）
34.8μg
55kcal

③ 炸牡蛎

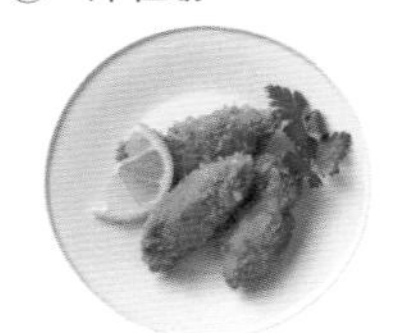

维生素 B_{12} 含量（1 餐份）
22.6μg
251kcal

④ 梅干煮沙丁鱼

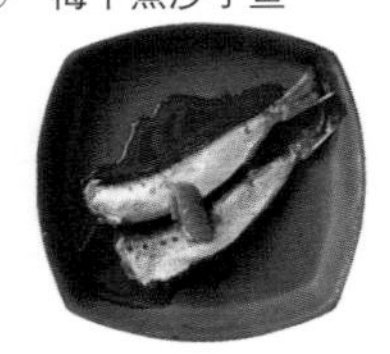

维生素 B_{12} 含量（1 餐份）
12.6μg
177kcal

⑤ 蒲烧青花鱼

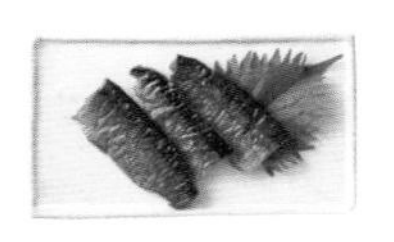

维生素 B_{12} 含量（1 餐份）
12.3μg
363kcal

⑥ 盐烤竹荚鱼

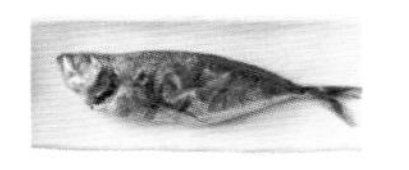

维生素 B_{12} 含量（1 餐份）
5.7μg
101kcal

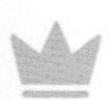

维生素 B_{12} 含量排行榜

＊以 1 人份为标准

20μg　40μg　60μg

第 1 名　赤贝　1 人份（100g）　59.2μg（74kcal）

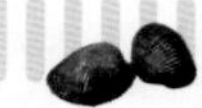

第 2 名　北极贝　1 人份（100g）　47.5μg（73kcal）

第 3 名　牛肝　1 人份（80g）　42.2μg（106kcal）

第 4 名　鸡肝　1 人份（80g）　35.5μg（89kcal）

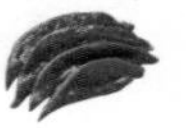

第 5 名　猪肝　1 人份（80g）　20.2μg（102kcal）

第 6 名　鲱鱼　1 人份（100g）　17.4μg（216kcal）

第 7 名　沙丁鱼　1 人份（100g）　15.7μg（169kcal）

第 8 名　鮟鱇鱼（肝）　1 人份（40g）　15.6μg（178kcal）

第 9 名　秋刀鱼　1 人份（100g）　15.4μg（297kcal）

第 10 名　蛤蜊　1 人份（50g）　14.2μg（20kcal）

第 11 名　牡蛎　1 人份（50g）　14.1μg（30kcal）

第 12 名　蚬贝　1 人份（20g）　13.7μg（13kcal）

第 13 名　青花鱼　1 人份（100g）　12.9μg（247kcal）

第 14 名　远东多线鱼　1 人份（120g）　12.8μg（138kcal）

第 15 名　扇贝　1 人份（100g）　11.4μg（72kcal）

第 16 名　鲑鱼子（未成熟）　1 人份（20g）　10.8μg（56kcal）

第 17 名　乌鱼子　1 人份（35g）　9.9μg（148kcal）

第 18 名　盐渍鲑鱼子　1 人份（20g）　9.5μg（54kcal）

第 19 名　鳕鱼子　1 人份（50g）　9.1μg（70kcal）

第 20 名　鲣鱼　1 人份（100g）　8.6μg（165kcal）

叶酸

制造将氧运送至全身的红细胞，帮助DNA正常生成。

DATA

英文名	Folic acid	特征	也被称作蝶酰谷氨酸，对胎儿的正常发育有着至关重要的作用。与乳酸菌等微生物的增殖同样密不可分。

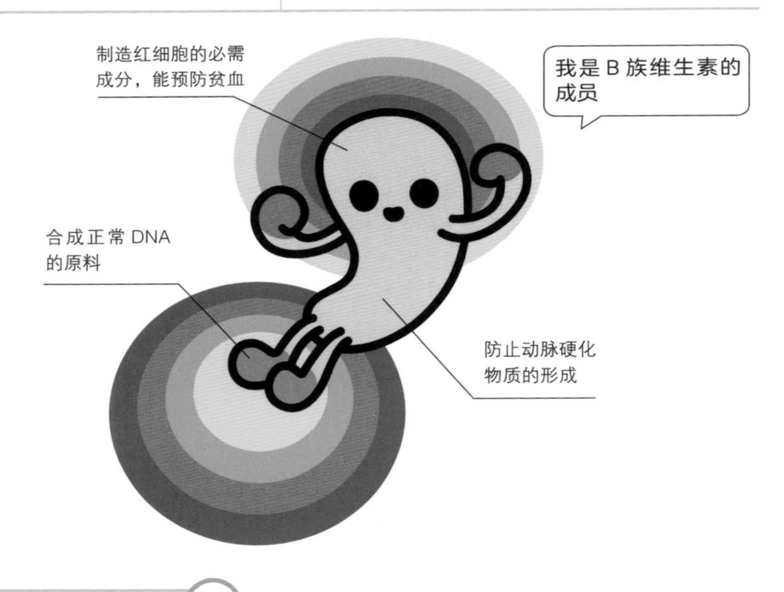

有效的饮食搭配

奶酪 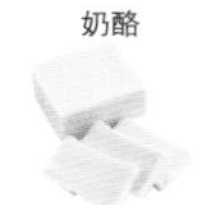 × 烤海苔 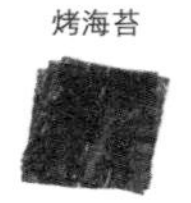 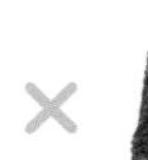

海带 × 花蛤 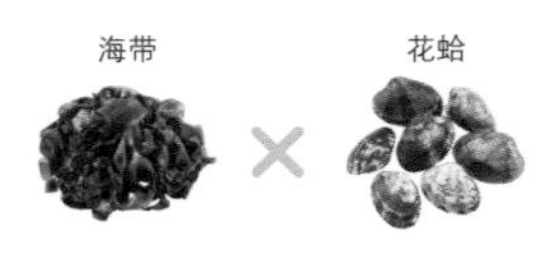

制造红细胞的最佳组合

叶酸含量丰富的奶酪搭配富含维生素 B_{12} 的海苔，能促进红细胞合成，预防贫血。可以在奶酪外面裹上一层烤海苔食用。

做成汤，营养不流失

海带的叶酸含量丰富，花蛤则含有大量的维生素 B_{12}。这两种维生素都呈水溶性，可以做成富含维生素的汤水。

在体内的作用

■ 制造红细胞，预防贫血

叶酸能和维生素 B_{12} 协同合作，制造出运输氧气的红细胞，同时还能将摄取的食物转化为能量。这一对“好搭档”不仅能防止动脉硬化的物质形成，还能预防脑梗死、心肌梗死等。

■ 帮助合成正常 DNA

DNA 对人体蛋白质的合成不可或缺。DNA 也被称作“蛋白质的设计图”，一旦出现异常，人体健康也就无法维持了。叶酸不仅是 DNA 的原料，同时也有助于 DNA 的正常合成。

B 族维生素

■ 叶酸是 B 族维生素的“优秀成员”

叶酸这种维生素是在菠菜中发现的，但在牛肉、鳗鱼、海胆等动物性食物中的含量也非常丰富。叶酸对于生长发育期的儿童和孕妇而言都是一种不可欠缺的营养素。

不足的原因

■ 怀孕、疾病治疗等各种原因

正常饮食不会有叶酸不足的情况，但对于孕妇、接受透析治疗的病人、酒精依赖症患者、服用抗癌药的人来说，可能会出现叶酸不足。应当及时咨询医生，调整饮食。

摄取不足

■ 导致恶性贫血

叶酸和维生素 B_{12} 不足的情况下，即便补充充足的铁，也仍会引起贫血症。这种贫血是由红细胞无法正常合成而引起的，被称作恶性贫血。同时还会伴随乏力、疲劳、注意力低下、头痛、心悸、气喘等症状。

■ 引起动脉硬化

叶酸能够与维生素 B_{12} 以及维生素 B_6 协作，防止动脉硬化的物质生成。因此叶酸不足会引起动脉硬化，严重时还可能引起心肌梗死、脑梗死等。

摄取过量

■ 引起叶酸过敏症等不良症状

每日摄取量超过 1000μg，可能引起发热、荨麻疹、瘙痒、呼吸障碍等症状，即叶酸过敏症。同时，叶酸摄取过量可能会导致维生素 B_{12} 缺乏症不能被及时发现，还有可能妨碍小肠吸收锌。

知识点　叶酸与癌症的关系

有调查显示，叶酸摄取过量会导致某些癌症的发病率升高。不过也有调查表明，适量的叶酸有助于降低患癌风险。由于不同的调查研究涉及的国家、性别、癌症发病部位以及叶酸的摄取途径不同，今后还要开展进一步的研究。

应摄取多少叶酸?

男女都为 240 μg/ 日

（该数值适用于 18~49 岁且身体活动水平处于普通水平的人群）

孕期的所需量应加上 240 μg，哺乳期的所需量应加上 100 μg。男女的每日摄取上限量都为 900~1000 μg。根据 2015 年日本国民健康和营养状态调查，男性的实际平均每日摄取量为 298 μg，女性则为 285 μg，两者都满足摄取量标准。

* 来源：日本厚生劳动省《日本人饮食摄取标准（2015 年版）》

叶酸的饮食摄取标准（μg/日）*1

年龄	推荐量		年龄	推荐量	
	男性	女性		男性	女性
0~5（月）	40*2	40*2	12~14（岁）	230	230
6~11（月）	60*2	60*2	15~17（岁）	250	250
1~2（岁）	90	90	18~29（岁）	240	240
3~5（岁）	100	100	30~49（岁）	240	240
6~7（岁）	130	130	50~69（岁）	240	240
8~9（岁）	150	150	70（岁）以上	240	240
10~11（岁）	180	180			

*1：对于计划怀孕或可能怀孕的女性，为了降低神经管闭锁障碍的风险，应当每日额外多摄取 400 μg。
*2：参考摄取量。

这份料理的叶酸含量

1 西兰花大虾沙拉

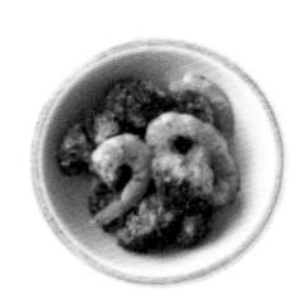

叶酸含量（1 餐份）
234 μg
164kcal

② 法式嫩煎菠菜培根

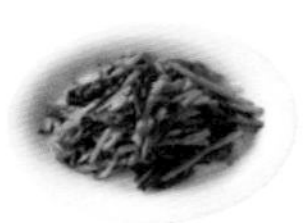

叶酸含量（1 餐份）
212 μg
174kcal

③ 茼蒿沙拉

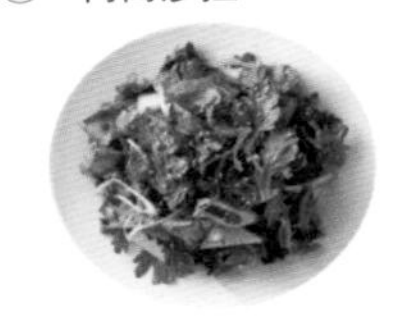

叶酸含量（1 餐份）
211 μg
134kcal

④ 芦笋炒培根

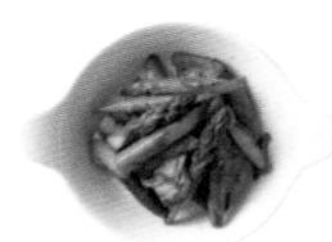

叶酸含量（1 餐份）
192 μg
123kcal

⑤ 奶酪焗虾

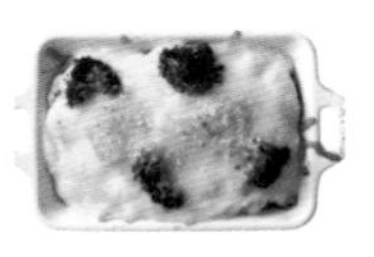

叶酸含量（1 餐份）
129 μg
403kcal

⑥ 生菜海苔沙拉

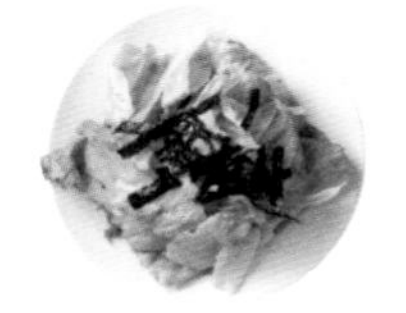

叶酸含量（1 餐份）
90 μg
128kcal

叶酸含量排行榜

＊以 1 人份为标准

400μg　800μg　1200μg

第 1 名　鸡肝　1 人份（80g）　1040μg（89kcal）

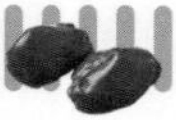

第 2 名　牛肝　1 人份（80g）　800μg（106kcal）

第 3 名　猪肝　1 人份（80g）　648μg（102kcal）

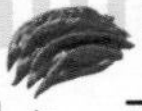

第 4 名　面包酵母（干）　1 大勺（7g）　266μg（22kcal）

第 5 名　野油菜　1 人份（70g）　238μg（23kcal）

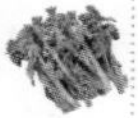

第 6 名　鹰嘴豆　1 人份（50g）　175μg（187kcal）

第 6 名　黄麻菜　1 人份（70g）　175μg（27kcal）

第 8 名　毛豆　1 人份（50g）　160μg（68kcal）

第 9 名　西兰花　1 人份（75g）　158μg（25kcal）

第 10 名　菠菜　1 人份（70g）　147μg（14kcal）

第 11 名　抱子甘蓝　1 人份（60g）　144μg（30kcal）

第 12 名　茼蒿　1 人份（70g）　133μg（15kcal）

第 13 名　鳗鱼（肝）　1 人份（30g）　114μg（35kcal）

第 14 名　生海胆　1 人份（30g）　108μg（36kcal）

第 15 名　荔枝　1 人份（100g）　100μg（63kcal）

第 16 名　嫩玉米　1 人份（100g）　95μg（92kcal）

第 16 名　芦笋　1 人份（50g）　95μg（11kcal）

第 18 名　草莓　1 人份（100g）　90μg（34kcal）

第 19 名　扇贝　1 人份（100g）　87μg（72kcal）

第 20 名　牛油果　1 人份（100g）　84μg（187kcal）

生物素　帮助产能营养素转化为能量，保持皮肤健康。

DATA

英文名	Biotin	特征	属于 B 族维生素，帮助体内能量代谢。可以通过肠内细菌合成，不存在欠缺问题。

维持头发和皮肤的健康
我能保持健康皮肤和美丽秀发
预防和改善皮肤发炎、瘙痒
帮助产能营养素的代谢

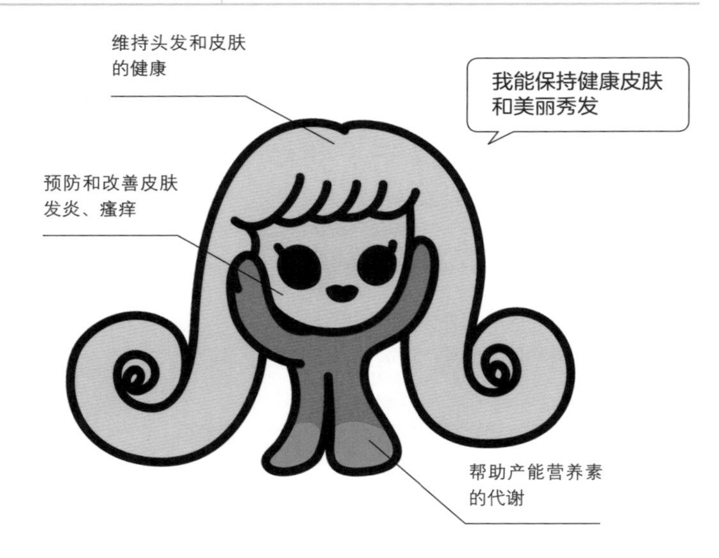

有效的饮食搭配

舞菇　米饭

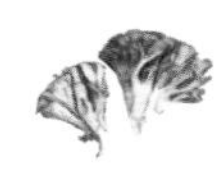

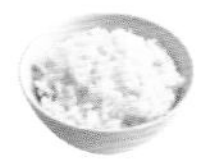

提高糖类代谢效率

生物素能将米饭中的糖类转化为能量。米饭搭配炒舞菇，补充丰富的生物素。

鸡肝　毛豆

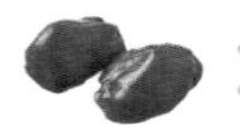

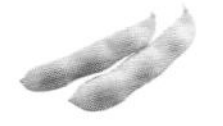

齐心协力的 B 族维生素

爱喝酒的人容易缺乏维生素 B_1，这时可以食用毛豆。再搭配上生物素含量丰富的烤鸡肝，还能帮助糖类代谢顺利进行。

在体内的作用

■ 促进能量代谢

生物素能帮助酶分解糖类、氨基酸和脂肪酸，所以，生物素能起到帮助能量代谢的作用。另外，生物素在 DNA 的合成过程中也起着重要的辅助作用，帮助身体必需蛋白质的合成。

■ 保持皮肤和头发健康

生物素能帮助合成蛋白质，促进皮肤和头发的新陈代谢，保持健康状态。生物素在人体的肝脏、肾脏和肌肉中都大量存在，还能通过肠内有益菌合成。

■ 改善皮肤炎症

组胺是皮肤炎症、瘙痒的成因物质之一，而生物素能够通过阻止组胺的生成来改善皮肤的不适症状。因此，生物素在特应性皮炎以及皮肤和关节炎症的治疗药物中，都是一种常见的成分。

不足的原因

■ 正常饮食不会造成生物素不足

尽管在日本国民健康和营养状态调查中并未设置生物素这一项，但有调查显示，正常饮食的生物素摄取量基本能满足标准。健康状态下，生物素可以在肠内合成，因此并不用担心生物素不足的问题。

■ 需要注意的情况

长期且大量食用生蛋清可能导致生物素不足，原因在于蛋清与生物素结合后，会导致生物素的吸收不良。服用某些药物以及接受透析治疗也可能导致生物素不足。

摄取不足

■ 各种各样的缺乏症状

生物素不足可能会导致食欲不振、恶心、抑郁、舌炎、气色不佳、皮肤炎症、肌肉疼痛、结膜炎、脱发、白头发增加、运动功能紊乱、痉挛、皮肤感染、神经敏感等症状。在动物实验中还发现，生物素不足会造成胎儿发育不良。

摄取过量

■ 不必太过担心

即便摄取大量的生物素，多余的部分也能通过尿液迅速排出体外。因此，不必担心生物素过量的问题。生物素并无危及身体健康的毒性，因此没有规定摄取上限量。

知识点 肠内细菌与生物素的关系

生物素不仅能通过食物获取，还能在人体内自行合成。人体的肠内生活着超过 3 万种细菌，其中有一部分是益生菌，包括双歧杆菌和乳酸菌等。一些益生菌具有合成生物素以及其他维生素的能力，另一些则会消耗这些生物素。细菌种类很多，不同细菌具有相反的作用。

应摄取多少生物素?

男女都为 50μg/ 日

（该数值适用于 18~49 岁且身体活动水平处于普通水平的人群）

在各种食物中，生物素往往和蛋白质紧密结合在一起，因此，它不易因加热而分解，也不会因烹饪而损失营养价值。摄取生物素时需注意，如果和鸡蛋一起摄取，一定要将蛋清煮熟。生蛋清会妨碍人体对生物素的吸收。

* 来源：日本厚生劳动省《日本人饮食摄取标准（2015 年版）》

生物素的饮食摄取标准（mg/日）

年龄	目标量		年龄	目标量	
	男性	女性		男性	女性
0~5（月）	4	4	12~14（岁）	50	50
6~11（月）	10	10	15~17（岁）	50	50
1~2（岁）	20	20	18~29（岁）	50	50
3~5（岁）	20	20	30~49（岁）	50	50
6~7（岁）	25	25	50~69（岁）	50	50
8~9（岁）	30	30	70（岁）以上	50	50
10~11（岁）	35	35			

这份料理的生物素含量

酒蒸花蛤

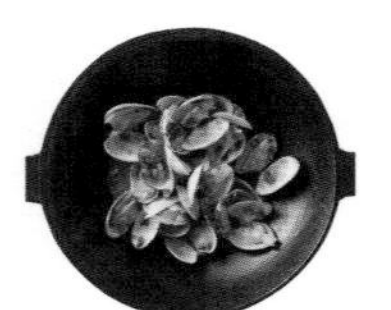

生物素含量（1 餐份）
18.6μg
64kcal

② 山药泥

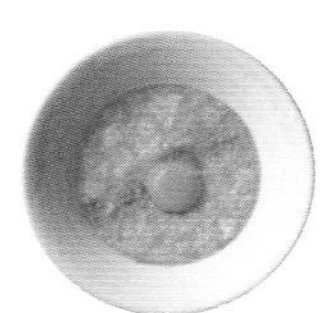

生物素含量（1 餐份）
16.3μg
164kcal

③ 鳗鱼蛋卷

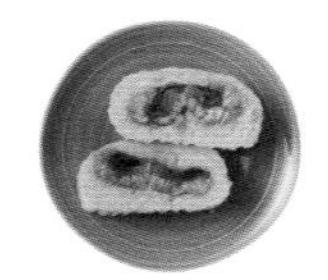

生物素含量（1 餐份）
16.1μg
242kcal

④ 蟹肉炒蛋

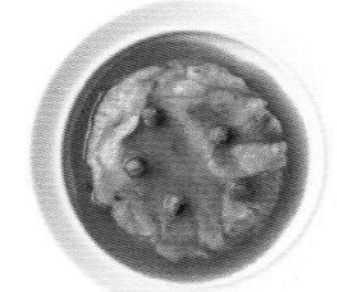

生物素含量（1 餐份）
15.8μg
281kcal

⑤ 豆皮卷鸡蛋鸭儿芹

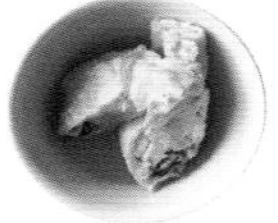

生物素含量（1 餐份）
14.7μg
177kcal

⑥ 茶碗蒸蛋

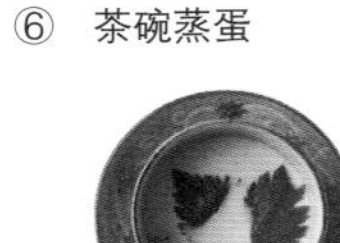

生物素含量（1 餐份）
13.7μg
125kcal

生物素含量排行榜

＊以 1 人份为标准

50μg　100μg　150μg

第 1 名　鸡肝　1 人份（80g）

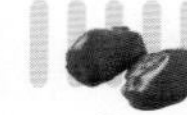

185.9μg（89kcal）

第 2 名　猪肝　1 人份（80g）

63.7μg（102kcal）

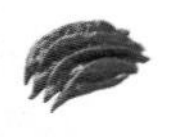

第 3 名　牛肝　1 人份（80g）

60.9μg（106kcal）

第 4 名　鲽鱼　1 人份（150g）

35.9μg（143kcal）

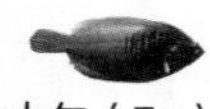

第 5 名　面包酵母（干）　1 大勺（7g）

21.7μg（22kcal）

第 6 名　黄油花生　1 人份（20g）　19.1μg（118kcal）

第 7 名　花生（干）　1 人份（20g）　18.5μg（112kcal）

第 8 名　沙丁鱼　1 人份（100g）　15.0μg（169kcal）

第 9 名　黄豆（干）　1 人份（50g）　13.8μg（211kcal）

第 10 名　柳叶鱼　1 人份（75g）　13.4μg（125kcal）

第 11 名　蛋黄　1 人份（20g）　13.0μg（77kcal）

第 12 名　鸡蛋　1 人份（50g）　12.7μg（76kcal）

第 13 名　花蛤　1 人份（50g）　11.4μg（15kcal）

第 14 名　鳗鱼（烤）　1 人份（100g）　10.4μg（293kcal）

第 15 名　舞菇　1 人份（40g）　9.6μg（6kcal）

第 16 名　拔丝纳豆　1 人份（50g）　9.1μg（100kcal）

第 17 名　鳕鱼子　1 人份（50g）　8.8μg（70kcal）

第 18 名　葵花子（炒）　1 人份（10g）　8.0μg（61kcal）

第 19 名　青豆（干）　1 人份（50g）　8.0μg（176kcal）

第 20 名　鮟鱇鱼（肝）　1 人份（40g）　5.4μg（178kcal）

水溶性维生素⑧

泛酸

泛酸是促进能量代谢的辅酶A的构成成分，能起到缓解压力的作用。

DATA

英文名	Pantothenic acid	特征	进入人体后转化为辅酶 A，促进糖类和脂肪酸的代谢。

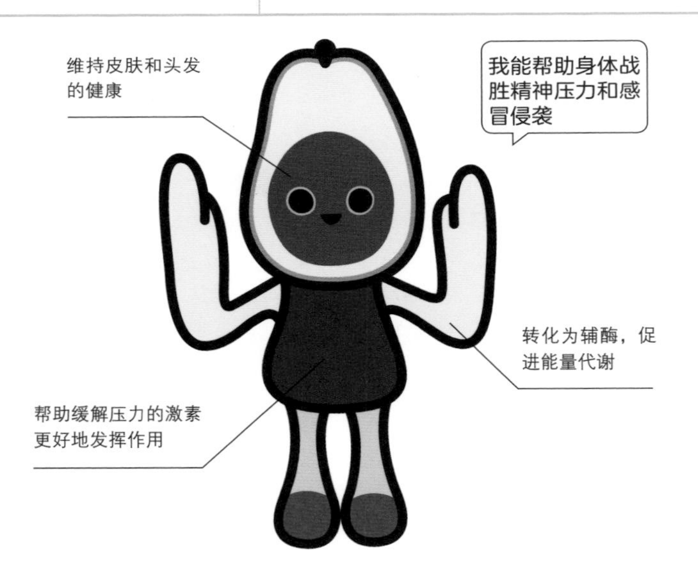

有效的饮食搭配

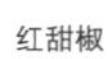

鸡小胸　红甜椒

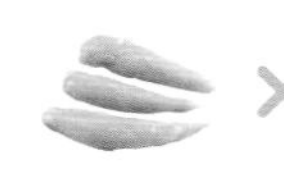
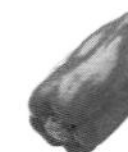
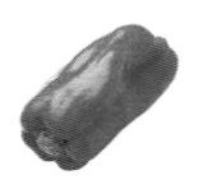

鲑鱼　蒜

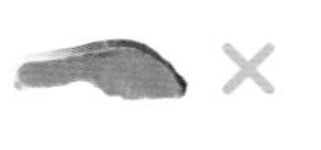
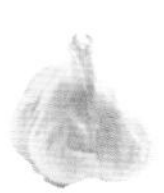

美肤的最佳组合

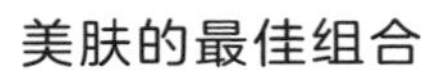

鸡小胸中含有丰富的泛酸，配合维生素 C 含量丰富的红甜椒，有助于打造美丽肌肤。

和维生素 B_6 携手对抗精神压力

泛酸和维生素 B_6 合作，能够缓和精神压力。鲑鱼中含有丰富的泛酸，可以用维生素 B_6 含量丰富的蒜调味。

在体内的作用 

■ 协助能量代谢

在食物转化为能量的过程中，辅酶A必不可少，而泛酸正是辅酶A的合成材料。泛酸和维生素 B_1 搭配能分解糖类，和维生素 B_2 搭配能分解脂肪，从而将各种营养素转化为能量。

■ 缓解精神压力

精神上感到压力时，人体就会分泌副肾皮质激素以缓和压力。泛酸能帮助副肾皮质激素更好地发挥作用。另外，泛酸还能和维生素 B_6、叶酸等一起提高免疫力，防止身体遭受感冒等传染病的侵袭。

■ 保持皮肤和头发的健康

泛酸能帮助维生素C更好地发挥作用，制造出胶原蛋白。可以说泛酸是一种保持皮肤和头发水润有弹性的营养素。

? 不足的原因

■ 一般情况下无需担心摄取不足

无论是动物性还是植物性食物中，大部分都含有一定量的泛酸，同时，泛酸还能通过肠内细菌合成。因此在正常饮食情况下，并不需要担心泛酸不足的问题。

■ 留意这些情况

极端节食、过度减重等做法可能会造成泛酸不足。另外，在孕期和哺乳期、过量摄取咖啡或酒精、服药影响肠道吸收功能等情况下，也有可能出现泛酸不足的问题。

摄取不足 

■ 可能引起各种不适症状

泛酸不足时可能会出现手脚麻痹、头痛、失眠、食欲不振等现象，严重时甚至可能引起免疫力下降、精神压力承受能力下降、动脉硬化、皮炎、头发健康状态恶化等症状。

摄取过量 

■ 不会危害健康

泛酸属于水溶性维生素，即便过量摄取，多余部分也会通过尿液排出体外。因此，泛酸摄取过量对身体并无害处或其他副作用。

知识点 能增加体内有益胆固醇

胆固醇分为LDL和HDL两类，即通常所说的有害胆固醇和有益胆固醇。两种胆固醇对身体来说都是必需的，但有害胆固醇过多时，就会沉积在血管壁上，使血管变硬，最终造成动脉硬化等症状。泛酸能够帮助身体合成有益胆固醇，从而维持两种胆固醇的平衡，预防相关疾病。

应摄取多少泛酸？

男性 5mg/ 日，女性 4mg/ 日

（该数值适用于 18~49 岁且身体活动水平处于普通水平的人群）

泛酸属于水溶性维生素，在加热或遇到酸性物质时易受破坏，很容易在烹饪过程中损失，水煮后会损失近一半的营养价值。因此对于含泛酸食物，建议生食。

* 来源：日本厚生劳动省《日本人饮食摄取标准（2015 年版）》

泛酸的饮食摄取标准（mg/日）

年龄	目标量		年龄	目标量	
	男性	女性		男性	女性
0~5（月）	4	4	12~14（岁）	7	6
6~11（月）	3	3	15~17（岁）	7	5
1~2（岁）	3	3	18~29（岁）	5	4
3~5（岁）	4	4	30~49（岁）	5	4
6~7（岁）	5	5	50~69（岁）	5	5
8~9（岁）	5	5	70（岁）以上	5	5
10~11（岁）	6	6			

这份料理的泛酸含量

蛋黄煎鸡胸

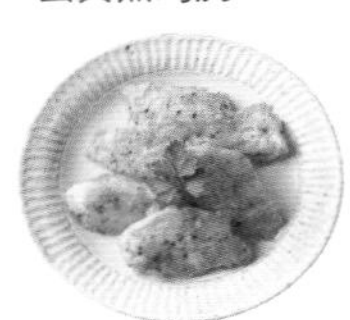

泛酸含量（1 餐份）
2.90mg
213kcal

② 奶油炖菜

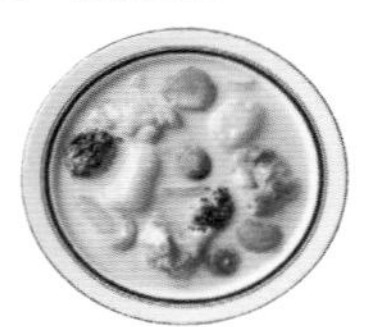

泛酸含量（1 餐份）
2.04mg
342kcal

③ 奶酪焗虾

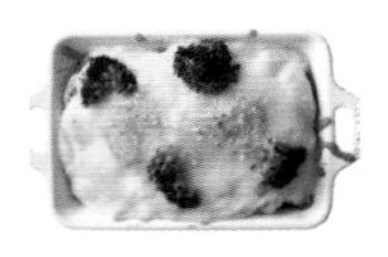

泛酸含量（1 餐份）
1.94mg
403kcal

④ 煎饺

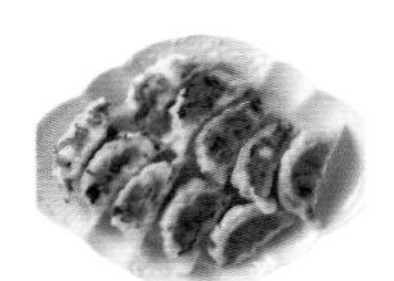

泛酸含量（1 餐份）
1.57mg
454kcal

⑤ 散寿司饭

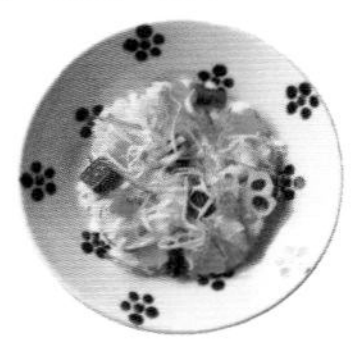

泛酸含量（1 餐份）
1.53mg
461kcal

⑥ 山药泥

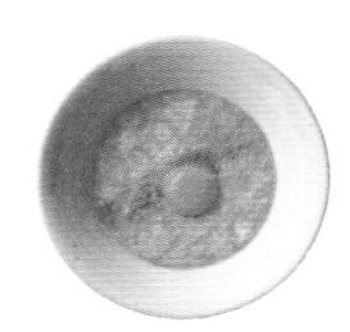

泛酸含量（1 餐份）
1.51mg
164kcal

泛酸含量排行榜

＊以 1 人份为标准

2mg　4mg　6mg

第 1 名　鸡肝　1 人份（80g）　8.08mg（89kcal）

第 2 名　猪肝　1 人份（80g）　5.75mg（102kcal）

第 3 名　牛肝　1 人份（80g）　5.12mg（106kcal）

第 4 名　鸡小胸（嫩）　1 人份（80g）　2.46mg（84kcal）

第 5 名　鲽鱼（产卵期）　1 人份（100g）　2.41mg（143kcal）

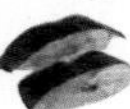

第 6 名　鹅肝酱　1 人份（50g）　2.19mg（255kcal）

第 7 名　碎纳豆　1 人份（50g）　2.14mg（97kcal）

第 8 名　鲍鱼　1 人份（100g）　1.9mg（73kcal）

第 9 名　鳕鱼子　1 人份（50g）　1.84mg（70kcal）

第 10 名　鸡大胸（嫩 / 带皮）　1 人份（100g）　1.74mg（145kcal）

第 11 名　牛油果　1 人份（100g）　1.65mg（187kcal）

第 12 名　银鲑鱼　1 人份（100g）　1.37mg（204kcal）

第 13 名　鳗鱼（烤）　1 人份（100g）　1.29mg（293kcal）

第 14 名　黄麻菜　1 人份（70g）　1.28mg（27kcal）

第 15 名　牛奶（普通）　1 人份（210g）　1.16mg（141kcal）

第 16 名　鳗鱼（肝）　1 人份（30g）　0.89mg（35kcal）

第 17 名　蛋黄　1 人份（20g）　0.87mg（77kcal）

第 18 名　鸡腿肉（嫩 / 带皮）　1 人份（100g）　0.81mg（204kcal）

第 19 名　鸡蛋　1 人份（50g）　0.73mg（76kcal）

第 20 名　香菇（干）　1 人份（8g）　0.63mg（15kcal）

水溶性维生素⑨

维生素 C

制造胶原蛋白，能抵抗压力，守护身体。

DATA

英文名	Vitamin C ascorbic acid	特征	也称抗坏血酸。具有强还原性，能促进胶原蛋白合成，去除体内活性氧等。

身体合成胶原蛋白不可或缺
在烹饪中很容易被破坏，要注意哦
能提高铁的吸收率
能防止氧化，延缓身体衰老

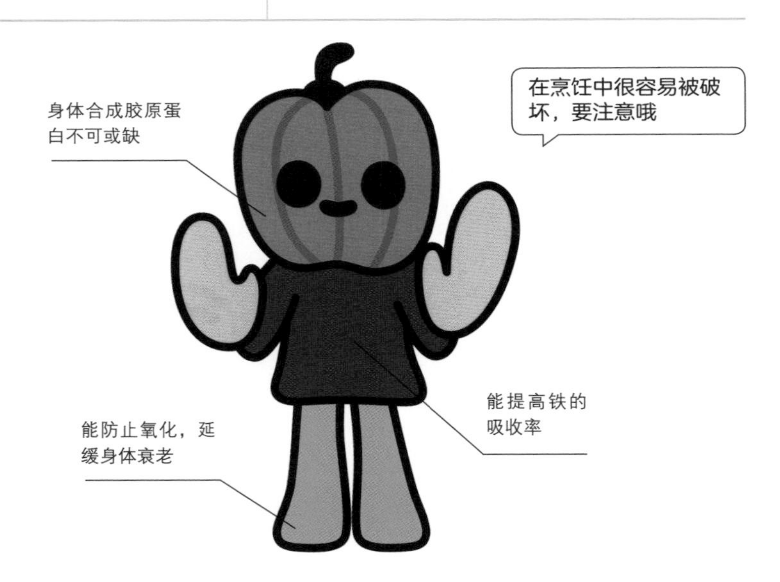

有效的饮食搭配

纳豆 × 小松菜

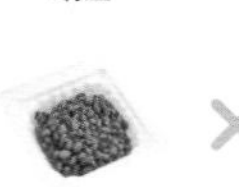

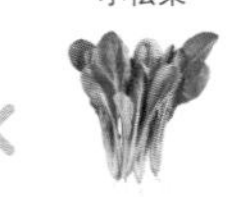

提升铁吸收率

小松菜中的维生素 C 能够提高纳豆中铁的吸收率。建议代替小葱，将焯过的小松菜切成末，和纳豆搅拌在一起。

橙子 × 胡萝卜

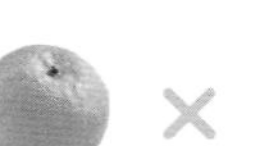

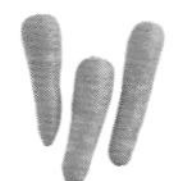

抗氧化好搭档，给你美丽肌肤

橙子中的维生素 C 和胡萝卜中的 β－胡萝卜素的抗氧化作用都很强，能够预防身体老化、阻止色斑生成、让皮肤显得光滑白净。

在体内的作用

■ 合成胶原蛋白

制造身体的蛋白质中，有1/3都是胶原蛋白，在胶原蛋白的合成中，维生素C必不可少。胶原蛋白将血管、肌肉、骨骼和皮肤等部位的细胞连接在一起，维持它们的强健状态。同时，充足的胶原蛋白还有助于伤口和炎症加速恢复。

■ 防止氧化、预防老化

维生素C的抗氧化作用很强，能够防止体内氧化过程（活性氧生成，加速身体老化）的进行。例如，对于氧化后会造成动脉硬化的LDL胆固醇，维生素C能够通过阻碍其氧化，保持血管健康。

■ 提高铁吸收率

植物性食物中的铁都属于非血红素铁（较难吸收），即便大量摄取也无法达到应有的健康效果。但若搭配上维生素C，非血红素铁就能转化为血红素铁（较易吸收），进而在肠内被人体顺利吸收。

摄取不足

■ 引起坏血病

坏血病是因胶原蛋白不足、毛细血管脆弱而导致的出血病症。病人的牙龈、肌肉、骨骼、神经等各个部位都有可能出血，进而引起贫血、乏力、无食欲等症状，重症患者甚至可能死亡。

■ 皮肤色斑增多

色斑是黑色素在特定酶的作用下发生沉积所形成的，维生素C能阻碍这些酶的生成，从而防止色斑形成。另一方面，维生素C不足还可能造成胶原蛋白不足，导致皮肤松弛、皱纹增多等。

? 不足的原因

■ 吸烟和精神压力等造成消耗过多

对于吸烟和精神压力较大的人来说，即便通过饮食摄取足量的维生素C，也仍易出现维生素C不足。吸烟后身体需要分解相关物质，对抗精神压力需要合成特定激素，这些过程都会消耗大量的维生素C。

知识点 **维生素C或能预防老年眼疾**

老年性黄斑变性（AMD）和白内障都是老年人易患的、可能导致失明的严重眼部疾病。维生素C可能具有防止AMD症状恶化的作用。某研究指出，6年间每天补充维生素C、维生素E以及多种矿物质的AMD患者，其进行性AMD的发病率相比普通患者更低。同时，若干研究表明，习惯于通过饮食有意识地补充维生素C的人，其白内障发病率更低。有关维生素C与这两种眼疾关联的研究都还有待深入，但维生素C确有可能预防老年人的眼部老化。

应摄取多少维生素C?

男女都为 100mg/ 日

（该数值适用于 18~49 岁且身体活动水平处于普通水平的人群）

人体内无法合成维生素 C，必须通过蔬菜、水果等食物摄取。孕期每日摄取量应增加 110 mg，哺乳期应增加 145mg。另外，吸烟者也需要注意比普通人摄取更多的维生素 C。

* 来源：日本厚生劳动省《日本人饮食摄取标准（2015 年版）》

维生素C的饮食摄取标准（mg/日）

年龄	推荐量		年龄	推荐量	
	男性	女性		男性	女性
0~5（月）	–	–	12~14（岁）	95	95
6~11（月）	–	–	15~17（岁）	100	100
1~2（岁）	35	35	18~29（岁）	100	100
3~5（岁）	40	40	30~49（岁）	100	100
6~7（岁）	55	55	50~69（岁）	100	100
8~9（岁）	60	60	70（岁）以上	100	100
10~11（岁）	75	75			

这份料理的维生素 C 含量

1 腌红甜椒

维生素 C 含量（1 餐份）
161mg
88kcal

② 西兰花大虾沙拉

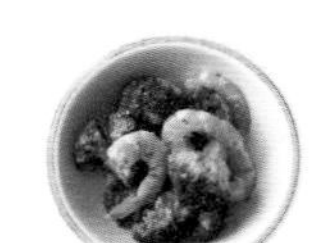

维生素 C 含量（1 餐份）
121mg
164kcal

③ 腌菜花

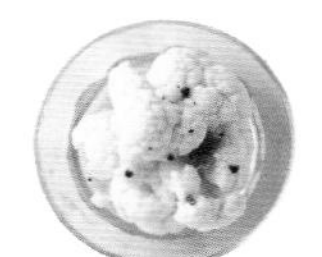

维生素 C 含量（1 餐份）
81mg
52kcal

④ 奶酪焗虾

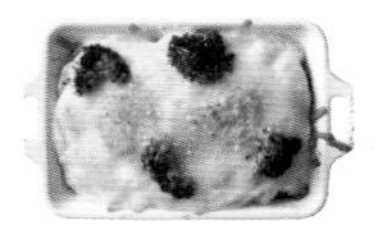

维生素 C 含量（1 餐份）
56mg
403kcal

⑤ 土豆沙拉

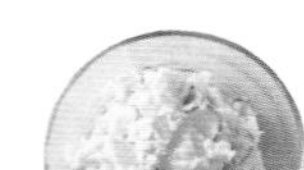

维生素 C 含量（1 餐份）
49mg
218kcal

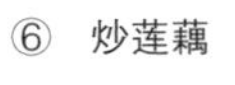
⑥ 炒莲藕

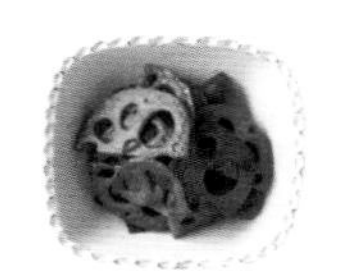

维生素 C 含量（1 餐份）
48mg
148kcal

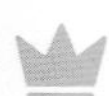

维生素 C 含量排行榜

＊以 1 人份为标准

200mg　400mg　600mg

第 1 名　樱桃　1 人份（30g）

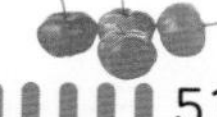

510mg（11kcal）

第 2 名　红甜椒　1 人份（95g）

162mg（29kcal）

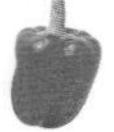

第 3 名　黄甜椒　1 人份（95g）

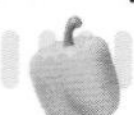

143mg（26kcal）

第 4 名　番茄椒　1 人份（60g）

120mg（19kcal）

第 5 名　野油菜　1 人份（70g）

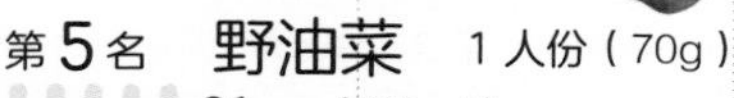

91mg（23kcal）

第 6 名　西兰花　1 人份（75g）　90mg（25kcal）

第 7 名　抱子甘蓝　1 人份（50g）　80mg（25kcal）

第 8 名　柿子　1 人份（100g）　70mg（60kcal）

第 9 名　草莓　1 人份（100g）　62mg（34kcal）

第 10 名　菜花　1 人份（75g）　61mg（20kcal）

第 11 名　橙子　1 人份（100g）　60mg（46kcal）

第 12 名　羽衣甘蓝　1 人份（70g）　57mg（20kcal）

第 13 名　猕猴桃　1 人份（80g）　55mg（42kcal）

第 14 名　木瓜　1 人份（100g）　50mg（38kcal）

第 15 名　土豆　1 人份（135g）　47mg（103kcal）

第 16 名　柚子　1 人份（120g）　43mg（46kcal）

第 17 名　白菜　1 人份（100g）　40mg（45kcal）

第 18 名　苦瓜　1 人份（50g）　38mg（9kcal）

第 19 名　红薯　1 人份（100g）　29mg（134kcal）

第 19 名　圆白菜　1 人份（70g）　29mg（16kcal）

专栏

类维生素物质

有一类物质，不是维生素，却被称为“维生素”，在人体内的作用和维生素相同，不同之处在于它们可以在人体内合成。人们称其为类维生素物质，以便区分。

在体内的作用

■ 与维生素的作用大体相同

类维生素物质的作用与维生素非常相似，某些类维生素物质在发现时，甚至被误认为就是一种维生素。它们的主要功能是帮助体内各种代谢过程顺利进行，部分类维生素物质还是维生素和矿物质发挥作用时不可缺少的。例如，维生素 E 具有很强的抗氧化作用，但若少了辅酶 Q10，它起到的效果十分短暂，无法持续。

■ 作为功能性成分发挥作用

除了与维生素类似的作用，类维生素物质还能起到保健、治疗等作用。例如，维生素 U 被用作肠胃药，辅酶 Q10 被用作心脏病的治疗药物。其中一些物质具有很强的抗氧化作用，在预防老化的应用方面正处于探索阶段。关于这些物质的作用，很多都还有待研究，过剩症状也还有待探明，因此在选择营养补充剂时，还需要多加注意。

知识点

什么是功能性成分？

产能营养素、维生素、矿物质等属于身体的必需营养素，功能性成分则是身体非必需的，但具有保健、治疗、抗老化等功能的营养成分。食物纤维、类维生素物质以及多酚（一种植物化学物质）等，都属于功能性成分。

类维生素

这一类功能性成分虽不是维生素，但却具有与维生素相同的功能。它们最显著的特点是可以在人体内合成。

多酚

多酚是一类代表性的植物化学物质，最早因红酒的相关研究而获得了广泛关注。多酚的种类繁多，具有很强的抗氧化作用。

类胡萝卜素

类胡萝卜素是一类色素成分，有红、黄、绿等颜色，其中最具代表性的就是 β－胡萝卜素。类胡萝卜素不仅存在于植物当中，也同样存在于动物性食物中。

其他

目前发现的功能性成分还包括 β－葡聚糖、褐藻糖胶、柠檬酸、氨基葡萄糖等，它们对于预防生活方式病都颇具功效。

类维生素物质的种类

泛醌

■作用

也称作辅酶Q10（CoQ10）。能促进肌细胞再生，还能预防疲劳和老化。

■主要食物

牛肉　猪肉　青背鱼

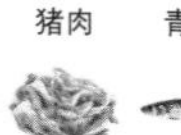

胆碱

■作用

在磷脂类（细胞膜的原料）的合成中必不可少，神经中释放出的乙酰胆碱与神经信息传递也密切相关。

■主要食物

猪肝　大豆　糙米

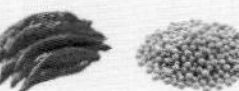
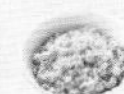

维生素 P

■作用

能够使体内的维生素C稳定下来，平稳发挥作用。还能使毛细血管壁保持健康状态。

■主要食物

柑橘类　洋葱　荞麦面

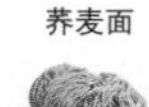

肌醇

■作用

作为一种抗脂肪肝物质被发现，此外，它还能增加有益胆固醇数量，预防肥胖和动脉硬化等。

■主要食物

橙子　西瓜　哈密瓜

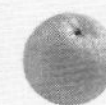
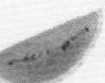
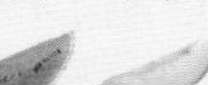

PABA（对氨基苯甲酸）

■作用

一种可以生成叶酸的氨基酸，还能保持皮肤和头发健康、预防白头发和皱纹、促进肠内细菌增殖等。

■主要食物

肝脏　鸡蛋　牛奶

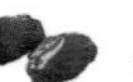
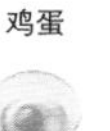
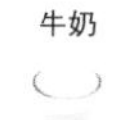

维生素 U

■作用

最早作为一种抗消化性溃疡物质在圆白菜中被发现，被用作胃溃疡、十二指肠溃疡等病症的治疗药物。

■主要食物

圆白菜　芹菜　芦笋

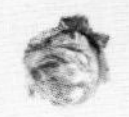
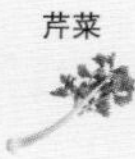
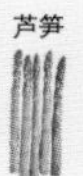

硫辛酸

■作用

具有很强的抗氧化作用，缓解疲劳、预防糖尿病、排毒等作用现在备受关注。

■主要食物

肝脏　黄绿色蔬菜

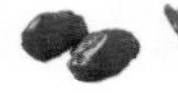
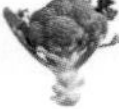
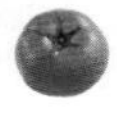

乳清酸

■作用

最早在乳清中被发现，具有促进乳酸菌增殖的作用。它能协助叶酸和维生素B_{12}发挥效用，在肝脏病的治疗药中也得到了应用。

■主要食物

根茎类蔬菜

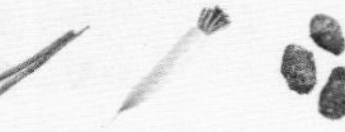

肉碱

■作用

它能在细胞当中运送脂肪，因此被认为能促进脂肪分解，有助减肥。

■主要食物

羊肉　牛肉

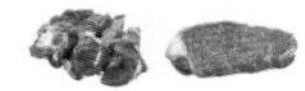

专栏

令人担忧的体检报告④

甘油三酯偏高

喜欢饮酒和享受美食的人，容易有甘油三酯偏高的情况。甘油三酯的正常值范围为 0.45~1.69mmol/l，低于 0.45mmol/l 或高于 1.70mmol/l 都属于异常。甘油三酯偏高时，应当减少糖类和脂肪摄取，同时要控制饮酒。要降低甘油三酯，饮食调整很重要，要多吃膳食纤维含量丰富的根茎类蔬菜、海藻、大豆、DHA 和 EPA 含量高的青背鱼类（促进血流畅通）、具有燃脂效果的红辣椒等食物，同时应当进行适量的运动。

调整饮食

每餐能量控制在 500kcal 左右	甘油三酯偏高的人，即使在喝酒的场合，也要注意选择脂肪含量较少的下酒菜。
少吃零食，减少糖类摄取	糖类摄取过多，很容易生成甘油三酯。蛋糕和甜点都不吃为好，喝咖啡时也请尽量选择黑咖啡。
戒掉含糖饮料，用绿茶代替	饮料中的糖是造成肥胖的原因之一，应以绿茶或水代替。
避免高盐、高油的汤和酱汁	拉面汤和酱汁中的盐分较高，容易导致浮肿。吃拉面时，应当将面量减半，同时切勿把汤汁喝光。

Part

5

必需营养素百科辞典

矿物质、膳食纤维

矿物质除了构成骨骼和牙齿，还是蛋白质和脂肪的成分物质，是构成人体的重要营养素。人体内无法合成矿物质，必须从外界摄取。

远离疾病，应该吃什么？

Q 提高代谢率，应该吃什么？①

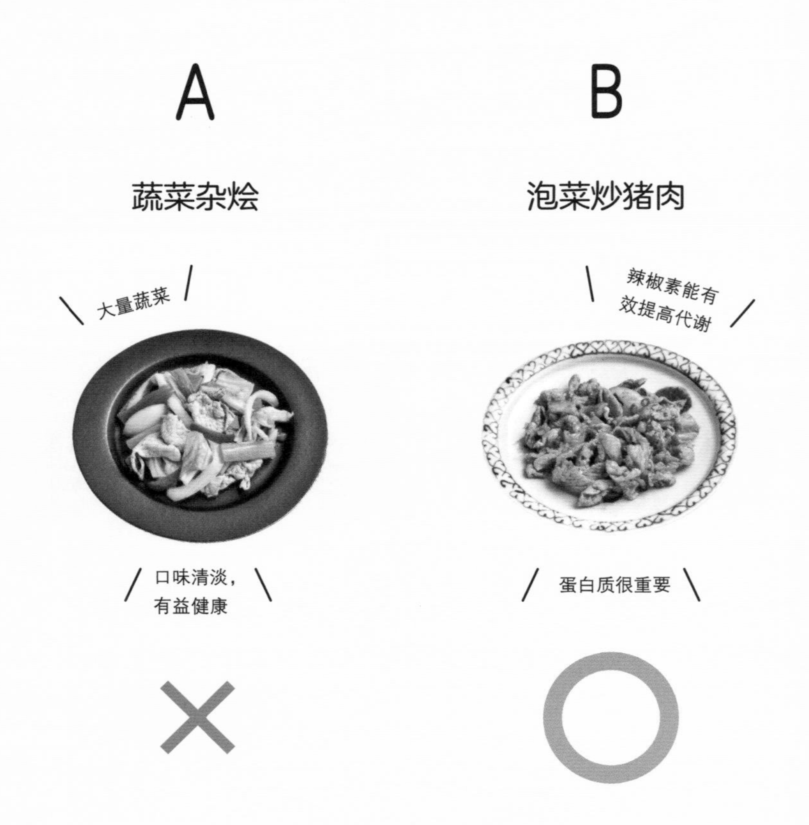

蔬菜、肉类、香辛料是饮食 3 大要点

要提高代谢率，可以选择蛋白质食物和香辛料，虽然维生素也对提高代谢率十分重要，但比起大量摄取蔬菜，还是摄取足量的蛋白质更有助于达到目的。猪肉中的维生素 B_1 和泡菜中的辣椒素都有很好的效果，比蔬菜杂烩更胜一筹。

Q 提高代谢率，应该吃什么？②

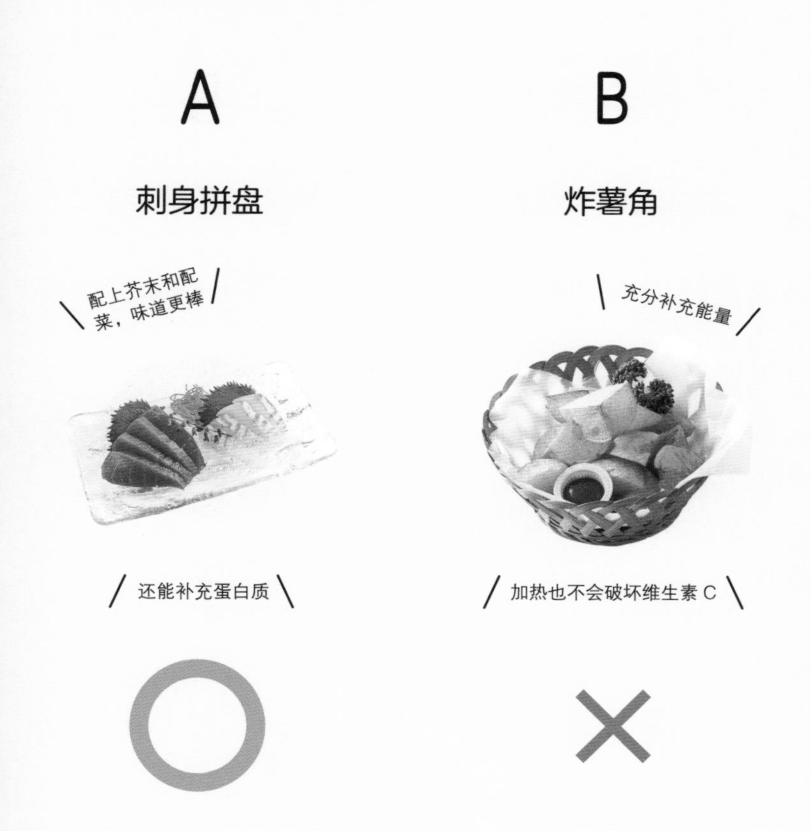

芥末和配菜的作用不可忽视

炸薯角中含有糖类和油脂，能量很高，进入身体后难以被顺利代谢，只会囤积在体内。相比之下，刺身拼盘能充分补充蛋白质，芥末还能提高身体的代谢速率。连同配菜中的白萝卜、海藻等一起享用，能量代谢率还能进一步提高。

Q 提高代谢率，应该吃什么？③

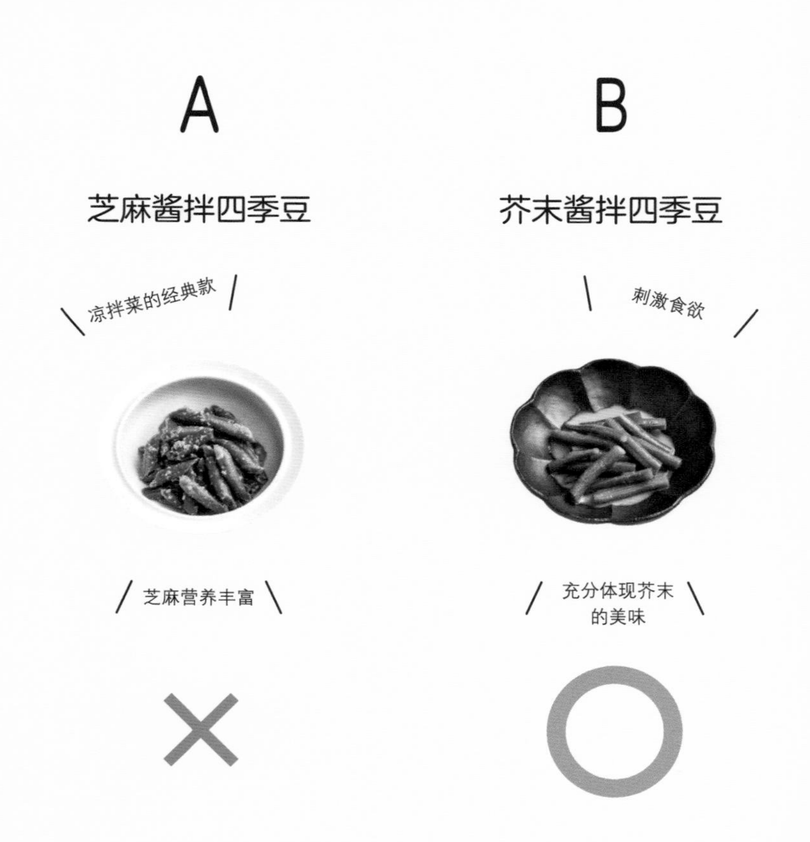

合理烹调，最大限度激发食材的健康功效

四季豆含有丰富的维生素 B_1，有助于提高能量代谢率。做凉拌四季豆时，是加芝麻酱好，还是加芥末酱好呢？芝麻中的钙、铁、膳食纤维和不饱和脂肪酸含量都很高，是一种很值得推荐的食材。但如果目标是提高能量代谢速率的话，还是选择能够促进糖类代谢的芥末酱更为明智。

Q 提高代谢率，应该吃什么？④

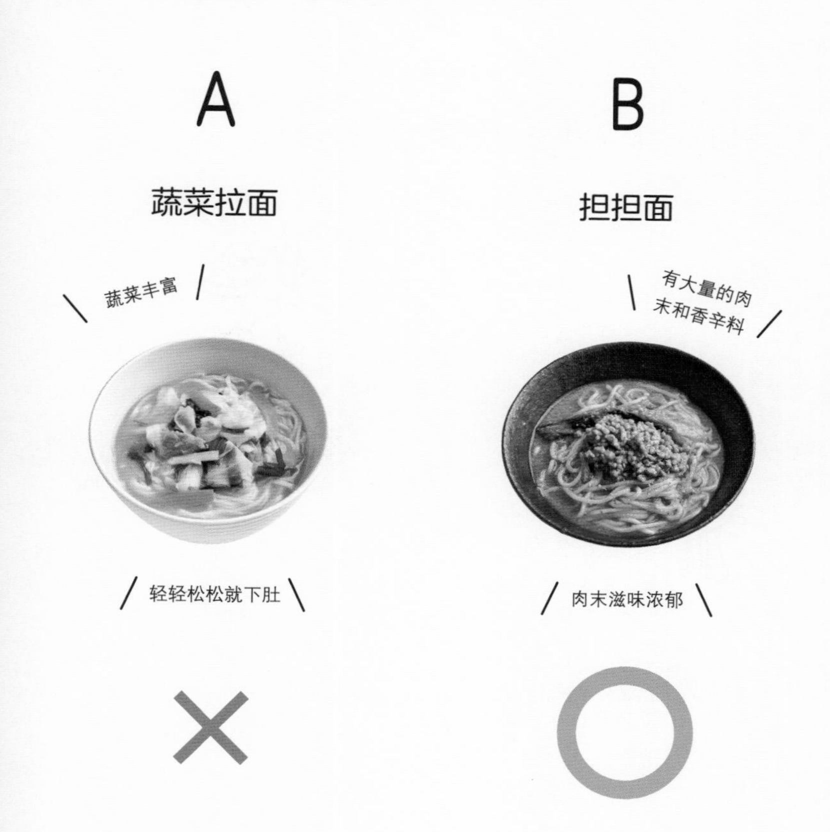

利用辣椒和花椒的力量，提升代谢率

虽说减肥期间最好别碰拉面，但还是有忍不住想吃的时候。这时大多数人会选择蔬菜丰盛的蔬菜拉面，但实际上担担面也是个不错的选择（只要不把面和汤都吃光）。肉末中含有大量的蛋白质，加上辣椒和花椒，能够完美地提高代谢率。担担面的油脂含量很高，所以千万不要吃得太多。

提高代谢率的饮食方法

如果感觉最近减重效果不明显，就表示基础代谢率下降。来了解一下提高代谢率的营养素和饮食方法。

1 蛋白质、B 族维生素和香辛料很重要

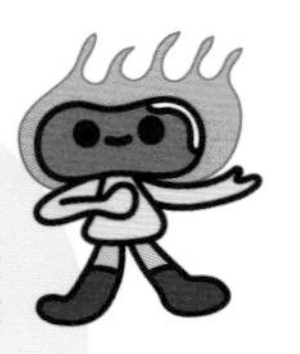

蛋白质

作为肌肉原料的蛋白质，是提高基础代谢不可或缺的重要营养素。充分补充蛋白质，就能提高代谢率。

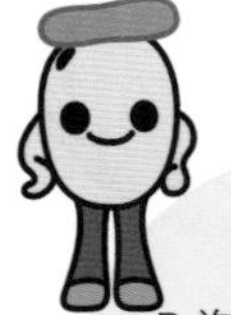

提高代谢率

B 族维生素

B 族维生素有利于促进代谢。维生素 B_1 主要负责碳水化合物代谢，维生素 B_2 负责脂肪代谢，维生素 B_6 则会促进蛋白质代谢。

香辛料成分

辛辣成分（例如红辣椒中的辣椒素）有利于提高身体代谢率、提升体温，还能有效促进脂肪燃烧。

提高代谢率的饮食搭配

能量代谢，即身体利用酶等物质将消化吸收后的营养素转化为能量、供身体所用的过程。因此，提高代谢率也就是提高食物的燃烧速率，将它们更快地转化为能量。提高代谢率的关键在于充分补充蛋白质，多吃富含 B 族维生素的食物，再搭配上一定的香辛料，效果更佳。

2 提高代谢率的氨基酸

选择燃脂效果更好的氨基酸

身体的代谢率越高，就越能更快地使用能量，减脂也更容易。值得注意的是，蛋白质的构成成分氨基酸能提高能量代谢率。氨基酸种类不同，提升代谢率的效果也不同，可以选择不同的食物，感受它们的差异。另外，海藻和海鲜类中含有的碘也能有效提高代谢率，推荐食用。

可提高能量代谢率的氨基酸

赖氨酸

必需氨基酸的一种。小麦和精白米当中的赖氨酸含量都较低，在主食之外，最好能配上赖氨酸含量丰富的动物性食品，促进糖类代谢。

推荐食物

海鲜

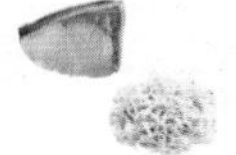

肉类

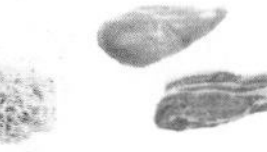

乳制品

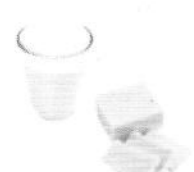

精氨酸

精氨酸可以在人体内合成，但随着年龄增长，体内含量会逐渐下降。精氨酸与 TCA 循环（能量代谢途径）密切相关，能够有效缓解疲劳。

推荐食物

鸡肉

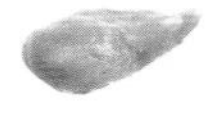

鲣鱼

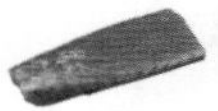

大豆

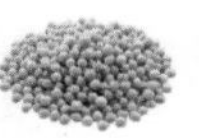

丙氨酸

由身体能量来源糖类重新生成的一种氨基酸。它有助于提高肝功能、激活 TCA 循环等，对于代谢率的提升起着不可或缺的作用。

推荐食物

鸡肉

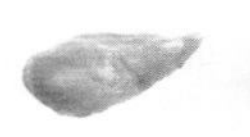

蚬

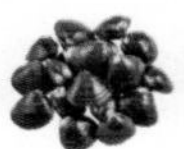

乌贼

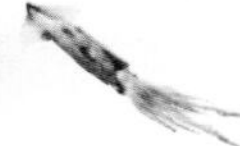

脯氨酸

与丙氨酸相同，也与人体内的能量源糖类的合成有关。由于胶原蛋白中含有大量的脯氨酸，因此也被认为有美容效果。

推荐食物

猪肉

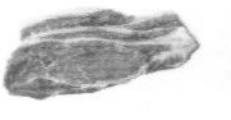

鲣鱼

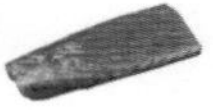

奶酪

矿物质

矿物质包括金属和非金属元素。金属？你也许会感到惊讶，但它们确实在人体中发挥着非常重要的功能。

DATA

英文名	Mineral	特征	营养学中又称为无机盐。日本厚生劳动省将 13 种矿物质定为必需矿物质，并且制定了摄取量的标准。

宏量元素

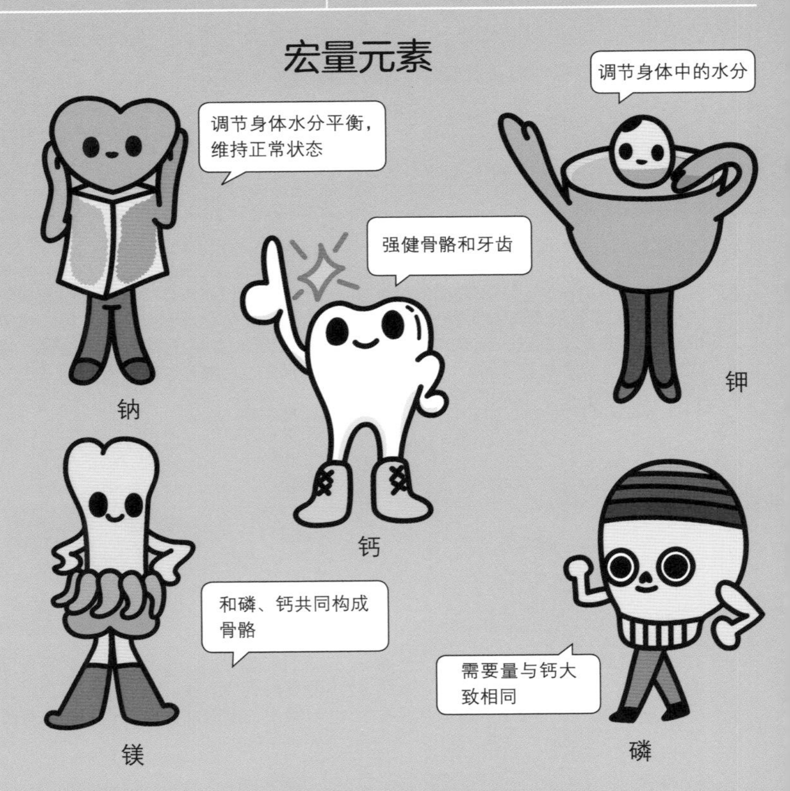

宏量元素是指在 13 种矿物质中，人体所需量较大的 5 种。它们有的是骨骼、牙齿或细胞膜的原料，有的起着调节体内水分的重要功能。这些矿物质在发挥作用时互相合作，比如磷、镁和钙共同构成骨骼和牙齿，钠和钾则一起发挥着调节人体水分和盐分平衡的作用。

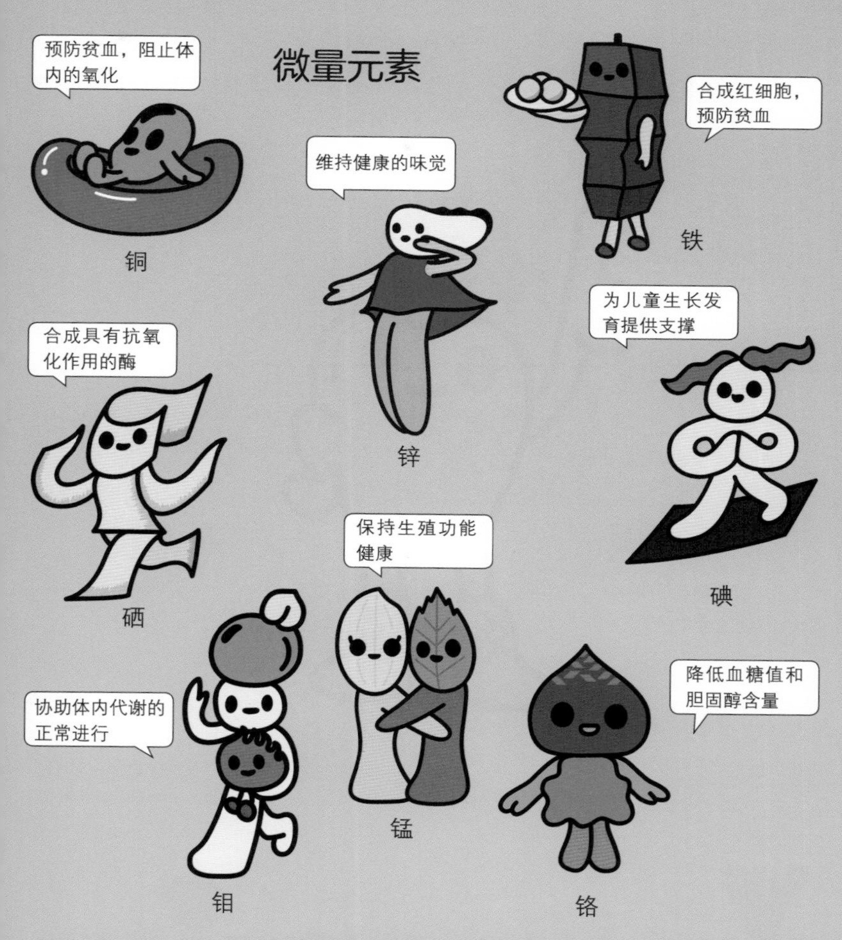

相比起宏量元素，人体对微量元素的需求量很少。举例来说，18~29 岁的男性每天需要摄取 800mg 的钙和 2500mg 的钾，但对铜和铁的需求量却只有 0.7mg 和 7.0mg。然而，微量元素的需求量虽小，却对血液的合成非常重要，酶和激素的生成以及顺利运作同样少不了它们。

钙

对于骨骼和牙齿的合成必不可少。在肌肉运动、神经安定方面也有着重要作用。

DATA

英文名	Calcium	特征	金属元素。在骨骼和牙齿中以釉质的形式存在，在血液和神经中以离子形式存在，在人体内总量约为 1kg。

元素符号 Ca

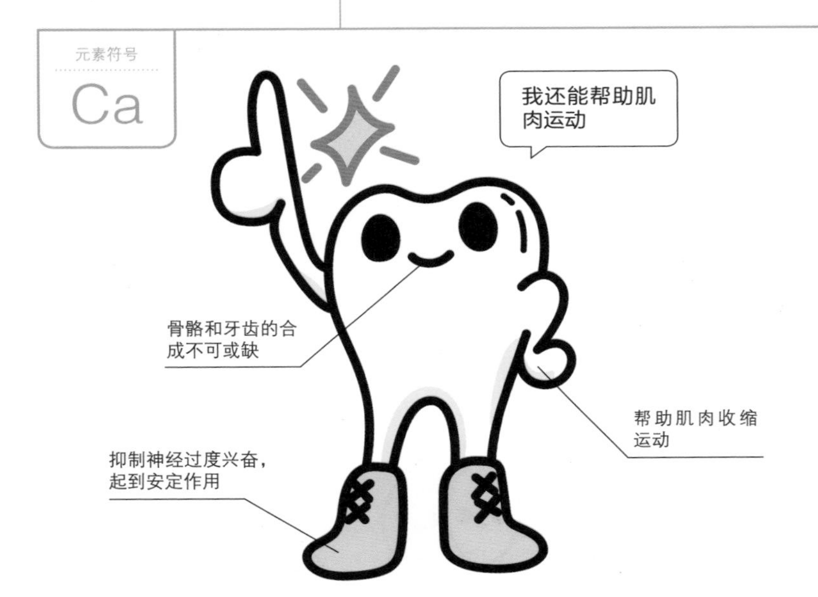

有效的饮食搭配

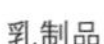

菠菜 × 乳制品

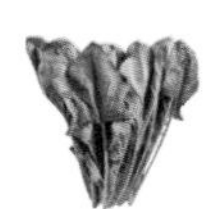

提高钙的吸收率

菠菜中的钙难以被人体吸收，如果配上乳制品的话就能帮助其吸收。乳制品中也含有丰富的钙，是“一箭双雕”的组合。

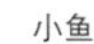

小鱼 × 坚果

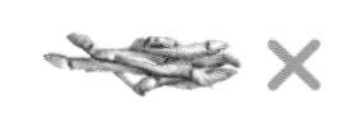

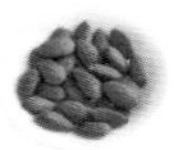

相互合作，强健骨骼

钙与镁是构成骨骼不可或缺的物质，选择富含钙的小鱼和富含镁的坚果，效果显著。

在体内的作用 

■ 构成、强健骨骼和牙齿

身体中的钙约有 99% 都存在于骨骼和牙齿中。骨骼和牙齿既是由钙构成，又是钙的储存库。除了钙以外，骨骼和牙齿的健康还需要镁、磷和胶原蛋白等物质。

■ 帮助肌肉运动，维持内脏活动

身体的运动、心脏等内脏的正常活动，都少不了钙的帮助。除了在骨骼和牙齿中，钙还在血液和细胞中以离子形式存在，通过刺激肌肉收缩，实现肌肉的运动。

■ 维持正常的神经传导功能

神经过度兴奋时，神经细胞就会打开，外部的钙离子便流入细胞内，促使该细胞分泌神经递质，将神经信号传递到身体各处。这一过程是维持生命不可欠缺的，因此必须将体内的钙离子维持在一定浓度，才能维持正常的神经传导功能。

摄取过量 

■ 营养剂摄取过量可能导致身体不适

慢性钙不足在日本人当中十分常见，较少有因钙过量而出现不适的情况。然而，如果长期摄取过多的营养补充剂，可能会导致肌肉疼痛、头痛、肾结石等。

■ 导致体内镁不足

钙摄取过量会导致体内镁不足，结果使钙也无法正常发挥作用。另外，磷的过量摄取会导致体内钙不足。钙、镁、磷在体内应当保持 2：1：2 的平衡比例。

■ 可能对某些病患的内脏器官造成伤害

对于肾病、糖尿病、甲状腺疾病患者来说，如果通过营养药剂等补充了过多的钙，有可能出现各种不适症状，需要特别注意。还有可能引起肾脏、尿管、膀胱和尿道各处的结石。

摄取不足 

■ 长期不足会引起缺乏症状

短期内钙不足，身体并不会出现缺乏症状，而长期的钙不足则会引起各种不良反应。钙和维生素 D 的双重不足会引起儿童佝偻病，成人体内钙不足会导致骨量减少、骨质疏松症、高血压、动脉硬化等。

■ 导致骨质疏松症，骨骼松软易损

为保持血液中的钙离子浓度正常，骨骼中的钙在必要时会溶解并运输到血液当中（骨吸收）；骨骼当中的成骨细胞则会不间断地生成新的骨骼（骨形成）。钙不足时，骨吸收速率高于骨形成速率，便会导致骨质疏松。

? 不足的原因

■ 缺钙的高危人群

绝经后的女性、嗜酒人群，这两类人需要注意，即便摄取了充足的钙，也仍有可能缺钙。绝经后激素会发生变化，导致钙的吸收率下降；过度饮酒则会导致钙很容易经由尿液排出体外。

应摄取多少钙?

男性 650~800mg/ 日，女性 650mg/ 日

（该数值适用于 18~49 岁且身体活动水平处于普通水平的人群）

日本人普遍有慢性钙不足的问题，2014 年的日本国民健康和营养状态调查显示，成年男性的平均摄取量是 529mg/ 日，成年女性是 507mg/ 日。这可能是由于日本的水质多为软水（矿物质含量较低）引起的。另外，无论男女，钙的每日摄取上限量都为 2500mg。

* 来源：日本厚生劳动省《日本人饮食摄取标准（2015 年版）》

钙的饮食摄取标准（mg/ 日）

年龄	推荐量		上限量	年龄	推荐量		上限量
	男性	女性	男性 & 女性		男性	女性	男性 & 女性
0~5（月）	–	–	–	12~14（岁）	1000	800	–
6~11（月）	–	–	–	15~17（岁）	800	650	–
1~2（岁）	450	400	–	18~29（岁）	800	650	2500
3~5（岁）	600	550	–	30~49（岁）	650	650	2500
6~7（岁）	600	550	–	50~69（岁）	700	650	2500
8~9（岁）	650	750	–	70（岁）以上	700	650	2500
10~11（岁）	700	750	–				

这份料理的钙含量

奶酪焗虾

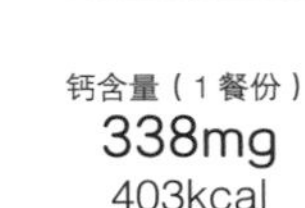

钙含量（1 餐份）
338mg
403kcal

芝麻酱拌四季豆

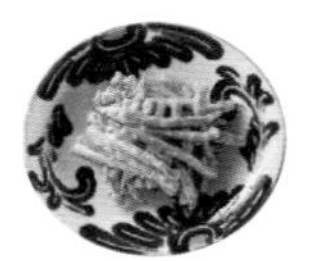

钙含量（1 餐份）
338mg
205kcal

③ 清炒小松菜

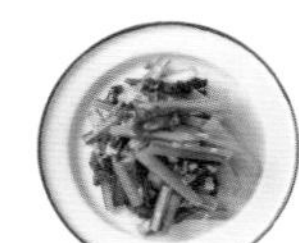
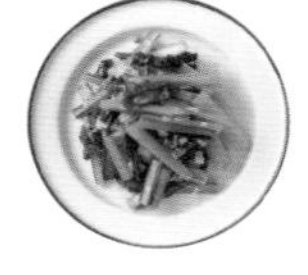

钙含量（1 餐份）
176mg
115kcal

④ 比萨吐司

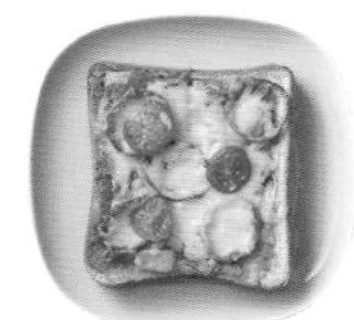

钙含量（1 餐份）
153mg
372kcal

⑤ 凉拌茼蒿

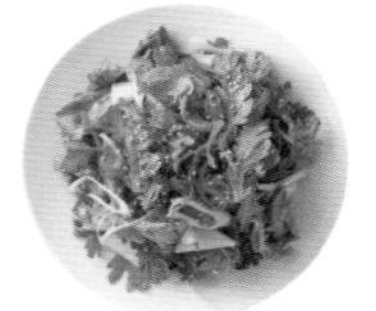

钙含量（1 餐份）
146mg
134kcal

⑥ 酱炖黄豆

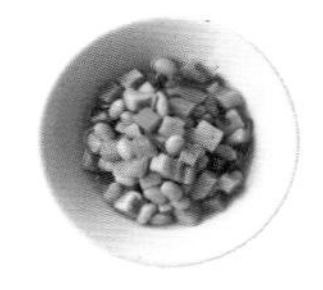

钙含量（1 餐份）
140mg
223kcal

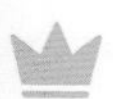

钙含量排行榜

＊以 1 人份为标准

300mg　600mg　900mg

第 1 名　虾干　1 人份（10g）

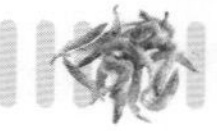

710mg（23kcal）

第 2 名　小鱼干　1 人份（15g）

330mg（50kcal）

第 3 名　瑞士干酪　1 人份（25g）

300mg（107kcal）

第 4 名　油炸豆腐　1 人份（100g）

270mg（228kcal）

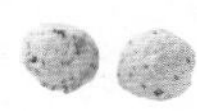

第 4 名　鲇鱼　1 人份（100g）

270mg（100kcal）

第 6 名　帕玛森奶酪　1 人份（20g）　260mg（95kcal）

第 7 名　冻豆腐（干）　1 人份（40g）　252mg（214kcal）

第 8 名　多春鱼　1 人份（75g）　248mg（125kcal）

第 9 名　豆腐皮　1 人份（100g）　240mg（150kcal）

第 10 名　牛奶（普通）　1 人份（210g）　231mg（141kcal）

第 11 名　西太公鱼　1 人份（50g）　225mg（39kcal）

第 12 名　黄麻菜　1 人份（70g）　182mg（27kcal）

第 13 名　再加工奶酪　1 人份（25g）　158mg（85kcal）

第 14 名　京水菜　1 人份（16g）　147mg（16kcal）

第 15 名　酸奶（全脂无糖）　1 人份（100g）　120mg（62kcal）

第 16 名　卡门贝尔奶酪　1 人份（25g）　115mg（78kcal）

第 17 名　烤芝麻　1 人份（9g）　108mg（54kcal）

第 18 名　木耳菜　1 人份（70g）　105mg（9kcal）

第 19 名　油豆腐　1 人份（30g）　93mg（123kcal）

第 20 名　黄花菜　1 人份（70g）　91mg（23kcal）

铁

制造负责将氧气运输到全身的红细胞，预防贫血。

DATA

英文名	Iron	特征	金属元素。人体内有约 3g 的铁，其中 70% 存在于红细胞中，30% 存在于肌肉中，还有少量贮藏在肝脏、骨髓等处。

元素符号

Fe

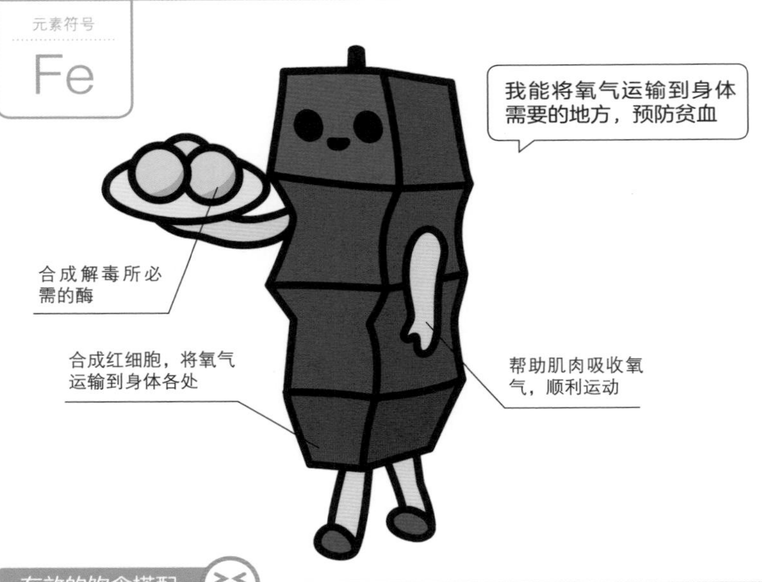

有效的饮食搭配

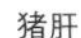

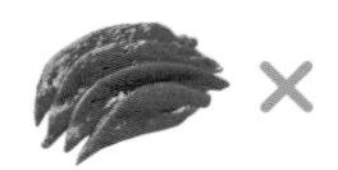

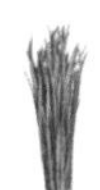

预防贫血的美食组合

猪肝炒韭菜能让猪肝中丰富的铁和韭菜中大量的叶酸共同发挥作用，合成红细胞，这组搭配可以有效预防贫血。

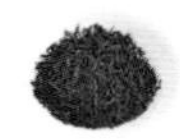

提高吸收率的组合

羊栖菜中的铁为非血红素铁，人体难以吸收，搭配柠檬中的维生素 C，则能提升铁的吸收率。在凉拌羊栖菜上淋上柠檬汁，不失为一道好菜。

在体内的作用

■ 生成红细胞，预防贫血

人的血液之所以呈红色，是因为红细胞里的血红蛋白是红色的。血红蛋白是由珠蛋白和血红素结合而成的色素蛋白质，能起到搬运氧气的作用。而铁对于血红素的生成不可或缺。

■ 帮助肌肉吸收氧气

铁对肌肉中的肌红蛋白的生成不可欠缺。肌红蛋白在吸收血液中的氧气之后会收缩，继而完成肌肉运动。铁不足会使得肌肉无法吸收氧气，造成肌肉力量下降、疲劳等。

■ 促进解毒

肝脏的重要功能之一就是分解体内有害物质，过程中需要一种名为细胞色素的酶，而铁对其合成具有促进作用。细胞色素与激素的生成、脂肪酸的代谢同样密切相关。

摄取过量

■ 有铁中毒的风险

铁几乎无法通过身体排出，过量摄取会使得铁在内脏等处发生堆积，继而可能导致铁中毒等严重后果。此前曾有儿童因摄取了 200mg 的铁而死亡的案例。因此千万注意不要让孩子误食。

■ 活性氧增多，导致严重疾病

铁贮存在肝脏中会合成铁蛋白，血液中铁蛋白含量过高，会促使活性氧的形成。活性氧会伤害血管壁，导致胆固醇聚积，造成动脉硬化，还有可能因此引起心肌梗死等疾病。

■ 造成肝炎恶化

比起正常的肝脏，铁更容易在患有炎症的肝脏里堆积。姜黄、猪肝等食物的铁含量高，被认为对肝脏有益，如果为了护肝而大量摄取，容易造成体内铁过量。这些铁氧化后，还会导致肝炎恶化。

摄取不足

■ 引起贫血

90% 的贫血都是铁不足引起的。贫血，即血液因血红蛋白减少而无法充分发挥氧气运输功能的疾病，其症状有头痛、晕眩、心急、气喘、食欲不振、容易疲劳等。

■ 贫血前症状

即将患上贫血之前的状态被称作潜在性缺铁，这期间有必要及时补充铁。如果放任不管，就会出现容易疲劳、头痛、肩酸、心悸、食欲不振等症状。

? 不足的原因

■ 易缺铁人群

生长发育期的儿童和处于孕期或经期的女性对铁的需求量会增加，建议采取一定的措施预防缺铁。患有子宫肌瘤、痔疮、胃溃疡、十二指肠溃疡的人群身体易出血，也同样容易缺铁。另外，剧烈运动、马拉松等也可能引起铁不足。

应摄取多少铁?

男性 7.0~7.5mg/ 日，女性 6.0~6.5mg/ 日

（该数值适用于 18~49 岁且身体活动水平处于普通水平的人群）

女性在经期的铁标准摄取量为 10.5mg/ 日，孕期、哺乳期也各有不同。怀孕初期每天应当多摄取 2.5mg，怀孕中后期应每天多摄取 15mg，需要特别注意缺铁的问题。另外，成年男性的每日铁摄取上限量为 50~55mg，成年女性则为 40mg。不同年龄的儿童的摄取上限量也各有不同，需要特别注意。

* 来源：日本厚生劳动省《日本人饮食摄取标准（2015 年版）》

铁的饮食摄取标准（mg/ 日）*1

年龄	推荐量		上限量	年龄	推荐量		上限量
	男性	女性 非经期 / 经期	男性 & 女性		男性	女性 非经期 / 经期	男性 & 女性
0~5（月）	–	–	–	12~14（岁）	11.5	10.0/14.0	50
6~11（月）	5.0	4.5	–	15~17（岁）	9.5	7.0/10.5	50/40
1~2（岁）	4.5	4.5	25/20	18~29（岁）	7.0	6.0/10.5	50/40
3~5（岁）	5.5	5.0	25	30~49（岁）	7.5	6.5/10.5	55/40
6~7（岁）	6.5	6.5	30	50~69（岁）	7.5	6.5/10.5	50/40
8~9（岁）	8.0	8.5	35	70（岁）以上	7.0	6.0	50/40
10~11（岁）	1.0	10.0/14.0	35				

*1：经期出血量较大（大于 80ml/ 次）人群除外。

这份料理的铁含量

1 味噌蚬汤

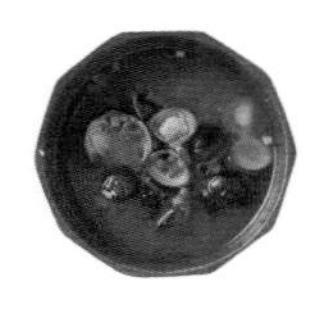

铁含量（1 餐份）
4.6mg
55kcal

② 辣肉酱

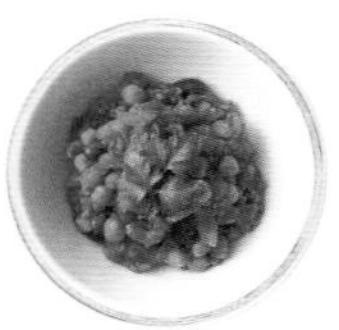

铁含量（1 餐份）
3.5mg
392kcal

③ 芝麻酱拌四季豆

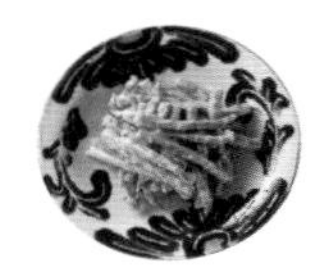

铁含量（1 餐份）
3.2mg
205kcal

③ 酒蒸花蛤

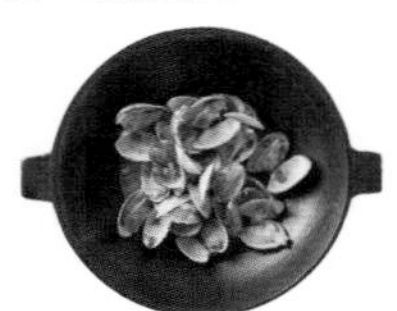

铁含量（1 餐份）
3.2mg
64kcal

⑤ 荞麦冷面

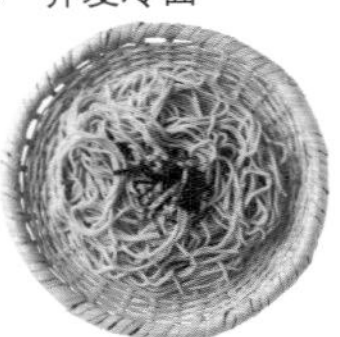

铁含量（1 餐份）
3.1mg
396kcal

⑥ 清炒小松菜

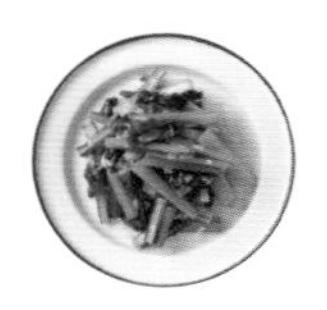

铁含量（1 餐份）
2.9mg
115kcal

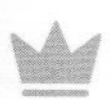

铁含量排行榜

＊以 1 人份为标准

3mg　6mg　9mg

第 1 名　猪肝　1 人份（80g）　10.4mg（102kcal）

第 2 名　鸡肝　1 人份（80g）　7.2mg（89kcal）

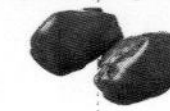

第 3 名　赤贝　1 人份（100g）　5.0mg（74kcal）

第 4 名　岩海苔（干）　1 人份（10g）　4.8mg（15kcal）

第 5 名　北极贝　1 人份（100g）　4.4mg（73kcal）

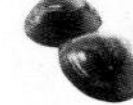

第 6 名　炸豆腐　1 人份（100g）　3.6mg（228kcal）

第 7 名　黄豆（干）　1 人份（50g）　3.4mg（211kcal）

第 8 名　牛肝　1 人份（80g）　3.2mg（106kcal）

第 9 名　四季豆（干）　1 人份（50g）　3.0mg（167kcal）

第 10 名　牛腿肉（肉用乳牛/瘦肉）　1 人份（100g）　2.7mg（140kcal）

第 10 名　红豆（干）　1 人份（50g）　2.7mg（170kcal）

第 10 名　牛臀肉（肉用乳牛/瘦肉）　1 人份（100g）　2.7mg（153kcal）

第 13 名　牛肩里脊肉（肉用乳牛/瘦肉）　1 人份（100g）　2.4mg（212kcal）

第 14 名　扇贝　1 人份（100g）　2.2mg（72kcal）

第 14 名　羊肩肉（带肥肉）　1 人份（100g）　2.2mg（233kcal）

第 16 名　沙丁鱼　1 人份（100g）　2.1mg（169kcal）

第 17 名　黄花菜　1 人份（70g）　2.0mg（23kcal）

第 17 名　小松菜　1 人份（70g）　2.0mg（10kcal）

第 19 名　鲣鱼　1 人份（100g）　1.9mg（114kcal）

第 19 名　花蛤（生）　1 人份（50g）　1.9mg（15kcal）

镁　与磷、钙合成骨骼，还能帮助能量代谢。

DATA

英文名	Magnesium	特征	金属元素。在人体内约有 20~30g，其中 50%~60% 存在于骨骼和牙齿中，其余则分布在肌肉、大脑和神经中。镁能活化 300 种以上的酶。

元素符号

Mg

长期生活不规律，镁就会不足
固定骨骼和牙齿中的钙
维持肌肉的正常功能
辅助体内的酶正常工作

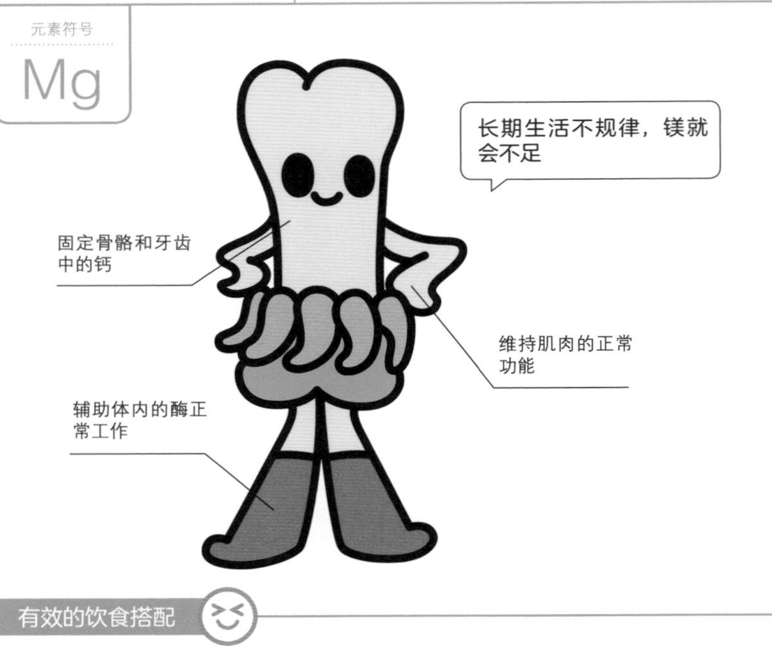

有效的饮食搭配

糙米饭　×　奶酪

钙镁搭配的最佳组合

糙米饭中的镁含量丰富，奶酪中的钙很容易被人体吸收，二者非常相配。可以做成奶酪拌饭享用。

荞麦面　×　裙带菜

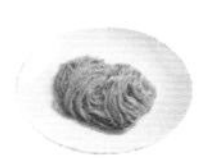

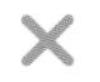

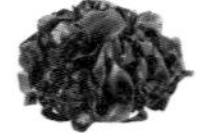

补充双倍的镁

在热乎乎的荞麦面上铺一些裙带菜，这两种食材联手，很适合补充镁。

在体内的作用 

■ 合成骨骼和牙齿

人体内 50%~60% 的镁都存在于骨骼和牙齿中，它的主要作用是固定骨骼和牙齿中的钙。因此，如果钙的摄取量增加，镁的需求量也会随之增加。

■ 维持肌肉的正常运动功能

尽管在肌肉运动过程中发挥主要作用的是钙，但镁调节着进入肌肉的钙量。镁不足会导致钙无法顺利帮助肌肉收缩，还有可能引起痉挛、麻痹等症状。

■ 活化酶

镁能协助人体内约 300 种酶发生生化反应，从而保证身体功能正常。在产能营养素生成能量的过程中，镁同样发挥着一系列的功能。在糖类代谢中，它的作用尤为重要。镁还与蛋白质合成有关。

摄取过量 

■ 正常饮食不会导致镁过量

过量摄取的镁能够通过尿液和汗液排出，因此对于饮食习惯正常的健康人来说，并不需要担心过量问题。在日本厚生劳动省发布的《日本人饮食摄取标准（2015 年版）》中，也没有标出每日摄取上限量。

■ 可能引起高镁血症

通过服用营养补充剂等摄取大量的镁，有可能导致大便不成形、腹泻等症状。作为泻药的一种常见成分，不可过量摄取。

■ 肾病患者难以排出多余镁

健康的人体可以通过肾脏将体内多余的镁排出体外，而不健康的肾脏就无法顺利将其排出，从而引发高镁血症。肾脏疾病患者在服用镁营养补充剂之前，请务必咨询医生。

? 不足的原因

■ 食物、酒精、药物

肉类、加工食品、清凉饮料当中含有大量的磷，磷摄取过量会妨碍人体吸收镁，从而导致镁缺乏。另外，大量的酒精和利尿剂也会促使镁通过尿液排出，导致缺镁。

■ 精制食品的增加也是原因之一

日本传统饮食中，海藻、大麦等杂粮、精制度较低的粗盐等常见食物都是镁的补充来源。如今，精制谷物和精制盐越来越多，这也被认为是镁缺乏越来越普遍的原因之一。

摄取不足 

■ 全身各处出现异常

由于镁与体内绝大部分的酶反应有关，镁不足会造成全身范围内的异常症状，比如骨骼和肌肉功能紊乱、心律失常和缺血性心脏病等心脏异常症状、高血压、腿脚抽筋、肌肉痉挛、神经过敏等。

应摄取多少镁?

男性 340~370mg/ 日，女性 270~290mg/ 日

（该数值适用于 18~49 岁且身体活动水平处于普通水平的人群）

研究表明，镁有助于降低 II 型糖尿病的患病风险，世界卫生组织也发表过相关内容。相信镁与健康的关系还将进一步被阐明。孕期的镁摄取量比普通值应高出 40mg。

* 来源：日本厚生劳动省《日本人饮食摄取标准（2015 年版）》

镁的饮食摄取标准（mg/ 日）

年龄	推荐量		上限量 *	年龄	推荐量		上限量 *
	男性	女性	男性 & 女性		男性	女性	男性 & 女性
0~5（月）	–	–	–	12~14（岁）	290	290	–
6~11（月）	–	–	–	15~17（岁）	360	310	–
1~2（岁）	70	70	–	18~29（岁）	340	270	–
3~5（岁）	100	100	–	30~49（岁）	370	290	–
6~7（岁）	130	130	–	50~69（岁）	350	290	–
8~9（岁）	170	160	–	70（岁）以上	320	270	–
10~11（岁）	210	220	–				

*1：从普通食物之外摄取的上限量，成人为 350mg/ 日，儿童为 5mg/kg 体重 / 日。如果从普通食物中摄取，则无上限量。

这份料理的镁含量

1 豆腐炖肉

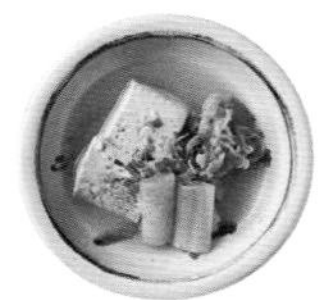

镁含量（1 餐份）
152mg
343kcal

② 荞麦冷面

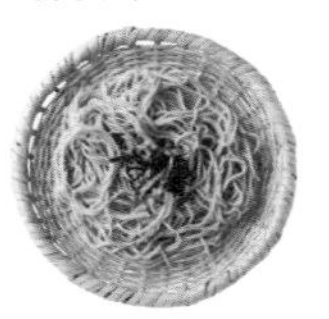

镁含量（1 餐份）
119mg
396kcal

③ 芝麻酱拌四季豆

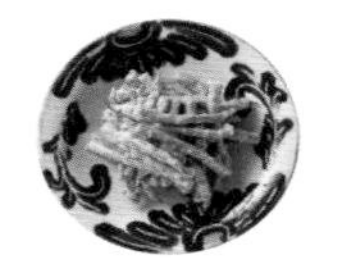

镁含量（1 餐份）
112mg
205kcal

④ 酱炖黄豆

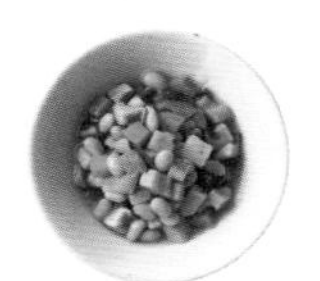

镁含量（1 餐份）
92mg
223kcal

⑤ 酒蒸花蛤

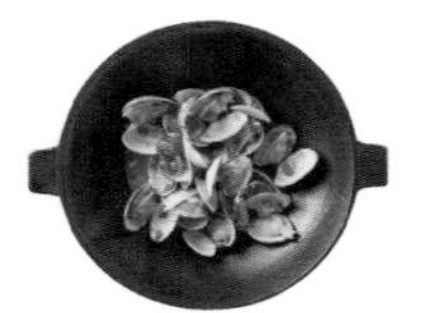

镁含量（1 餐份）
84mg
64kcal

⑥ 凉拌牛蒡

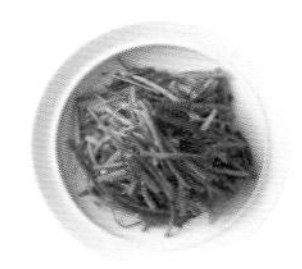

镁含量（1 餐份）
71mg
165kcal

镁含量排行榜

＊以 1 人份为标准

100mg　200mg　300mg

第 1 名　石莼（干）　1 人份（5g）

160mg（7kcal）

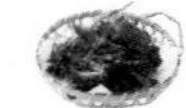

第 2 名　木棉豆腐　1 人份（100g）

130mg（72kcal）

第 3 名　黄豆（干）　1 人份（50g）

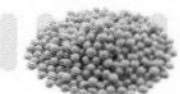

110mg（211kcal）

第 4 名　油炸豆腐　1 人份（100g）

98mg（228kcal）

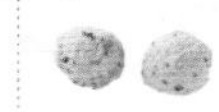

第 5 名　葵花子　1 人份（20g）

78mg（122kcal）

第 6 名　北极贝　1 人份（100g）　75mg（73kcal）

第 6 名　象拔蚌　1 人份（100g）　75mg（82kcal）

第 8 名　绿紫菜（干）　1 人份（5g）　70mg（8kcal）

第 9 名　红豆（干）　1 人份（50g）　60mg（170kcal）

第 10 名　杏仁（干）　1 人份（20g）　58mg（117kcal）

第 11 名　绢豆腐　1 人份（100g）　55mg（56kcal）

第 12 名　黄豆粉　1 人份（20g）　52mg（90kcal）

第 12 名　虾干　1 人份（10g）　52mg（23kcal）

第 14 名　豆浆　1 人份（200g）　50mg（92kcal）

第 14 名　拔丝纳豆　1 人份（50g）　50mg（100kcal）

第 14 名　花蛤（生）　1 人份（50g）　50mg（15kcal）

第 17 名　腰果（烤 / 调味）　1 人份（20g）　48mg（115kcal）

第 18 名　核桃　1 人份（30g）　45mg（202kcal）

第 18 名　油豆皮　1 人份（30g）　45mg（123kcal）

第 20 名　鲤鱼　1 人份（100g）　42mg（114kcal）

钾

在体内发挥调节作用，维持身体水分平衡，防止钠过量。

DATA

英文名	Potassium	特征	人体内的钾约占体重的 0.2%，其中大部分存在于细胞液中，发挥着调节细胞渗透压的作用。

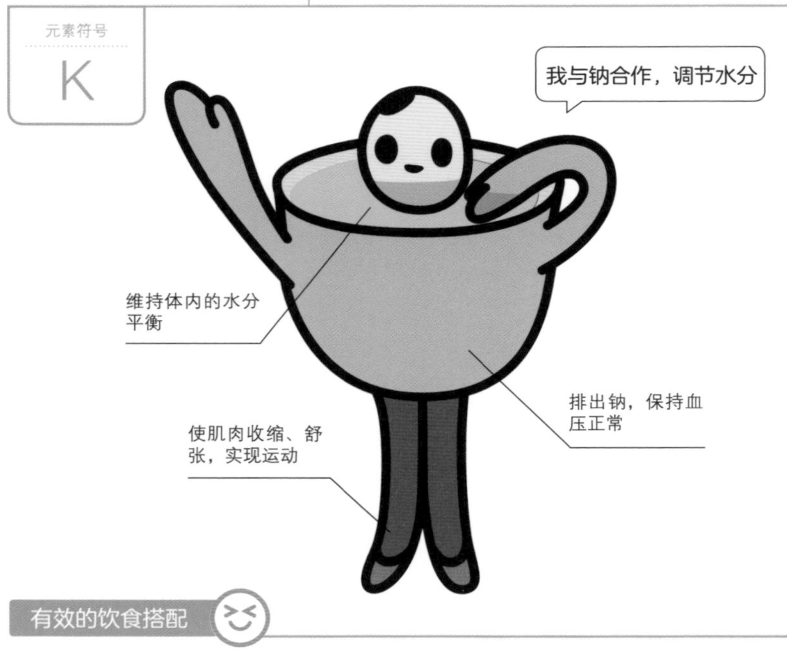

有效的饮食搭配

哈密瓜 × 生火腿

钾能排出过多的盐分

水果中哈密瓜的钾含量较高，能够将生火腿中过多的盐分排出。这一对组合无论从味道还是从营养方面考虑，都是十分相配。

菌菇 × 汤

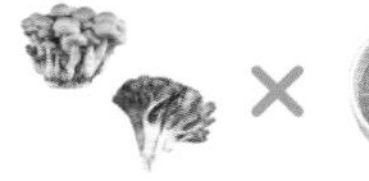

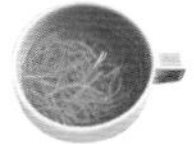

钾溶于汤中，鲜味十足

菌菇不仅富含钾，而且味道鲜美，建议将菌菇煮成汤，连汤带料一起享用。

在体内的作用

■ 调节体内水分

钾和钠有着密切的关系，二者共同维持人体内的水分平衡。细胞内的钾或细胞外的钠偏多，就会通过细胞膜增减水分加以调节（钠钾泵）。

■ 排出钠

体内多余的钾会通过汗液或尿液排出，同时还会带出等量的钠，以维持两者平衡。如果钠过多导致血压升高时，钾也能将其排出，保持血压正常。

■ 控制肌肉运动

钾和钠能够合作实现肌肉运动。钾离子和钠离子通过细胞膜进出时会产生电信号，使肌肉收缩和舒张。

摄取过量

■ 正常饮食无需担心过量

对于饮食习惯正常的健康人群来说，体内即便有过量的钾，也会通过尿液和汗液排出，无需担心过量问题。日本厚生劳动省发布的《日本人饮食摄取标准（2015年版）》当中未规定每日摄取上限。

■ 肾脏功能不佳可能导致高钾血症

患肾病或部分功能不健全的情况下，体内多余的钾就无法正常地排出体外，钾在体内过多堆积，就会引起高钾血症，可能会出现恶心、麻痹、乏力、神经过敏、心律不齐等症状，严重时还可能导致心肺功能停止。

请注意！

■ 预防高钾血症

为避免摄取过量，应注意不要随意服用补钾剂，同时适当减少蔬菜和水果的摄取量。玉米等食物即便经过烹煮，其中的钾也不容易流失。另外，低盐酱油当中往往含有氯化钾，同样不能过量摄取。

不足的原因

■ 避免高盐分饮食，注意烹饪方法

钾属于水溶性，容易在食物的烹饪过程中流失。酱油、味噌等高盐分的调味品容易导致体内钠过多。身体为了维持平衡会消耗较多的钾，这也是缺钾的一大原因。

摄取不足

■ 导致浮肿

细胞内的钾不足时，钠钾之间的平衡便会被打破，为了降低钠的浓度，身体只能吸收更多的水分。于是，血管内的水分便会增多、使得血管膨胀，其他身体组织中的水分同样会增加，导致身体浮肿。

■ 导致肌肉收缩异常

钾与肌肉的收缩运动密切相关，身体缺钾时，肌肉无法正常收缩，会引起肌肉痉挛、运动能力下降等现象。深度缺钾还可能导致呼吸困难、心脏病等严重后果。

应摄取多少钾?

男性 2500mg 以上 / 日，女性 2000mg 以上 / 日

（该数值适用于 18~49 岁且身体活动水平处于普通水平的人群）

表中的数值为标准摄取量，如果要预防高血压，无论男女每天都应当摄取 3500mg 的钾。孕期无需额外摄取钾，哺乳期则需要比标准量多摄取 200mg/ 日。当今钾的实际摄取量在逐年下降，另一方面，加工食品、在外饮食的增多又使得盐分的摄取量呈现增高趋势，建议有意识地补充钾。

* 来源：日本厚生劳动省《日本人饮食摄取标准（2015 年版）》

钾的饮食摄取标准（mg/ 日）

年龄	男性		女性		年龄	男性		女性	
	标准量	目标量	标准量	目标量		标准量	目标量	标准量	目标量
0~5（月）	400	–	400	–	12~14(岁)	2400	2600 以上	2200	2400 以上
6~11（月）	700		700	–	15~17(岁)	2800	3000 以上	2100	2600 以上
1~2（岁）	900	–	800	–	18~29(岁)	2500	3000 以上	2000	2600 以上
3~5（岁）	1100	–	1000	–	30~49(岁)	2500	3000 以上	2000	2600 以上
6~7（岁）	1300	1800 以上	1200	1800 以上	50~69(岁)	2500	3000 以上	2000	2600 以上
8~9（岁）	1600	2000 以上	1500	2000 以上	70（岁）以上	2500	3000 以上	2000	2600 以上
10~11(岁)	1900	2000 以上	1800	2000 以上					

这份料理的钾含量

1 鸡肉杂烩

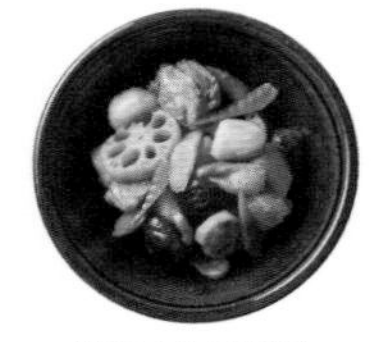

钾含量（1 餐份）
1246mg
412kcal

② 辣肉酱

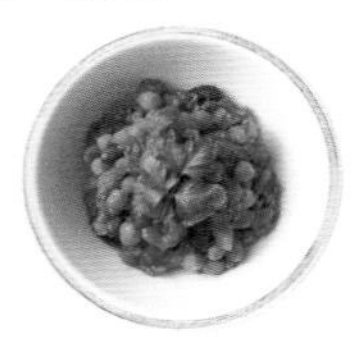

钾含量（1 餐份）
908mg
392kcal

③ 奶油炖菜

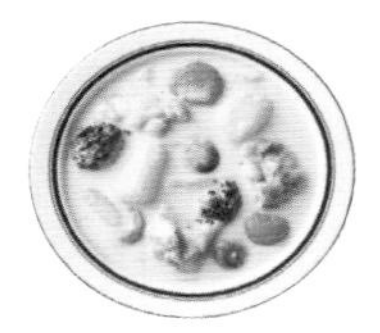

钾含量（1 餐份）
869mg
342kcal

④ 法式嫩煎菠菜培根

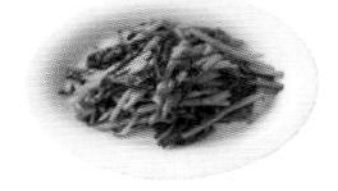

钾含量（1 餐份）
739mg
174kcal

⑤ 水煮芋头

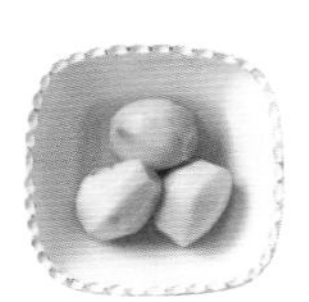

钾含量（1 餐份）
700mg
109kcal

⑥ 白萝卜关东煮

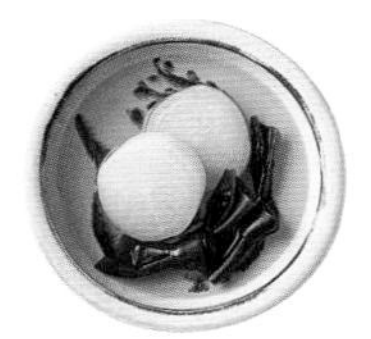

钾含量（1 餐份）
634mg
97kcal

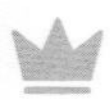

钾含量排行榜

＊以 1 人份为标准

300mg 600mg 900mg

第 1 名 黄豆（干） 1 人份（50g）

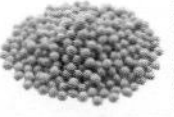

950mg（211kcal）

第 2 名 红豆（干） 1 人份（50g）

750mg（170kcal）

第 3 名 牛油果 1 人份（100g）

720mg（187kcal）

第 4 名 芋头 1 人份（100g）

640mg（58kcal）

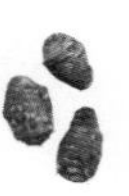

第 5 名 山药 1 人份（100g）

590mg（123kcal）

第 6 名 菠菜 1 人份（70g） 483mg（14kcal）

第 7 名 红薯（去皮） 1 人份（100g） 480mg（134kcal）

第 8 名 岩海苔 1 人份（10g） 450mg（15kcal）

第 9 名 猪里脊肉（大型种 / 瘦肉） 1 人份（100g） 430mg（130kcal）

第 10 名 牛里脊肉（肉用乳牛 / 瘦肉） 1 人份（100g） 380mg（195kcal）

第 11 名 黄麻菜 1 人份（70g） 371mg（27kcal）

第 12 名 猪腿肉（大型种 / 瘦肉） 1 人份（100g） 370mg（128kcal）

第 13 名 抱子甘蓝 1 人份（60g） 366mg（30kcal）

第 14 名 香蕉 1 人份（100g） 360mg（86kcal）

第 15 名 韭菜 1 人份（70g） 357mg（15kcal）

第 16 名 白萝卜丝（干） 1 人份（10g） 350mg（30kcal）

第 16 名 哈密瓜（绿色果肉） 1 份（100g） 350mg（42kcal）

第 16 名 小松菜 1 人份（70g） 350mg（10kcal）

第 19 名 鸡小胸（嫩） 1 人份（80g） 336mg（84kcal）

第 20 名 拔丝纳豆 1 人份（50g） 330mg（100kcal）

远离疾病，应该吃什么？

Q 改善血液循环，应该吃什么？①

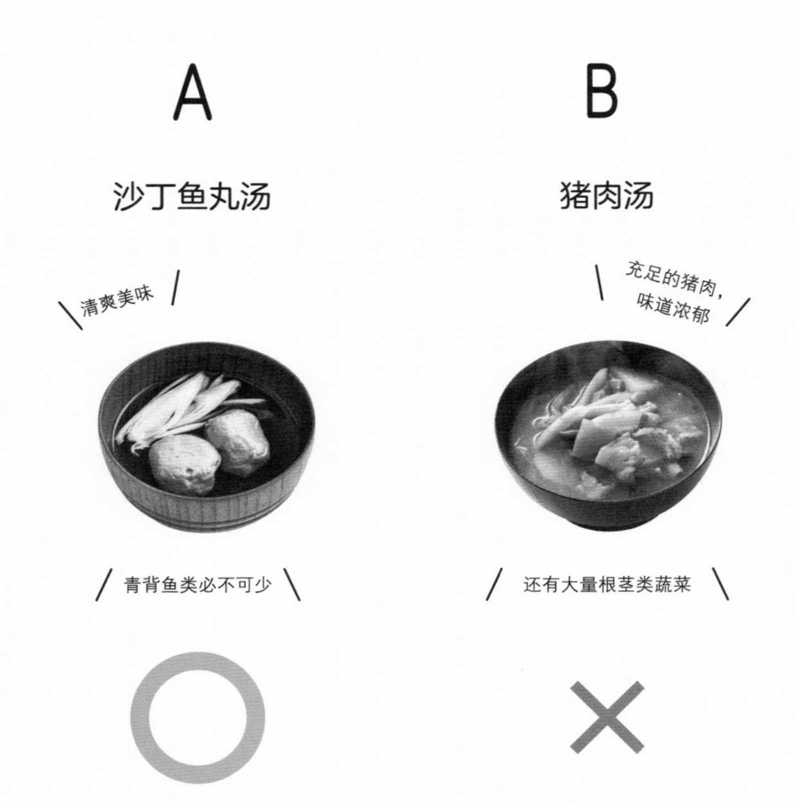

青背鱼类的营养成分值得关注

动脉硬化等许多疾病都是因血液循环不畅引起的，要预防这些疾病，就要多摄取有利于改善血液循环的食物。青背鱼类的脂肪中所含的 DHA 和 EPA 是两种十分值得关注的营养素，沙丁鱼等鱼类中含量丰富。根茎类蔬菜中尽管含有丰富的维生素和矿物质，但猪肉中的脂肪可能不利于血液循环。因此，相比之下还是沙丁鱼丸汤更胜一筹。

Q 改善血液循环，应该吃什么？②

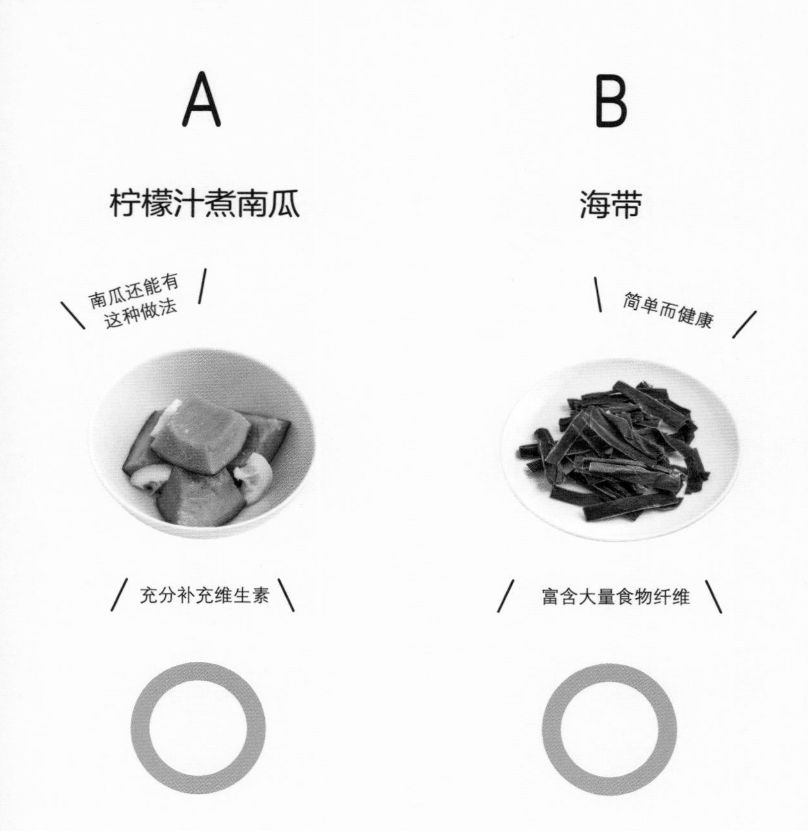

两者各自含有不同的有效成分

柠檬汁煮南瓜中含有丰富的维生素 C 和维生素 E，可以预防动脉硬化。海带中含有一种名为海藻酸的膳食纤维，可以阻碍人体对胆固醇的吸收。因此，这两道小菜都含有很多能预防动脉硬化的物质成分，无需拘泥于某一种食物，在饮食当中做到多样、平衡地摄取即可。

Q 改善血液循环，应该吃什么？③

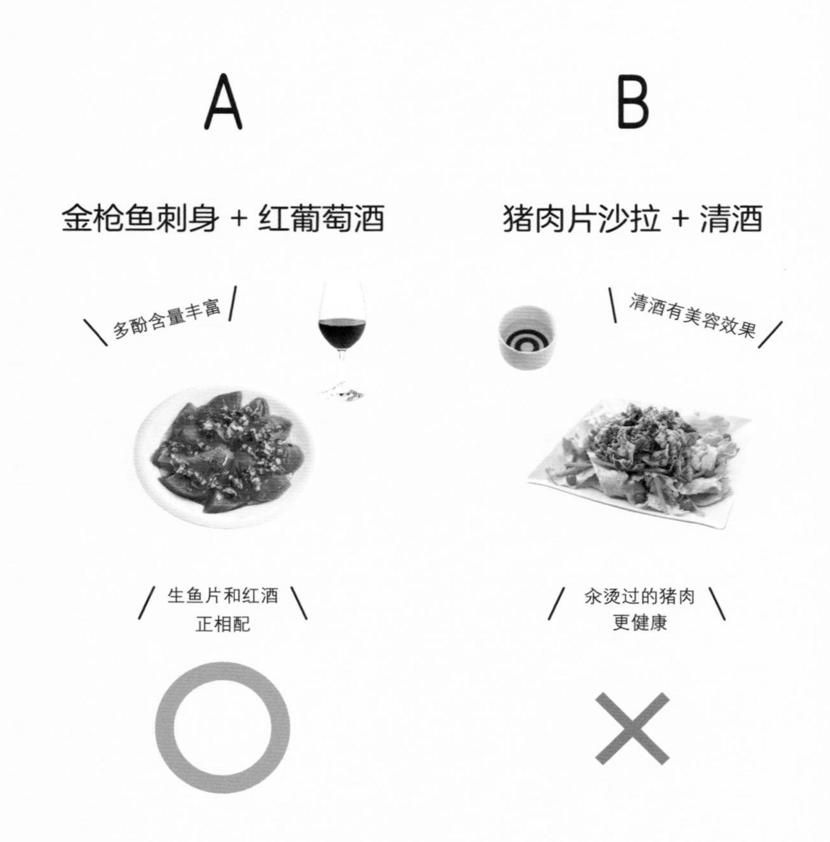

用美味的食物组合促进血液循环

葡萄酒更适合在晚上喝，其中丰富的多酚能够预防体内发生氧化作用。葡萄酒的理想搭配非鱼肉料理莫属，金枪鱼刺身和红葡萄酒十分相配，不过要注意选择金枪鱼的中腹部肉。在鱼肉上再挤点儿柠檬汁，还能补充维生素 C。比起猪肉片沙拉中的猪肉油脂，还是鱼肉脂肪更能改善血液循环。

Q 改善血液循环，应该吃什么？④

A

米饭 + 盐烤青花鱼 +
西兰花拌纳豆 + 海带味噌汤

油分少，利于健康

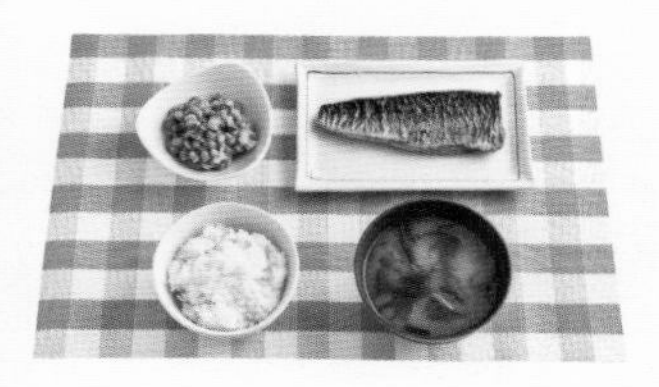

从古时候传承下来的菜谱

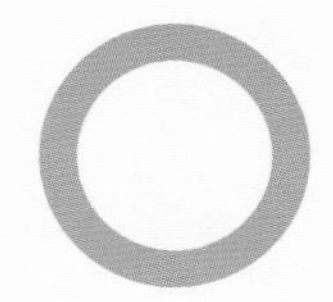

B

吐司 + 炒鸡蛋 +
番茄沙拉 + 玉米浓汤

沙拉搭配美味酱汁

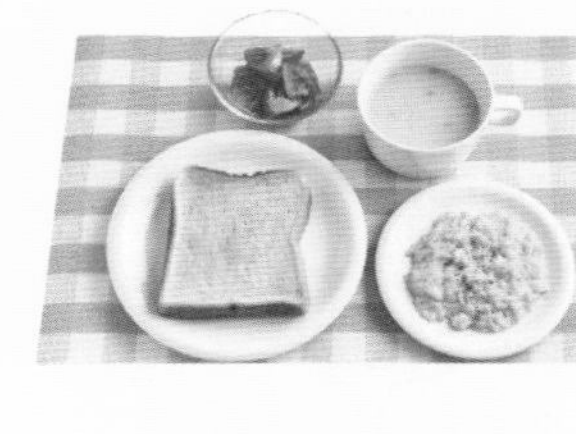

吐司当然要加黄油

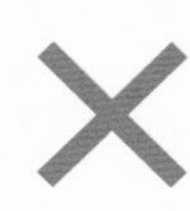

经典日式套餐，包含丰富的营养素

以面包为主食，便要配上西式的配菜，这就很容易因黄油、蛋黄酱、沙拉酱等食物而摄取过多的油脂。相比之下，烤鱼搭配小盘蔬菜和味噌汤的日式饮食，营养更为均衡。青花鱼中的 DHA、EPA 和维生素 E，西兰花中的维生素 C，纳豆中的纳豆激酶，还有海带中的海藻酸，这份日式套餐能帮助你补充各种各样的营养素，从而有效预防动脉硬化。

改善血液循环的饮食方法

血液中的胆固醇、甘油三酯等物质含量升高，就可能造成高血脂、动脉硬化等疾病。请记住以下这些畅通血液的饮食方法。

1 改善饮食习惯，预防动脉硬化

饮食	避免暴饮暴食、盐分摄取过量	脂肪、糖类和盐分摄取过量都有可能导致高血压和动脉硬化。改善饮食习惯是非常重要的。
运动	适度运动，减少甘油三酯	体重过重者的首要任务就是减重。注意饮食的同时，还要适度运动，这样才能减少甘油三酯。
戒烟	现在就开始戒烟	吸烟会伤害血管、导致有害胆固醇氧化，进而导致动脉硬化。戒烟能使血液循环更为畅通。

预防动脉硬化！

改变饮食习惯，改善血液循环

过量摄取糖类、脂肪和盐分，血液中的胆固醇和甘油三酯过量时，就会引发高血脂和动脉硬化等疾病。要改善血液状态，首先要重新审视自己的饮食习惯。减少能量、增加膳食纤维的摄取、适量运动、控制体重。另外，吸烟等对血管有害的习惯也要及时改掉。

2 控制脂肪摄取，多吃青背鱼类

尽量少吃动物性脂肪，充分摄取蔬菜

肥肉、黄油当中的有害胆固醇含量高、易氧化，很容易附着在血管内壁上。青背鱼类中含有较多的有益胆固醇，能够排除血液中多余的胆固醇。要想改善血液循环，就应当减少动物性脂肪摄取，多摄取青背鱼类、橄榄油等。多吃蔬菜、减少盐分同样非常重要。

改善血液循环的饮食重点

1 减少盐分

盐分摄取过多而引起的高血压很容易进一步造成动脉硬化，需特别注意。减少盐分摄取是改善血液循环的第一步。

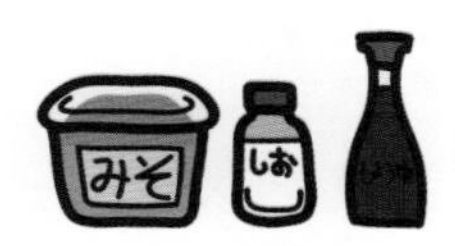

2 减少动物性脂肪

减少有害胆固醇含量较高的动物性脂肪摄取。青背鱼类的 DHA 和 EPA 当中的有益胆固醇含量较为丰富，可以用来代替动物性脂肪。

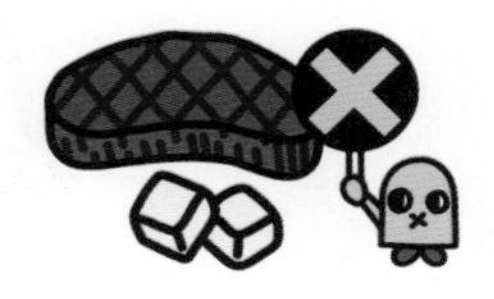

3 戒酒、戒甜食

过量饮酒、过多摄取甜食都会导致中性脂肪增多。戒酒、戒零食，也能帮助改善血液循环。

4 大量摄取膳食纤维

根茎类蔬菜和海藻中含有大量的膳食纤维，一定要多摄取。海藻中的可溶性膳食纤维还能起到降低胆固醇的效果。

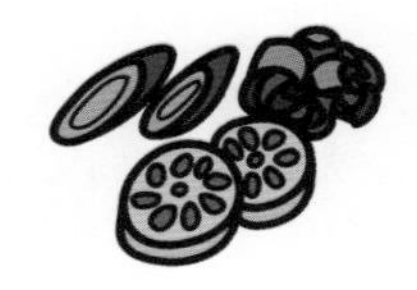

磷　构成骨骼、牙齿和细胞膜的原料，在能量产生的过程中也不可或缺。

DATA

英文名	Phosphorus	特征	非金属元素，约占成人体重的 1%。绝大部分磷存在于骨骼和牙齿中，其余的存在于细胞膜中。

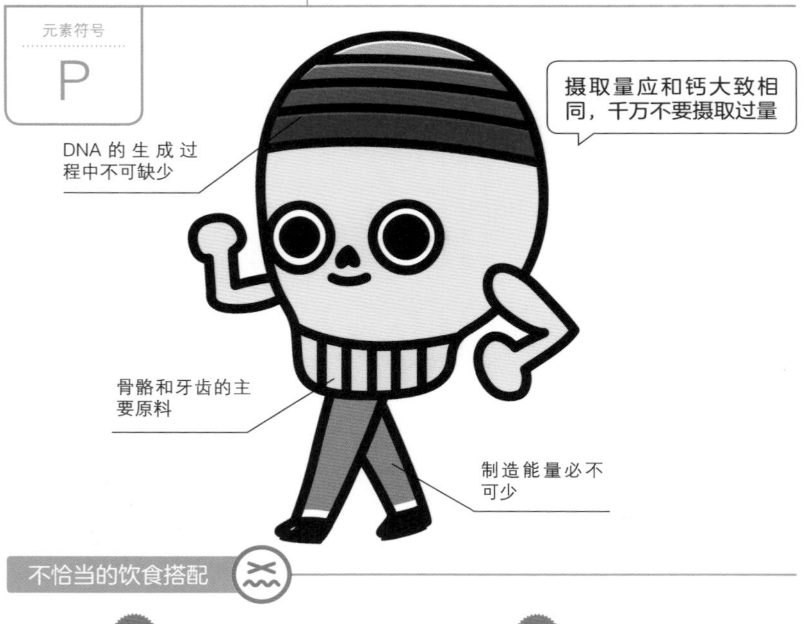

不恰当的饮食搭配

培根 NG! 菠菜

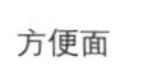

方便面 牛奶

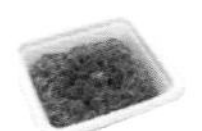
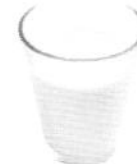

造成菠菜营养损失

培根含有大量的磷（主要来自食品添加剂中的磷酸盐），会妨碍菠菜中钙、铁的吸收。应当选择食品添加剂较少的食物。

磷含量过多，营养失衡

牛奶中的磷、钙比例约为 1∶1，比较利于吸收，但方便面中的食品添加剂含有大量的磷酸盐，两者在一起会导致钙和磷的平衡被破坏，影响营养吸收。

在体内的作用

■ 构成骨骼和牙齿

磷能和钙结合，形成磷酸钙。磷酸钙是骨骼和牙齿的主要原料，在体内约有2kg。牙齿中的磷酸钙含量尤其多，因其遇酸易反应，口腔环境呈酸性时，就容易产生蛀牙。

■ 产生能量

人体在产生能量时，无论是糖类、脂肪还是蛋白质都会发生氧化，形成ATP（腺嘌呤核苷三磷酸），磷对于产生能量不可或缺。人体要想从食物中获取能量，绝不能缺少磷这种非常重要的矿物质。

■ 制造细胞膜和 DNA

磷脂是细胞膜的主要成分，对于大脑来说至关重要，如果没有磷，也就无法合成磷脂。磷对于遗传物质DNA的合成也不可缺少。磷在这些重要的生命活动中发挥着不可取代的作用。

摄取过量

? 过量的原因

■ 以加工食品为主的饮食生活

磷在食品添加剂中是一种常见物质，过于频繁地食用加工食品，容易导致磷摄取过量。火腿、香肠、奶酪类当中都有大量的磷，饮料中也含有磷，购买时要对食品成分表多加注意。

■ 妨碍钙吸收

磷、钙、镁之间的平衡如果被打破，即便充分摄取了这3种元素，也会造成其中某些元素的不足和过剩问题。过量摄取磷就会妨碍钙的吸收，长此以往，可能会导致骨量或骨密度下降。

■ 对肾脏造成不利影响

长期摄取过量的磷，会造成负责抑制肾脏吸收磷的甲状旁腺激素分泌过多，造成肾功能不全。另外，有肾结石病史的人如果一次性摄取大量的磷，会增加肾结石复发的风险。

摄取不足

? 不足的原因

■ 健康者无需担心磷不足问题

磷在很多食物中都存在，因此是一种更需要注意摄取过量的营养素。对于没有特殊饮食习惯的健康人来说，不需担心磷不足的问题。《日本人饮食摄取标准（2015年版）》对磷的每日摄取上限量做出了规定。

■ 易缺磷人群

肾脏功能障碍者，或正在服用某些胃药的人，相对来说更容易出现磷不足的问题。另外，糙米、豆类等食物中的磷吸收率较低，如果以这些食物为主食，也容易导致磷不足。

■ 引起骨骼疾病、心脏功能异常等

磷不足会导致骨骼、关节和牙齿弱化，引发佝偻病、软骨病等。磷不足还有可能导致血液pH值失衡、能量代谢下降、疲劳、食欲不振、体重下降、心肌异常等症状。

应摄取多少磷？

男性 1000mg/ 日，女性 800mg/ 日

（该数值适用于 18~49 岁且身体活动水平处于普通水平的人群）

无论男女，磷的摄取上限量都为 3000mg/ 日。磷和钙的摄取比例若保持在 1：1 左右，就不会出现磷或者钙欠缺或过剩的问题。日本人有钙摄取不足、磷摄取过量的问题。

* 来源：日本厚生劳动省《日本人饮食摄取标准（2015 年版）》

磷的饮食摄取标准（mg/ 日）

年龄	标准量		上限量	年龄	标准量		上限量
	男性	女性	男性 & 女性		男性	女性	男性 & 女性
0~5（月）	120	120	–	12~14（岁）	1200	1100	–
6~11（月）	260	260	–	15~17（岁）	1200	900	–
1~2（岁）	500	500	–	18~29（岁）	1000	800	3000
3~5（岁）	800	600	–	30~49（岁）	1000	800	3000
6~7（岁）	900	900	–	50~69（岁）	1000	800	3000
8~9（岁）	1000	900	–	70（岁）以上	1000	800	3000
10~11（岁）	1100	1000	–				

这份料理的磷含量

1 奶酪焗虾

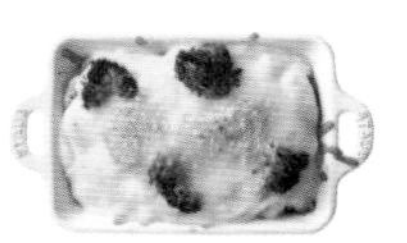

磷含量（1 餐份）
327mg
403kcal

② 日式拉面

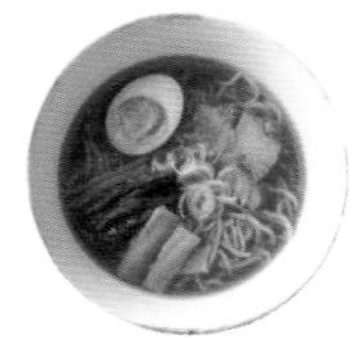

磷含量（1 餐份）
293mg
462kcal

③ 散寿司饭

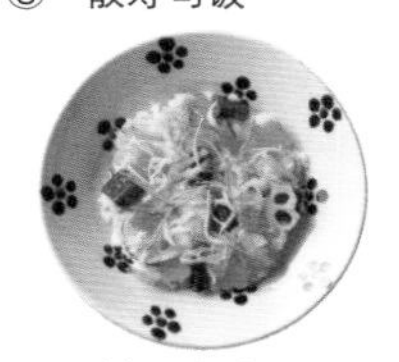

磷含量（1 餐份）
290mg
461kcal

④ 炒荞麦面

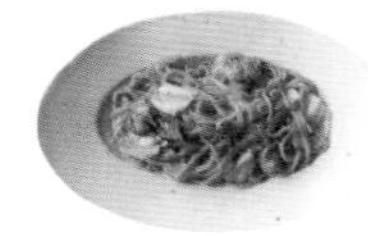

磷含量（1 餐份）
288mg
564kcal

⑤ 荞麦冷面

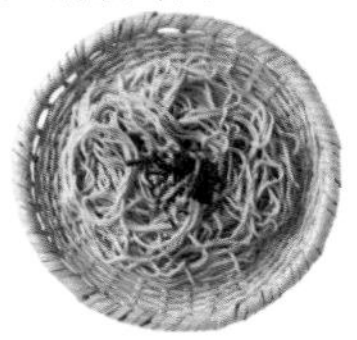

磷含量（1 餐份）
286mg
396kcal

⑥ 乌贼煮萝卜

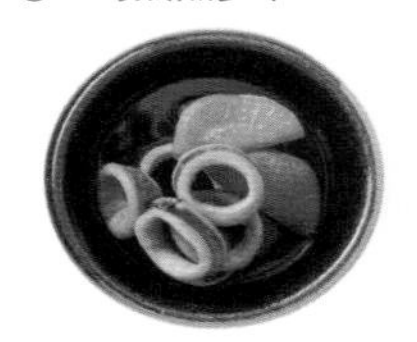

磷含量（1 餐份）
267mg
161kcal

磷含量排行榜

＊以 1 人份为标准

200mg　400mg　600mg

第 1 名　泥鳅　1 人份（80g）

552mg（63kcal）

第 2 名　红金眼鲷　1 人份（100g）

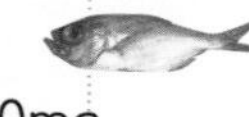

490mg（160kcal）

第 3 名　冻豆腐（干）　1 人份（40g）

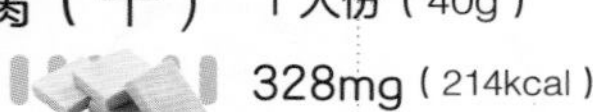

328mg（214kcal）

第 4 名　柳叶鱼　1 人份（75g）

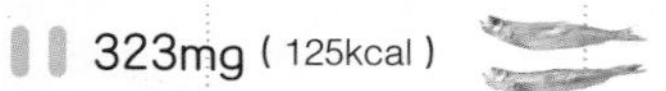

323mg（125kcal）

第 5 名　小金枪鱼　1 人份（100g）

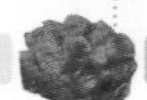

290mg（152kcal）

第 6 名　糙米　1 人份（100g）

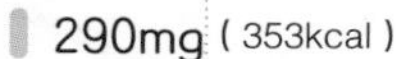

290mg（353kcal）

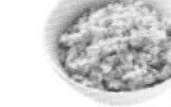

第 7 名　鲣鱼　1 人份（100g）　280mg（114kcal）

第 8 名　猪肝　1 人份（80g）　272mg（102kcal）

第 9 名　黑金枪鱼（瘦肉）　1 人份（100g）　270mg（125kcal）

第 10 名　牛肝　1 人份（80g）　264mg（106kcal）

第 11 名　黄豆（干）　1 人份（50g）　245mg（211kcal）

第 12 名　鸡肝　1 人份（80g）　240mg（89kcal）

第 13 名　猪里脊肉　1 人份（100g）　230mg（130kcal）

第 14 名　沙丁鱼　1 人份（100g）　230mg（169kcal）

第 15 名　牛奶　1 人份（210g）　195mg（141kcal）

第 16 名　鳕鱼子　1 人份（50g）　195mg（70kcal）

第 17 名　凤尾虾　1 人份（60g）　186mg（58kcal）

第 18 名　混合奶酪　1 人份（25g）　183mg（85kcal）

第 19 名　鸡翅（嫩肉）　1 人份（80g）　176mg（84kcal）

第 20 名　西太公鱼　1 人份（50g）　175mg（39kcal）

钠

调节体内水分，维持其正常水平，辅助神经和肌肉的活动。

DATA

英文名	Sodium	特征	金属元素，通常以食盐（氯化钠）的形式摄取。细胞外液中大量的钠离子起着维持正常细胞渗透压的作用。

元素符号

Na

为防止钠过量，请同时补充钾
帮助神经信号的传递
调节体内水分
帮助肌肉收缩、舒张

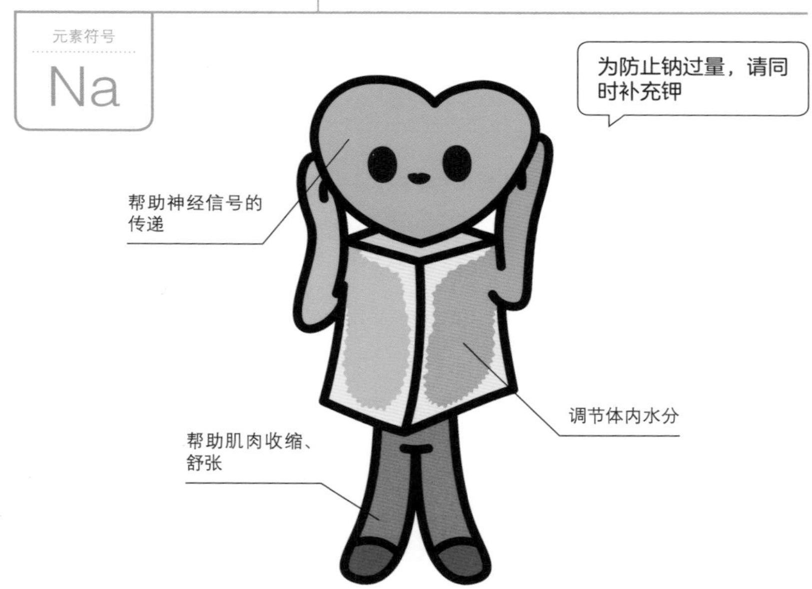

有效的饮食搭配

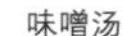

沙丁鱼干 × 牛油果

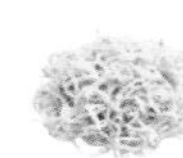

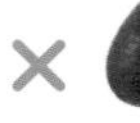

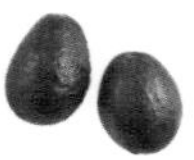

海带 × 味噌汤

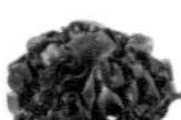

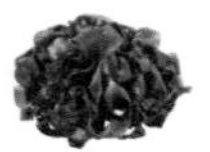

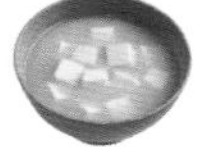

借助钾的力量，排出多余纳

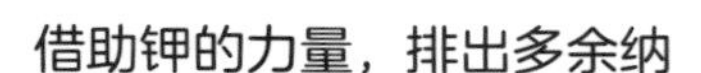

沙丁鱼干中的盐分较高，搭配上钾含量丰富的牛油果，就能促使体内多余钠排出。调味时，推荐用柠檬代替酱油和盐。

科学合理的经典搭配

味噌汤的盐分较高，因此在食材选择上更推荐海带等钾含量丰富的食材。再配上一些蔬菜，还能补充更多的钾。

在体内的作用

■ 调节体内水分

钠和钾合作，共同调节着人体内的水分平衡。细胞的内外两侧分别分布着大量的钾和钠，任何一边的水分过多或过少时，就会通过细胞膜调节水分的移动方向。这一机制也被称为“钠钾泵”。

■ 帮助肌肉和内脏活动

与调节水分相同，在肌肉的运动过程中，钠和钾也发挥着协同作用。钠离子和钾离子出入细胞时会产生电信号，促使肌肉收缩和舒张。在心脏等内脏中，钠和钾也发挥着同样的作用。

■ 辅助神经系统工作

神经信息通过钠和钾出入细胞的过程得以传递到全身。这和水分调节、肌肉运动相同，也都是依靠钠钾泵的作用实现的。体内钠不足，可能会导致神经信息难以正确传递。

摄取过量

■ 健康人群无需担心过量问题

现代人的饮食中的盐分含量较高，很多人都有食盐（氯化钠）摄取过量的问题。但健康的人能将过剩的钠排出体外，因此，如果只是短期摄取大量钠，并不需要担心过量的问题。

■ 导致干渴、浮肿

长期的高盐饮食会导致多余的纳无法完全排出体外，继而在体内堆积。这样一来，体内钠钾元素的均衡被打破，细胞中的水分便流入了血液中，可能引起喉部的干渴、肿痛等。

■ 引起高血压、导致严重疾病

如果习惯性长期摄取过多钠，容易引起高血压，给血管和心脏带来过大负担，导致动脉硬化、脑卒中、心肌梗死、心脏功能不全、心律不齐、动脉瘤、肾功能不全等严重的疾病。

不足的原因

■ 正常饮食无需担心钠不足

钠的主要补充来源是食盐、味噌等调味料，此外还能通过腌菜、海鲜干货、贝类等补充。如果不是刻意回避这些食物，就不会出现钠不足的问题。

摄取不足

■ 大量出汗导致身体不适

在高温潮湿环境下工作和运动大量出汗后，或严重腹泻后，钠都会大量流失，出现不足，导致身体无法调节水分平衡，血液量减少，引发疲劳、运动能力下降等症状。

■ 长时间钠不足可能导致严重症状

严重的钠不足可能引起食欲不振、恶心、肌肉状态异常和痉挛、身体脱水、中暑等症状。此时如果喝下大量的水，钠离子浓度会进一步降低，可能导致神经异常，甚至进入昏睡状态。

应摄取多少钠?

男性低于 8.0g / 日，女性低于 7.0g/ 日

（该数值适用于 18~49 岁且身体活动水平处于普通水平的人群）

表中的标准摄取量是钠换算成的食盐质量。无论男女，钠的平均所需量都是 600mg/ 日，换算成食盐是 1.5g。正常饮食的人钠的每日摄取量一般不会低于这个数值，需注意将盐摄取量控制在标准范围之内。

* 来源：日本厚生劳动省《日本人饮食摄取标准（2015 年版）》

钠的饮食摄取标准（括号中为食盐当量 g/ 日）

年龄	目标量		年龄	目标量	
	男性	女性		男性	女性
0~5（月）	–	–	12~14（岁）	（8.0 以下）	（7.0 以下）
6~11（月）	–	–	15~17（岁）	（8.0 以下）	（7.0 以下）
1~2（岁）	（3.0 以下）	（3.0 以下）	18~29（岁）	（8.0 以下）	（7.0 以下）
3~5（岁）	（4.0 以下）	（4.5 以下）	30~49（岁）	（8.0 以下）	（7.0 以下）
6~7（岁）	（5.0 以下）	（5.5 以下）	50~69（岁）	（8.0 以下）	（7.0 以下）
8~9（岁）	（5.5 以下）	（6.0 以下）	70（岁）以上	（8.0 以下）	（7.0 以下）
10~11（岁）	（6.5 以下）	（7.0 以下）			

这份料理的钠含量

1 蟹肉炒蛋

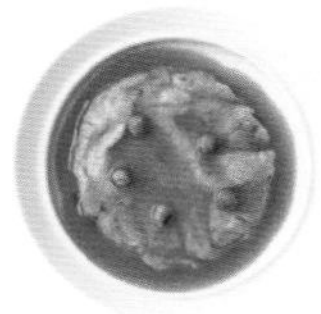

钠含量（1 餐份）
3322mg
281kcal

② 包菜卷

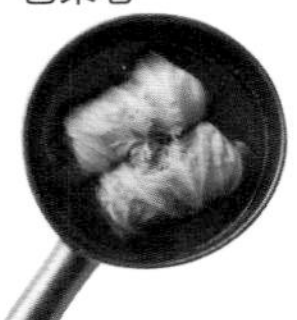

钠含量（1 餐份）
1434mg
189kcal

③ 猪肉烧卖

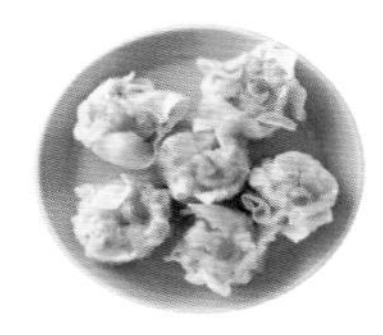

钠含量（1 餐份）
720mg
328kcal

④ 醋浸黄瓜海带

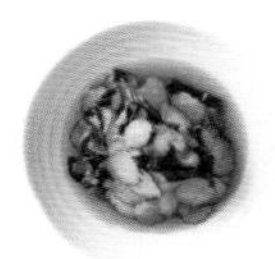

钠含量（1 餐份）
680mg
31kcal

⑤ 五目炒饭

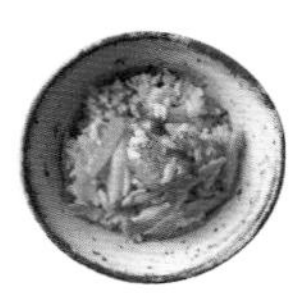

钠含量（1 餐份）
387mg
426kcal

⑥ 味噌煮鲷鱼

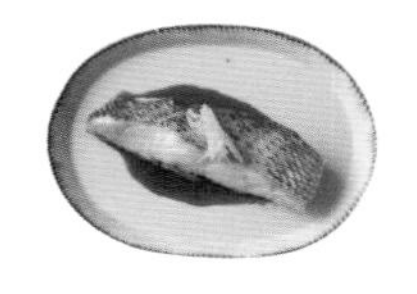

钠含量（1 餐份）
387mg
150kcal

钠含量排行榜

＊以 1 人份为标准

1000mg　2000mg　3000mg

第1名　食盐　1 小勺（6g）　2340mg（0kcal）

第2名　腌鳟鱼　1 人份（100g）　2300mg（160kcal）

第3名　榨菜　1 人份（30g）　1620mg（7kcal）

第4名　素面 / 冷面（干）　1 人份（100g）　1500mg（356kcal）

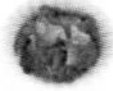

第5名　淡酱油　1 大勺（18g）　1134mg（10kcal）

第6名　沙丁鱼（干）　1 人份（100g）　1100mg（257kcal）

第7名　浓酱油　1 大勺（18g）　1026mg（13kcal）

第8名　鳕鱼子　1 人份（50g）　900mg（70kcal）

第9名　白色辣味噌　1 大勺（18g）　882mg（35kcal）

第10名　梅干　1 人份（10g）　870mg（3kcal）

第11名　咖喱酱　1 人份（20g）　840mg（102kcal）

第12名　日式蘸面酱（3 倍浓缩）　1 大勺（21g）　819mg（21kcal）

第13名　蚝油　1 大勺（18g）　810mg（19kcal）

第14名　腌鳕鱼　1 人份（100g）　790mg（65kcal）

第15名　红鳟（熏制）　1 人份（50g）　750mg（81kcal）

第16名　腌鲑鱼　1 人份（100g）　720mg（199kcal）

第17名　固体汤料　1 块（4g）　680mg（9kcal）

第18名　米糠酱腌黄瓜　1 人份（30g）　630mg（8kcal）

第19名　咸鱼干　1 人份（20g）　540mg（23kcal）

第20名　墨鱼子　1 人份（35g）　490mg（148kcal）

锌　生成蛋白质，帮助合成DNA，维持正常的味觉。

DATA

英文名	Zinc	特征	金属元素。在成人体内约有2g，分布在骨骼、肝脏、肾脏、肌肉等全身各处细胞中。

元素符号

Zn

制造负责味觉感知的细胞，必不可少
维持正常味觉
帮助儿童生长发育
合成各种重要激素，如生殖激素

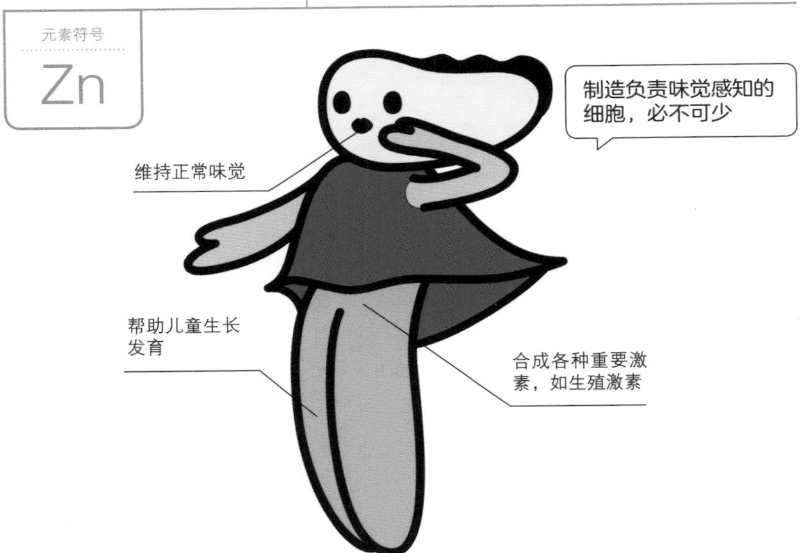

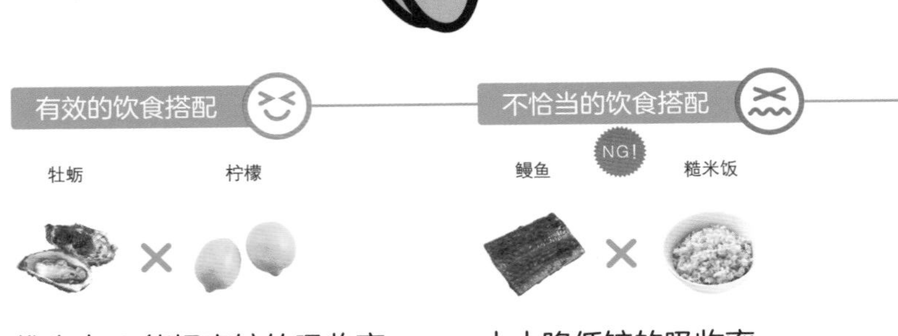

维生素C能提高锌的吸收率

在锌含量丰富的牡蛎上挤一些柠檬汁是十分合理的搭配。柠檬中的维生素C能够帮助人体更好地吸收锌。

大大降低锌的吸收率

糙米中的植酸会与鳗鱼中的锌结合，并将其排出。吃鳗鱼时最好还是搭配白米饭。

在体内的作用 

■ 维持正常味觉

食物的味道是通过舌头表面5000~6000个味蕾被感觉到的。味蕾细胞新陈代谢周期极短，在合成过程中，锌必不可少。可以说，锌保证了味蕾的正常工作。

■ 合成细胞，协助成长

人体的蛋白质是以DNA中的信息为基础合成的，在此过程中有一些必需的酶，它们的合成需要锌的参与。与味蕾一样，儿童生长发育期时全身的细胞都十分活跃，因此，必须摄取充足的锌。

■ 合成重要的激素

人体中有许多发挥着重要功能的激素，比如控制血糖值的胰岛素、生殖功能所必需的雌性激素和雄性激素等，它们的合成和分泌都离不开锌。保证月经正常、合成精子、促进胎儿生长发育等，锌与这些过程都密切相关。

? 过量的原因

■ 正常饮食无需担心锌过量

一般来说，锌较容易摄取不足，因此饮食习惯正常的健康人一般不会出现过量问题。成年男性每日锌摄取上限量，约是20个牡蛎所含的锌（牡蛎所含的锌十分丰富）。如果长期摄取如此多的锌，那就需要注意锌过量的问题了。

摄取过量 

■ 影响铁和铜的吸收

如果锌不足，中老年人群（无论男女）容易产生相应的问题，许多人选择服用营养补充剂来补充锌，但千万注意不要摄取过量。长期锌摄取过量，会妨碍人体对铁和铜的正常吸收。

■ 可能导致各种疾病

锌过量导致体内的铁和铜不足，可能会引起贫血、免疫力低下、腹泻、有益胆固醇降低等问题。另外，一些酶的抗氧化功能，即去除活性氧（人体老化的原因物质之一）的功能，也会随之下降。

摄取不足 

■ 引起味觉障碍

锌不足会导致味蕾功能下降，出现味觉障碍，无法分辨味道。即便摄取了足量的锌，如果同时服用了不利于吸收的药物，也可能会导致味觉障碍。如果有日常服用的药物，最好咨询医生。

■ 影响头发生长

头发每天都在进行生长与脱落的更新换代，锌不足会导致头发细胞无法正常合成，头发的健康状态也就无从保证。锌不足可能会导致头发分叉、干枯以及断发、脱发等。

■ 生殖功能下降

精子、卵子等生殖细胞属于更新较为活跃的细胞，锌不足会使它们无法及时合成，导致生殖能力下降。锌对男性生殖功能尤为重要，锌不足可能会导致男性不育。

应摄取多少锌?

男性 9~10mg/ 日，女性 7~8mg/ 日

（该数值适用于 18~49 岁且身体活动水平处于普通水平的人群）

锌很难被人体吸收，是容易摄取不足的营养素。建议有意识地摄取富含锌的食物。孕期要额外增加 2mg，哺乳期要增加 3mg。男性的摄取上限量为 40~45mg，女性为 35mg。

* 来源：日本厚生劳动省《日本人饮食摄取标准（2015 年版）》

锌的饮食摄取标准（mg/ 日）

年龄	推荐量		上限量	年龄	推荐量		上限量
	男性	女性	男性 & 女性		男性	女性	男性 & 女性
0~5（月）	–	–	–	12~14（岁）	9	8	–
6~11（月）	–	–	–	15~17（岁）	10	8	–
1~2（岁）	3	3	–	18~29（岁）	10	8	40/35
3~5（岁）	4	4	–	30~49（岁）	10	8	45/35
6~7（岁）	5	5	–	50~69（岁）	10	8	45/35
8~9（岁）	6	5	–	70（岁）以上	9	7	40/35
10~11（岁）	7	7	–				

这份料理的锌含量

1 炸牡蛎

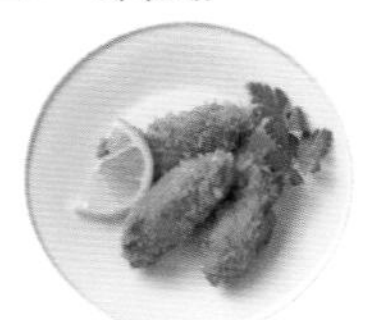

锌含量（1 餐份）
10.8mg
251kcal

② 牛排

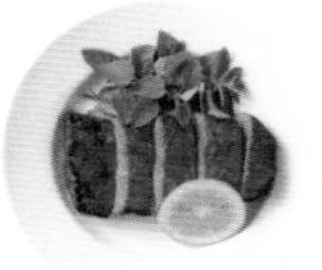

锌含量（1 餐份）
4.4mg
612kcal

③ 烤牛肉

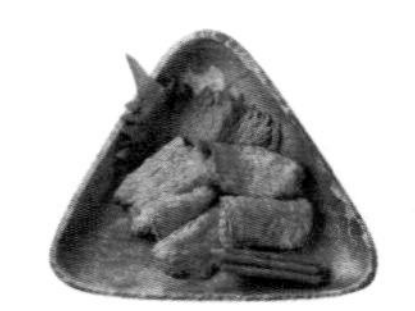

锌含量（1 餐份）
3.7mg
312kcal

④ 辣肉酱

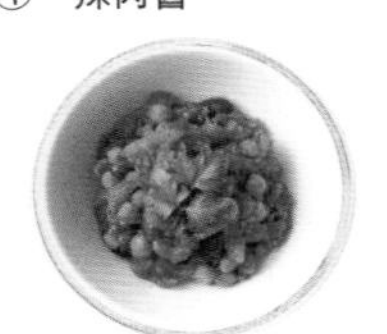

锌含量（1 餐份）
3.6mg
392kcal

④ 汉堡肉饼

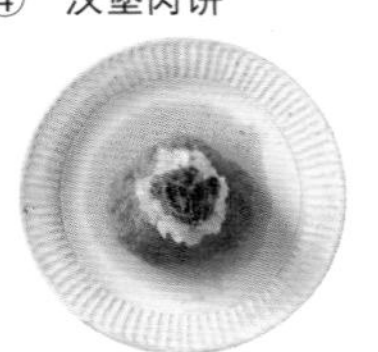

锌含量（1 餐份）
3.6mg
357kcal

⑥ 煎饺

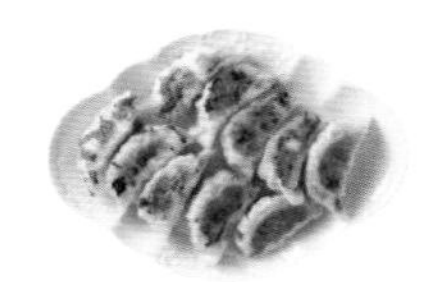

锌含量（1 餐份）
2.8mg
454kcal

锌含量排行榜

*以 1 人份为标准

2mg 4mg 6mg

第1名 牡蛎 1人份（50g） 6.6mg（30kcal）

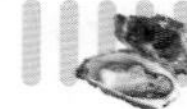

第2名 猪肝 1人份（80g） 5.5mg（102kcal）

第3名 牛肩肉（肉用乳牛/瘦肉） 1人份（100g） 5.1mg（143kcal）

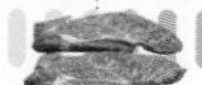

第4名 牛腿肉（肉用乳牛/瘦肉） 1人份（100g） 5.1mg（140kcal）

第5名 牛臀肉（肉用乳牛/瘦肉） 1人份（100g） 4.4mg（153kcal）

第6名 帝王蟹（水煮罐头） 1人份（60g） 3.8mg（54kcal）

第7名 牛腰肉（肉用乳牛/瘦肉） 1人份（100g） 3.8mg（177kcal）

第8名 牛肝 1人份（80g） 3.0mg（106kcal）

第9名 鳗鱼（烤） 1人份（100g） 2.7mg（293kcal）

第10名 鸡肝 1人份（80g） 2.6mg（89kcal）

第11名 扁豆（干） 1人份（50g） 2.4mg（176kcal）

第12名 泥鳅 1人份（80g） 2.3mg（63kcal）

第13名 蚕豆 1人份（50g） 2.3mg（174kcal）

第14名 冻豆腐（干） 1人份（40g） 2.1mg（214kcal）

第15名 黄豆（干） 1人份（50g） 1.6mg（211kcal）

第16名 帕玛森干酪 1人份（20g） 1.5mg（95kcal）

第17名 精白米 1人份（100g） 1.4mg（358kcal）

第18名 拔丝纳豆 1人份（50g） 1.0mg（100kcal）

第19名 鱿鱼（干） 1人份（60g） 0.9mg（50kcal）

第20名 蛋黄 1人份（20g） 0.8mg（77kcal）

远离疾病，应该吃什么？

Q 缓解压力，应该吃什么？①

A

巧克力牛角面包 + 咖啡

B

坚果水果干麦片（+ 牛奶）+ 红甜椒培根炒鸡蛋 + 草莓

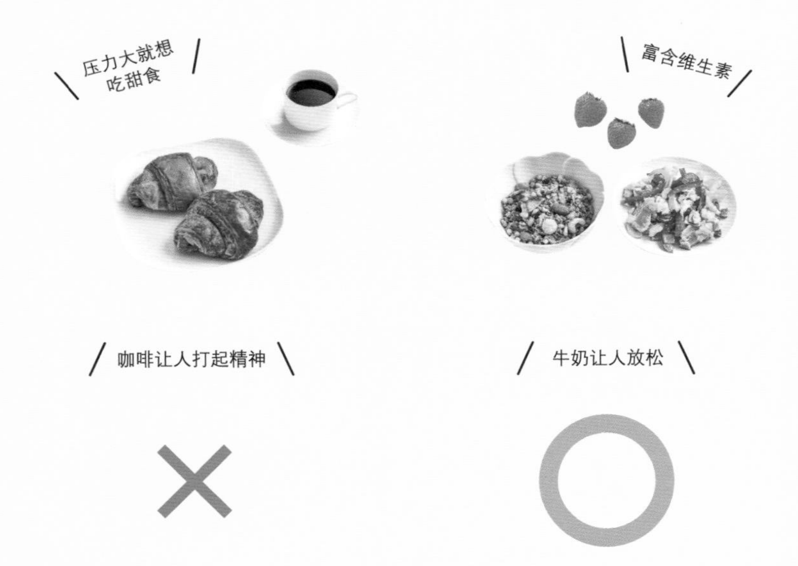

吃面包要讲究搭配

含糖量较高的食物能较快地提高血糖值，令人精神一振，但效果无法持久，随后只会让人感到更加疲惫。如果以面包为主食，就要注意搭配，补充维生素 A、维生素C和维生素E。含有维生素E的坚果、含有 β – 胡萝卜素和维生素C的红甜椒、含有维生素 C 的草莓，都是不错的选择。牛奶中的钙能镇定过度兴奋的神经，从而起到缓解压力的效果。

Q 缓解压力，应该吃什么？②

A

B

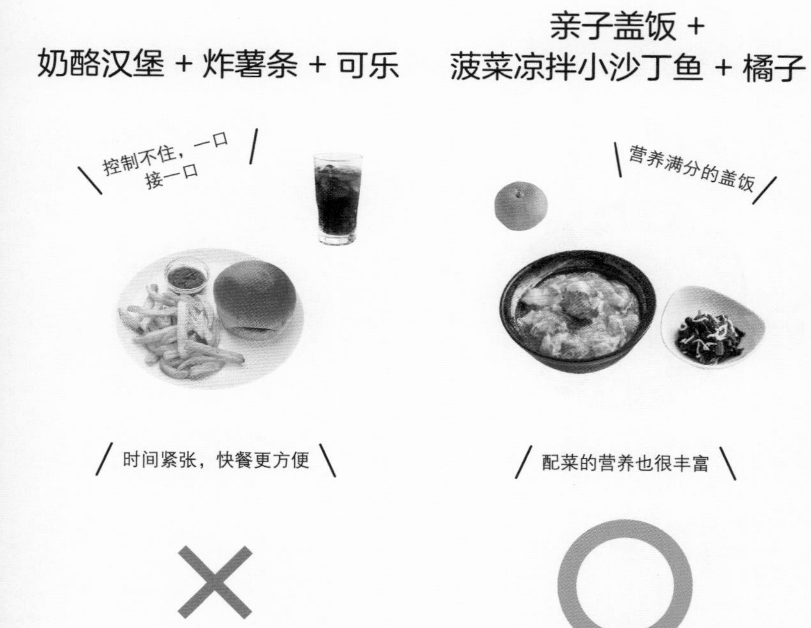

偏食会导致压力累积

你的午餐是不是被便利店的食物或是汉堡等快餐占据了呢？不知不觉中，这样失衡的饮食会导致压力的累积。含有丰富蛋白质、维生素 A、维生素 E 和维生素 C 的亲子盖饭是午餐主食的好选择。

Q 缓解压力，应该吃什么？③

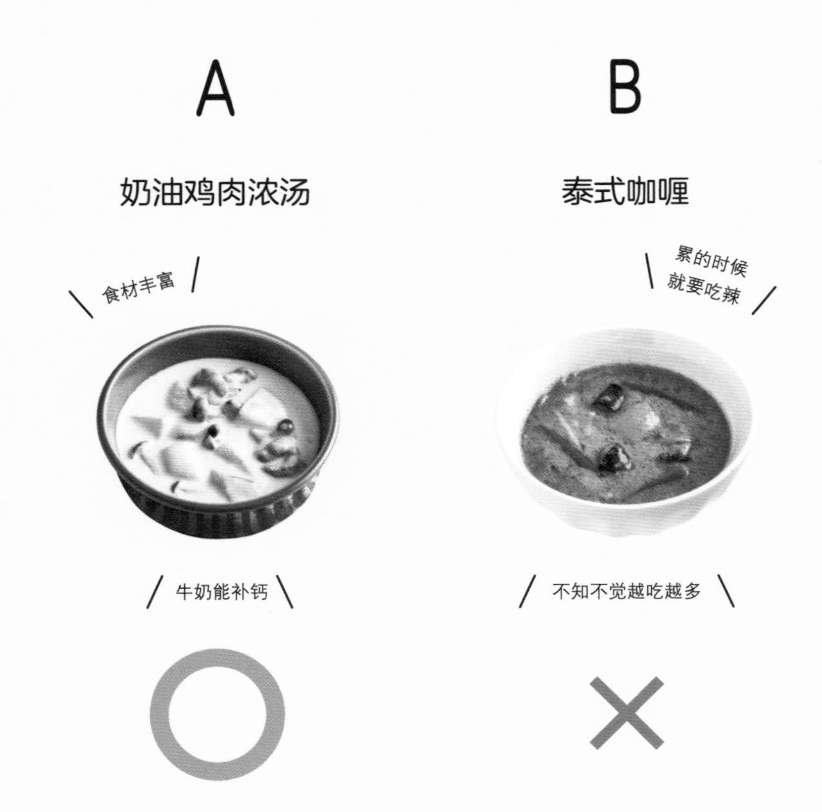

刺激性食物不是好选择，温和的浓汤更佳

累的时候就想吃辛辣食物，也许是大脑在寻求刺激、以此消解压力。然而，过辣的食物可能过分促进食欲、损伤胃部，实在不是好选择。要使过度兴奋的神经镇定下来，应当选择牛奶等乳制品。此外，食用一些蔬菜、菌类，以及含有维生素 A 的鸡肉，才能更科学地缓解压力。

Q 缓解压力，应该吃什么？④

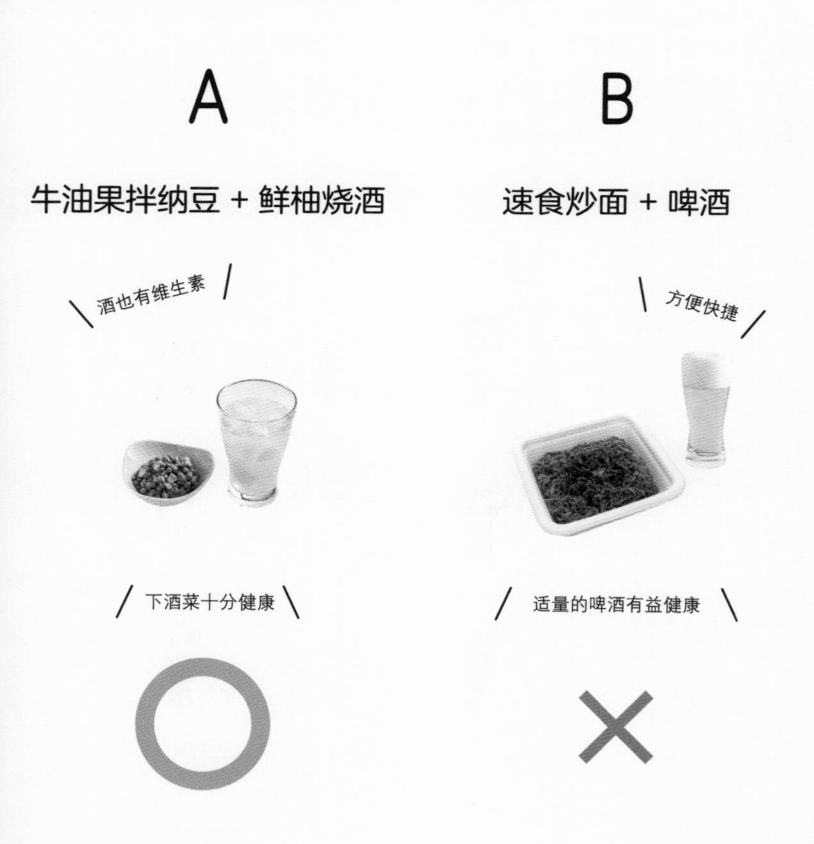

垃圾食品不可取

疲劳时往往会想吃些垃圾食品，但速食炒面、啤酒这样的饮食搭配，对身体并无好处。还是用维生素 E 丰富的牛油果和富含镁（能抑制神经的过度兴奋）的纳豆做一盘下酒菜，再加上用维生素 C 丰富的柚子鲜榨而成的烧酒，彻底摆脱压力的困扰。

增强抗压能力的饮食方法

适度的压力能制造一些紧张感，对身体不无好处。然而，过度的压力可能会导致相关疾病、神经过敏等，应当采取科学的方式予以缓解。

1 补充因压力而消耗的营养素

保护身体不受压力侵害的营养素	抗压过程中被消耗的营养素
维生素 A 具有很强的抗氧化作用，能够抵消因压力而增加的活性氧，保护身体健康。 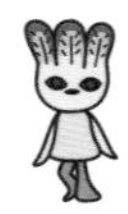	**蛋白质** 人体在感到压力时就会分泌副肾皮质激素，蛋白质会作为原料被消耗。 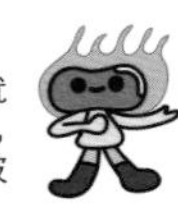
维生素 C 对于具有抗压作用的副肾皮质激素来说，维生素 C 是必需的。 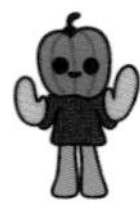	**B 族维生素** 在副肾皮质激素的合成过程中，B 族维生素必不可少，会被大量消耗。 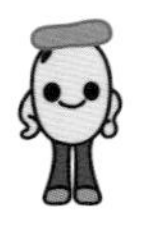
维生素 E 具有强抗氧化作用，被称作“返老还童维生素”，它能帮助身体抗压。 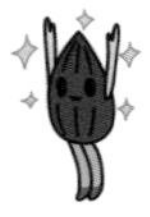	**维生素 C** 压力较大时，维生素 C 会被大量消耗，吸烟也会造成维生素 C 急剧减少，请务必注意。 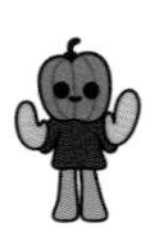

抑制兴奋状态，补充大量消耗的营养素

过度的压力会使精神处于兴奋状态，长此以往，人体的抗压力和免疫力都会减弱，给身体带来一系列不利影响，如罹患抑郁症等精神疾病，或传染病、高血压、心脏病等。另外，人体在压力较大时分泌的副肾皮质激素也会消耗维生素 C 等营养素，需要及时补充。

2 营造愉快的用餐环境

缺食、便利店饮食、边吃边做事，这些都不对！

生活中压力过大容易导致饮食不规律。以快餐、便利店饮食为主的失衡饮食，不吃早饭之类的缺食、暴饮暴食、边工作边吃饭等习惯，都会使压力累积。应当尽可能多地摄取具有强抗氧化作用的维生素 A、维生素 C 和维生素 E 等、具有镇定神经的钙和镁，同时还要创造较为愉快的用餐环境。

有利于缓解压力的饮食习惯

1 少吃辛辣食物和垃圾食品

很多人在压力较大时都会不自觉地食用辛辣食物和垃圾食品，这些食物容易导致饮食失衡，还会对肠胃产生不利影响，绝不能过量食用，平日也应尽量少吃。

2 多吃水果，多喝牛奶

蛋白质、维生素 C 和 B 族维生素会在人体抵抗压力的过程中被大量消耗，通过水果和牛奶的搭配组合来补充这些营养素再好不过了，还能补钙。

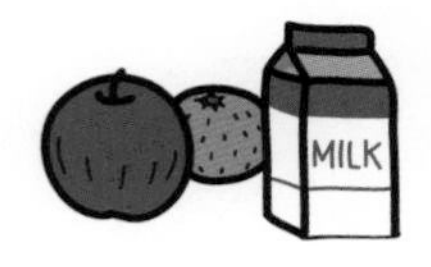

3 大量摄取具有抗氧化作用的蔬菜

应尽可能多地摄取黄绿色蔬菜，补充抗氧化维生素 A、维生素 C 和维生素 E，以去除体内过多的活性氧，提高身体的抗压能力。

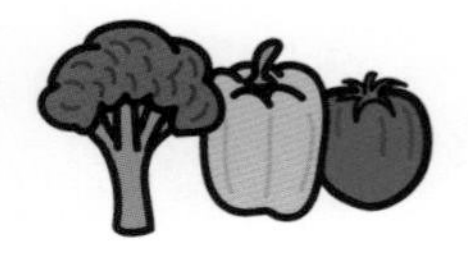

4 与家人共同用餐

要想缓解压力，最关键的就是要营造轻松愉快的用餐环境。与家人共进一餐，或偶尔外食，改善用餐环境，也能提升新鲜感。

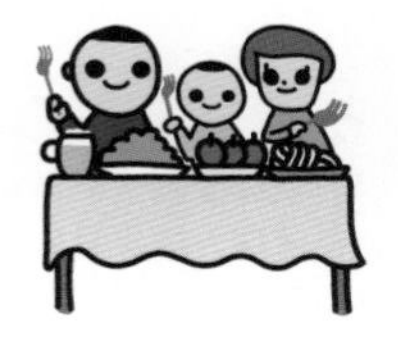

铜　帮助铁吸收，预防贫血，保持血管和皮肤健康。

DATA

英文名	Copper
特征	金属元素，人体内有 100~150mg，大多分布在骨骼、骨骼肌和血液当中。铜能帮助铁发挥一系列作用。

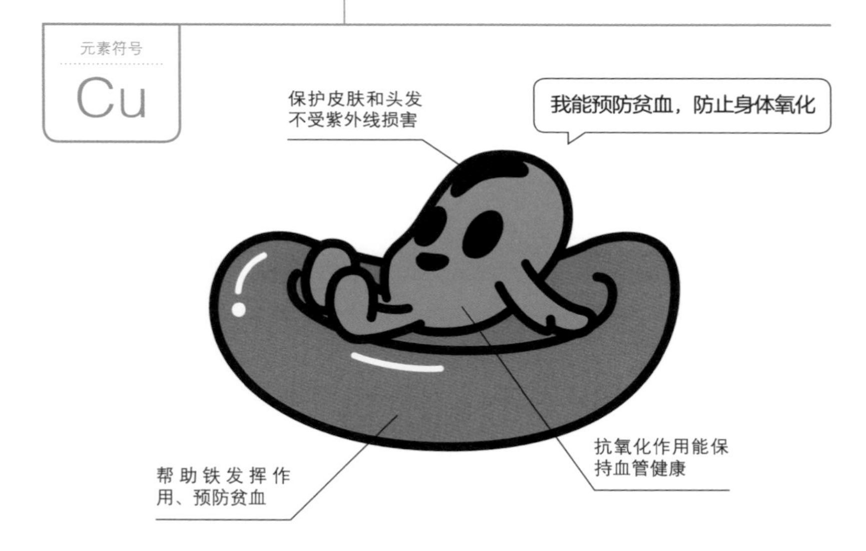

有效的饮食搭配

豆腐皮　鸡蛋

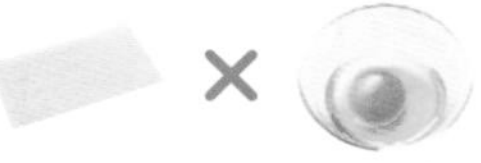

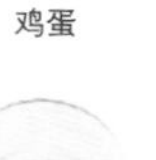

补充蛋白质

50g 豆腐皮中的铜可以满足成年女性每日所需量的一半，搭配作为优质蛋白质来源的鸡蛋，更能有效利用体内的铜。

不恰当的饮食搭配

肝脏　酒精

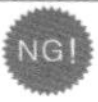

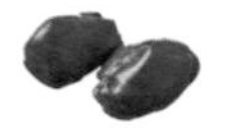

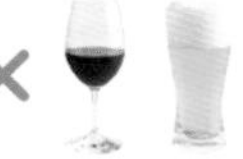

过度饮酒导致铜过量

饮酒过量会导致血液中的铜浓度上升。如果一边饮酒，一边大量摄取铜含量丰富的动物肝脏，很可能导致体内的铜过量。

在体内的作用

■ 帮助预防贫血

在铁合成红细胞的血红蛋白、继而将氧气运输到全身的过程中，铜必不可少。它能够帮助铁和血红蛋白结合。即便摄取了足量的铁，如果铜不足，也无法很好地预防贫血。

■ 防止氧化，保持血管健康

铜能够合成一些能与活性氧抗衡的酶，而活性氧正是体内氧化的原因所在。由此，铜能够防止氧化脂肪在血管壁上堆积，保持血管健康。氧化脂肪增加会导致血管不畅、诱发动脉硬化。

■ 保持皮肤和头发的健康色泽

黑色素对皮肤和头发来说是非常重要的成分，它能帮助身体抵抗紫外线等外来刺激。铜能够合成黑色素生成过程中必需的酶，帮助皮肤和头发保持健康。

摄取过量

■ 正常饮食无需担心摄取过量

铜属于毒性较低的矿物质，过度摄取的铜能自然排出体外。因此，对于没有特殊饮食习惯的健康人来说，并不用担心铜过量所带来的危害。

■ 营养补充剂过剩，可能带来重大危害

尽管人体内与蛋白质结合在一起的铜是无毒无害的，但单独存在的铜却是有毒的。如果因服用营养补充剂、药品而造成铜摄取过量，有可能给肝脏、肾脏和大脑带来严重危害，建议服用前咨询医生。

■ 因厨具而导致的铜中毒

使用铜锅、铜碗装盛番茄、醋等酸性食物，会导致铜溶解。食用后会产生呕吐、腹泻等中毒症状。严重时还可能导致肝脏、肾脏和大脑的功能障碍，甚至致死。

不足的原因

■ 正常饮食无需担心摄取不足

铜在海鲜和肉类当中含量丰富，在蔬菜和谷物类当中也同样存在。除非患有先天性的代谢异常和难治的腹泻，只要饮食正常，都不会出现铜不足的问题。

■ 铁、维生素 C 和锌摄取过量

铁、维生素 C 和锌摄取过量会导致铜不足。铁具有氧化性，会大量消耗抗氧化的铜。维生素 C 和锌则会妨碍铜的吸收。

摄取不足

■ 导致血液、心脏、头发的不良症状

铜不足可能会引发以下症状：铁无法与血红蛋白结合，引起贫血；能量代谢无法顺利进行，引起心脏功能障碍；铜不足还会导致黑色素无法顺利合成，皮肤、头发和虹膜颜色变淡。

应摄取多少铜?

男性 0.9~1.0mg/ 日，女性 0.8mg/ 日

（该数值适用于 18~49 岁且身体活动水平处于普通水平的人群）

孕期女性每日铜标准摄取量要增加 0.1mg，哺乳期女性需增加 0.5mg。铜的摄取上限量不分男女、都为 10mg/ 日。矿物质不适合单独摄取，而应当考虑到各种矿物质之间的比例，平衡摄取。在考虑服用某种矿物质的营养补充剂时，应当充分听取医生的建议。

* 来源：日本厚生劳动省《日本人饮食摄取标准（2015 年版）》

铜的饮食摄取标准（mg/ 日）

年龄	推荐量		上限量	年龄	推荐量		上限量
	男性	女性	男性 & 女性		男性	女性	男性 & 女性
0~5（月）	–	–	–	12~14（岁）	0.8	0.8	–
6~11（月）	–	–	–	15~17（岁）	1.0	0.8	–
1~2（岁）	0.3	0.3	–	18~29（岁）	0.9	0.8	10
3~5（岁）	0.4	0.4	–	30~49（岁）	1.0	0.8	10
6~7（岁）	0.5	0.5	–	50~69（岁）	0.9	0.8	10
8~9（岁）	0.6	0.5	–	70（岁）以上	0.9	0.7	10
10~11（岁）	0.7	0.7	–				

这份料理的铜含量

炸牡蛎

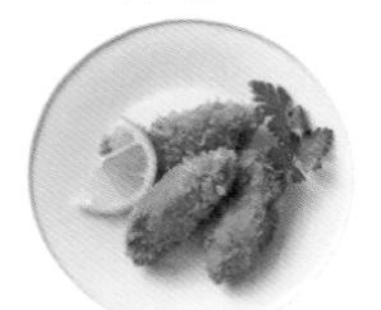

铜含量（1 餐份）
0.75mg
251kcal

② 辣肉酱

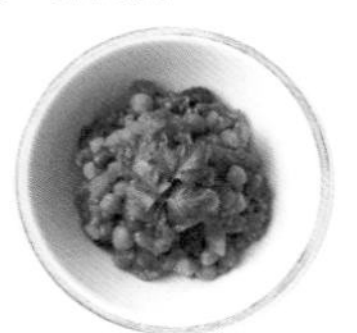

铜含量（1 餐份）
0.47mg
392kcal

③ 芝麻酱拌四季豆

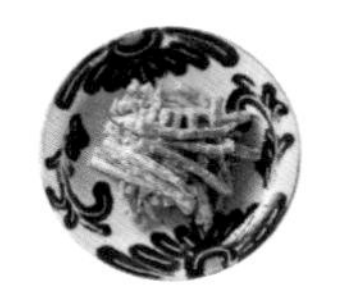

铜含量（1 餐份）
0.47mg
205kcal

④ 醋腌章鱼黄瓜

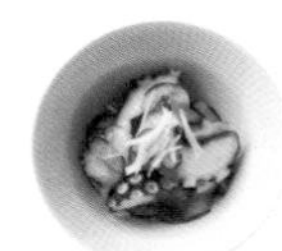

铜含量（1 餐份）
0.40mg
124kcal

⑤ 五目豆

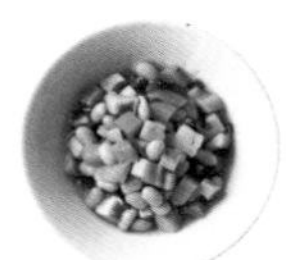

铜含量（1 餐份）
0.38mg
223kcal

⑥ 炸虾

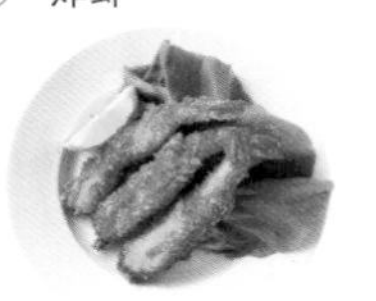

铜含量（1 餐份）
0.37mg
225kcal

铜含量排行榜

＊以 1 人份为标准

1.5mg　3mg　4.5mg

第 1 名　牛肝　1 人份（80g）

4.24mg（106kcal）

第 2 名　小章鱼　1 人份（80g）

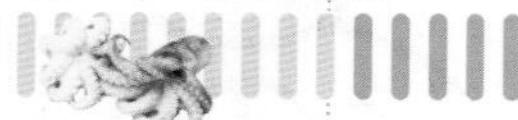

2.37mg（56kcal）

第 3 名　虾蛄（汆烫）　1 人份（60g）

2.08mg（59kcal）

第 4 名　萤鱿　1 人份（50g）

1.71mg（52kcal）

第 5 名　猪肝　1 人份（80g）

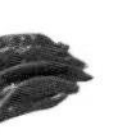

0.79mg（102kcal）

第 6 名　黄豆（干）　1 人份（50g）　0.54mg（211kcal）

第 7 名　牡蛎　1 人份（50g）　0.45mg（30kcal）

第 8 名　鮟鱇鱼（肝）　1 人份（40g）　0.40mg（178kcal）

第 9 名　龙虾　1 人份（60g）　0.39mg（55kcal）

第 10 名　腰果（炸 / 调味）　1 人份（20g）　0.38mg（115kcal）

第 11 名　核桃　1 人份（30g）　0.36mg（202kcal）

第 12 名　樱虾　1 人份（10g）　0.33mg（31kcal）

第 13 名　鳗鱼（肝）　1 人份（30g）　0.32mg（35kcal）

第 14 名　拔丝纳豆　1 人份（50g）　0.31mg（100kcal）

第 15 名　鸡肝　1 人份（80g）　0.26mg（89kcal）

第 16 名　杏仁（干）　1 人份（20g）　0.23mg（117kcal）

第 17 名　纯可可　1 人份（6g）　0.23mg（16kcal）

第 18 名　黄豆粉　1 人份（20g）　0.22mg（90kcal）

第 19 名　豆腐皮（生）　1 人份（30g）　0.21mg（69kcal）

第 20 名　蚕豆　1 人份（50g）　0.20mg（54kcal）

碘

碘是喉部甲状腺合成甲状腺激素的原料，与人体的代谢和生长发育都密切相关。

DATA

英文名

Iodine

特征

几乎100%的碘都在胃部和小肠的上部被吸收，然后聚集到甲状腺。

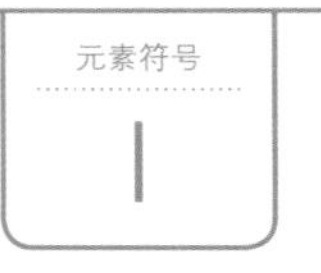

元素符号

I

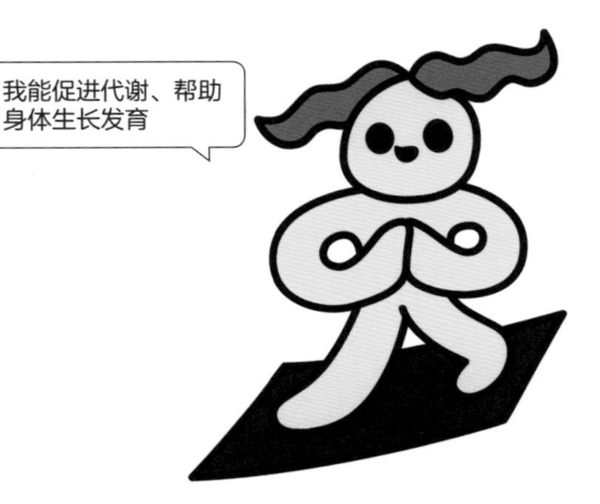

在体内的作用

■ 促进能量代谢

甲状腺激素能够提高代谢率（即身体将营养素转化为能量的速率）、加快呼吸、增大氧气消耗量、促进心脏搏动、加快心跳。因此，碘被认为具有调节胆固醇、加快脂肪燃烧的作用。

■ 帮助人体生长发育

甲状腺激素能够促进代谢，使皮肤、头发和指甲（这些部位的细胞更新周期都非常短）保持健康状态，也能帮助大脑和智力发育，对于婴儿和正处生长发育期的儿童来说十分重要。

摄取过量

■ 甲状腺肥大，功能下降

健康的人体可以通过排泄作用调节体内的碘含量，但如果长期摄取过量的碘，仍会导致甲状腺肥大、甲状腺癌等症状，或造成甲状腺功能下降。

摄取不足

■ 症状与摄取过量相同

碘不足与过量引起的症状相似，除此之外还会引发脱发、贫血、体力下降、倦怠、生长发育障碍等。尤其需要注意的是，孕期女性碘不足，可能会造成胎儿的大脑和身体的发育迟缓。

主要食物

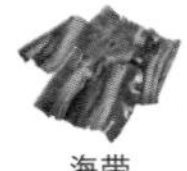
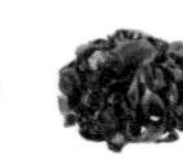

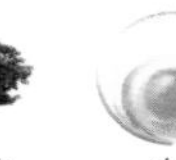
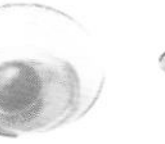
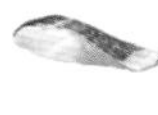

海带　羊栖菜　裙带菜　甜海苔　鸡蛋　鳕鱼

锰

锰对于多种酶的合成都是必不可少的，同时也是这些酶的活化剂。另外，锰也可以增强生殖功能。

DATA

英文名

Manganese

特征

锰是丙酮酸羧化酶等各种酶的构成物质。

元素符号

Mn

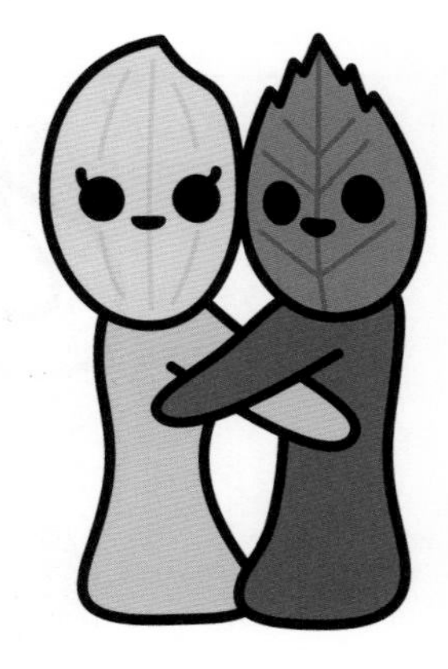

我能维持人体正常的生殖功能

在体内的作用

■ 促进代谢和生长发育

锰对于各种酶的合成都不可或缺，例如糖类和脂肪代谢所需的酶、具有抗氧化作用的酶、合成骨骼的酶等。所以说锰可以促进代谢和生长发育，以及预防老化。

■ 维持正常生殖功能

锰是一种维持正常生殖功能的营养素，如果不足，生殖功能就会降低。有研究报告指出，孕期女性若能补充一些锰，可以起到改善孕期抑郁、维持乳腺健康等作用。

摄取过量

■ 一般无需担心

只有在通过静脉输入营养液时，才会出现锰过量所带来的不良影响。如果饮食习惯正常，也无需特别担心锰不足的问题。人体对锰的需求量很低，而锰在植物性食物中普遍存在。

知识点 孕期注意事项

关于锰改善孕期抑郁症的研究，目前尚处于发展阶段。锰属于微量矿物质，摄取过量会导致其他矿物质失衡，产生一定危险。服用锰补充剂之前务必咨询医生。

主要食物

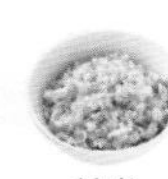
糙米

黄麻菜

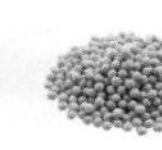
黄豆

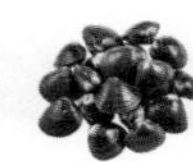
蚬

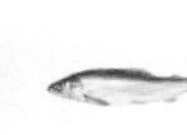
香鱼

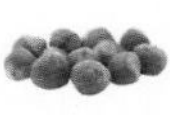
榛子

硒

活性氧会让人体退化，或者说是老化的原因，而硒能够合成对抗活性氧的酶。硒也被认为与治疗男性不育、预防癌症等密切相关。

DATA

英文名

Selenium

特征

硒与蛋白质结合存在于人体中，能构成分解体内过氧化物质的酶。

元素符号

Se

我能发挥抗氧化力量

在体内的作用

■ 合成抗氧化酶

抑制活性氧需要抗氧化酶的帮助，硒能合成这些具有抗氧化作用的酶。硒还能防止人体老化、预防血管和眼部功能下降，帮助改善更年期综合征等。

■ 维生素 C 能进一步发挥作用

维生素 C、β－胡萝卜素和维生素 E 都具有较强的抗氧化作用，与这些维生素搭配，硒能更好地发挥作用。另外，硒与维生素 C 再生、甲状腺激素活性化都密切相关。

摄取过量

■ 毒性较强，应多加注意

硒的毒性相比其他微量元素要强，应当特别注意营养补充剂导致的摄取过量。长期过量摄取会导致指甲变形、脱发、肠胃功能障碍等，情况严重时还会引起呼吸障碍、心肌梗死等危害。

摄取不足

■ 正常情况下无需担心

世界上有一些地区的居民存在硒不足的问题，但只要饮食生活正常，就无须担心。在通过静脉补充营养等特殊情况下，硒不足则有可能引起皮肤和头发的异常症状。

主要食物

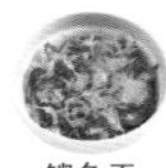
鲣鱼干

鳕鱼子

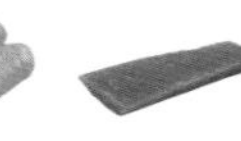
金枪鱼

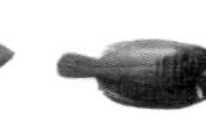
鲽鱼

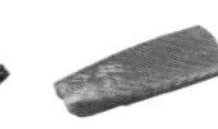
鲣鱼

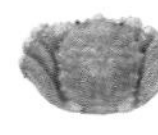
帝王蟹

铬

铬能帮助胰岛素降低血糖，还能降低血液中的胆固醇和甘油三酯含量。

我能降低血糖值和甘油三酯

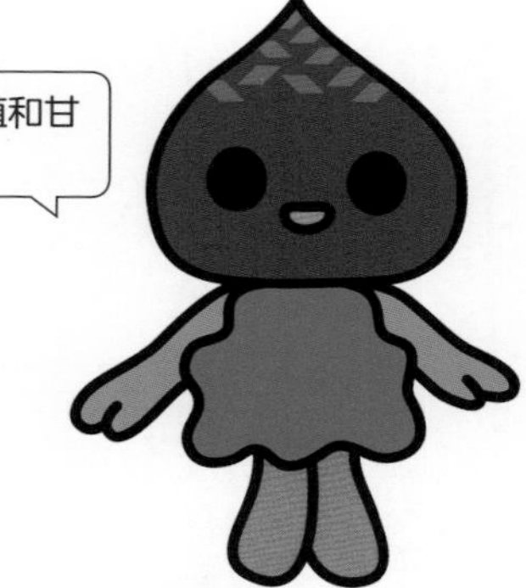

在体内的作用

■ 帮助胰岛素发挥作用

吸收食物中的糖类后，人体血糖浓度升高，长期高血糖容易导致糖尿病。胰脏分泌的胰岛素负责将血糖值维持在正常水平，铬能帮助胰岛素发挥作用，降低血糖值。

主要食物

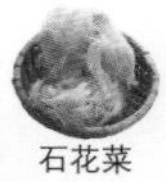

石花菜

甜海苔

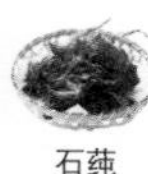
石莼

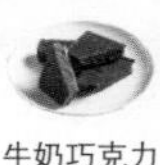

牛奶巧克力

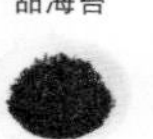

羊栖菜

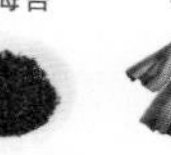

海带

DATA	
英文名	元素符号
Chromium	Cr

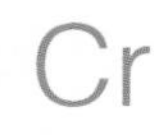

钼

钼是各种代谢所需酶的辅酶，帮助体内代谢顺利进行。钼对最终代谢物尿酸的生成也是必需的。

我是身体代谢的好助手

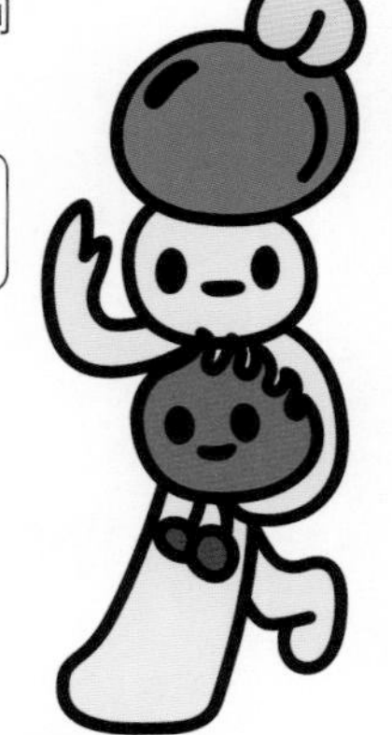

在体内的作用

■ 帮助代谢，合成尿酸

钼能够分解肝脏和肾脏的有害物质，还能合成一系列辅酶，辅助糖类和脂肪代谢所必需的酶发挥作用。另外，钼还负责将食物中的嘌呤（造成痛风的原因）分解成尿酸并将其通过尿液排出体外。

主要食物

豇豆

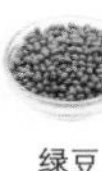

绿豆

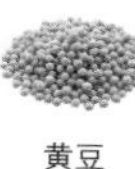

黄豆

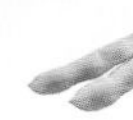

毛豆

纳豆

豌豆

DATA	
英文名	元素符号
Molybdenum	Mo

远离疾病，应该吃什么？

Q 改善肠道环境，应该吃什么？①

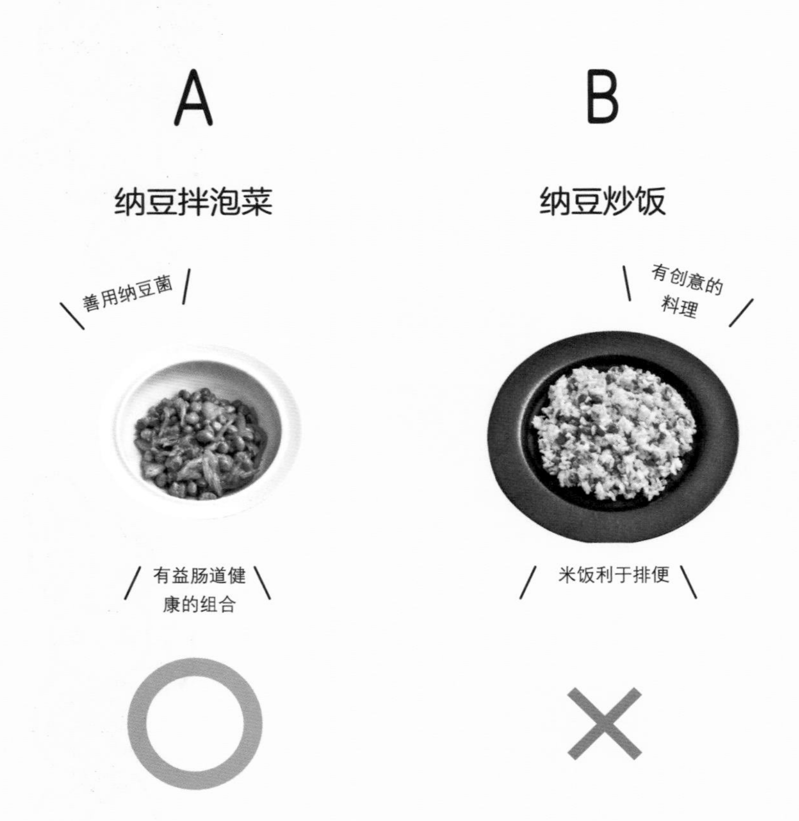

用泡菜提升活性纳豆菌的功效

纳豆当中含有膳食纤维、纳豆菌、大豆低聚糖，有利于调整肠内环境，缓解便秘。然而，纳豆菌一经加热便会失活，纳豆炒饭无法起到应有的作用，所以最好还是生食。与同为发酵食物的泡菜搭配，能进一步改善肠内环境。

Q 改善肠道环境，应该吃什么？②

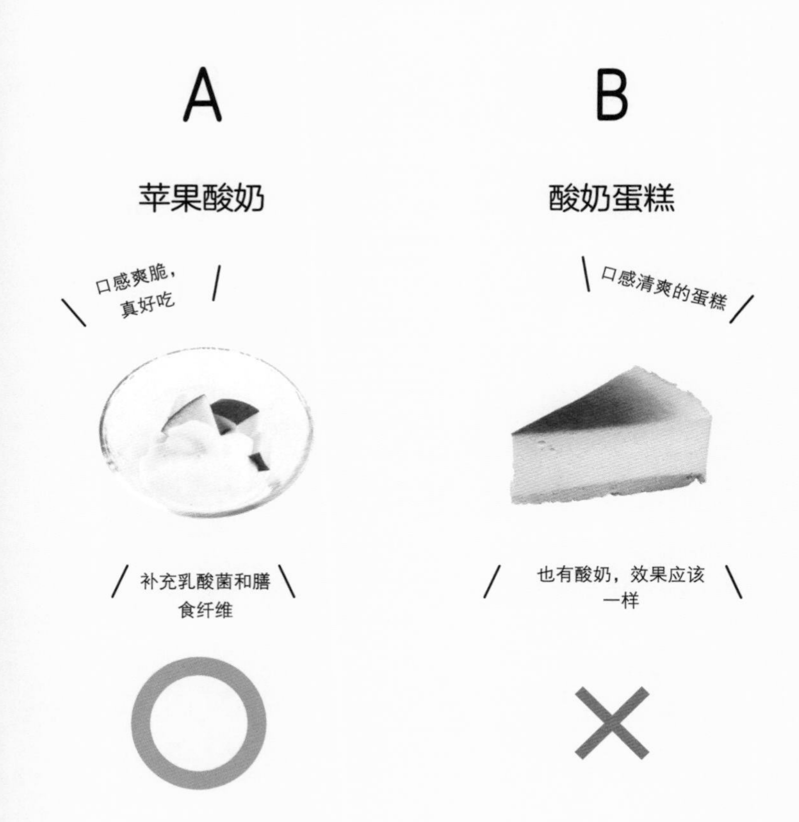

不经加热或加工的酸奶才能改善肠道环境

酸奶当中的菌类与纳豆菌相似，一经加热便会失活。为了改善肠道环境，未经加工的酸奶搭配果胶（一种可溶性膳食纤维）含量丰富的苹果才是极佳的选择。酸奶蛋糕经过热加工，就不再具有改善肠道环境的直接作用，但也有人认为，酸奶蛋糕可以成为肠内益生菌的“养料”。

Q 改善肠道环境，应该吃什么？③

A
B
糙米饭团
蔬菜汁（市售）
饭团吃起来
很方便
一杯就能补
充蔬菜营养
可以补充白米没有的营养
轻松入口
○
×

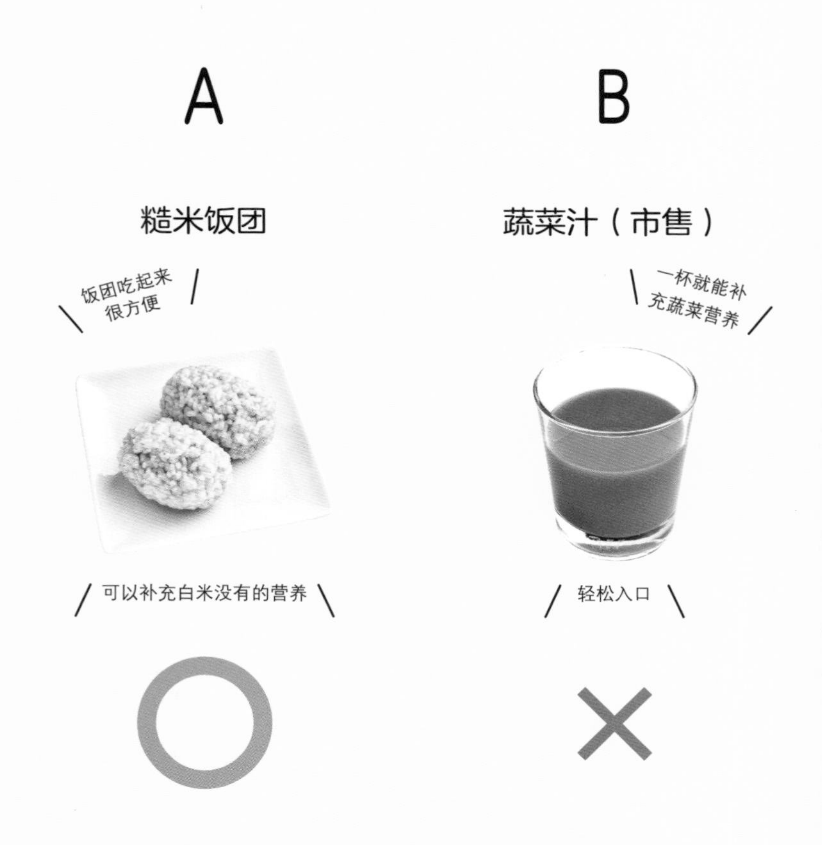

糙米中的膳食纤维能到达大肠

你是不是也认为商店里卖的蔬菜汁可以缓解便秘？蔬菜榨汁后几乎不含膳食纤维，而且为了保证口感，蔬菜汁中还加了砂糖。糙米中含有难消化性淀粉，这种膳食纤维不会被胃或小肠消化，能直达大肠，因此能够有效改善便秘。

Q 改善肠道环境，应该吃什么？④

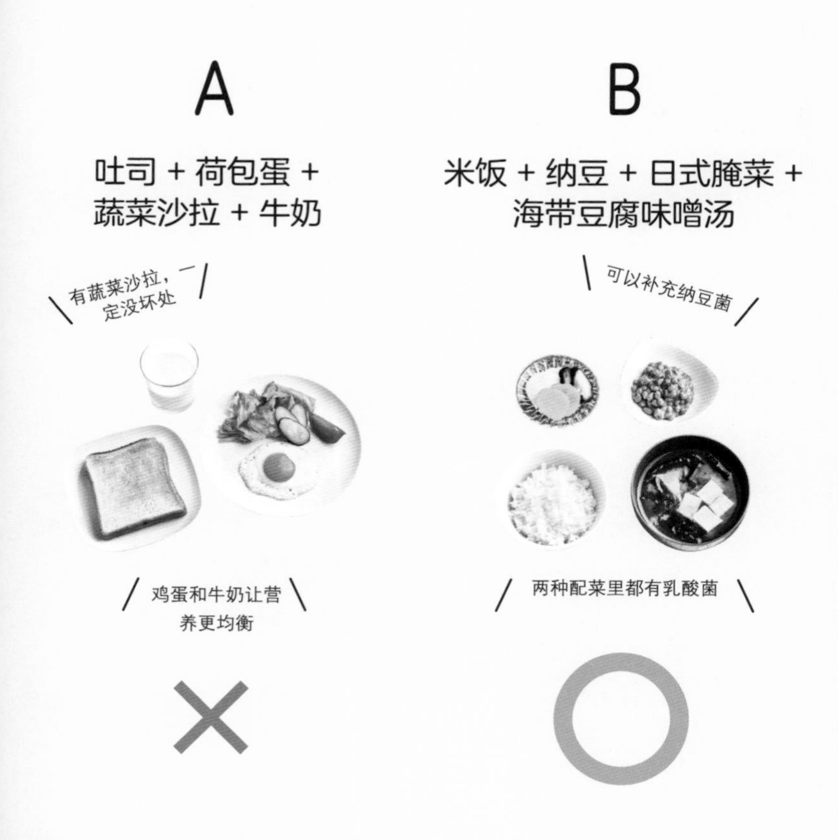

纳豆菌和乳酸菌的强强联合

西式早餐和日式早餐，究竟哪种能改善肠内环境呢？可能许多人认为，西式早餐包含蔬菜沙拉，可以补充膳食纤维。但仅靠蔬菜沙拉，并不能补充足量的膳食纤维。相比之下，日式早餐当中包含了含有纳豆菌的纳豆、含有乳酸菌的日式腌菜和味噌汤，它们都可以有效调整肠内环境。

调理肠道环境的饮食方法

肠道环境的调理对于健康来说十分重要。应当摄取哪些营养，在饮食上又该注意什么呢?

1 摄取乳酸菌、膳食纤维和低聚糖

调理肠道环境

乳酸菌

乳酸菌是合成乳酸的微生物（菌类），包括双歧杆菌等 200 种以上的菌类。乳酸菌能促进肠道蠕动。

膳食纤维

膳食纤维无法被人体中的消化酶消化，但可以被肠内细菌分解、发酵，从而改善肠道环境。膳食纤维分可溶性和不可溶性两种。

低聚糖

低聚糖是由 2~20 个单糖结合而成的糖类，很难被消化吸收，因此能一直到达肠道。其中一些低聚糖能够成为肠内益生菌的营养来源。

调整饮食，增加肠内益生菌

肠道细菌可以大致分为益生菌、中性菌和有害菌。健康的肠道中，这 3 类细菌占比约为 20%、70% 和 10%。压力过大、饮食不规律等都会导致肠道细菌之间的平衡被破坏，过多的有害菌会招致疾病、加快人体老化等，因此需要多加注意。平时应当注意通过饮食增加肠内益生菌。

2 日式饮食有利于肠道健康

纳豆、味噌汤、日式腌菜中含有植物性乳酸菌

要调理肠道环境，不能仅通过酸奶来补充乳酸菌，而应当摄取多种多样的乳酸菌，日式饮食能实现这一目标。三菜一汤的日式套餐包括纳豆、味噌汤和日式腌菜等发酵食物，还有各种根茎类蔬菜和海藻类食物，这些食物都能起到调理肠道环境的作用。

保持肠内菌群平衡的日式饮食

1 三菜一汤，食物多样

三菜一汤的基本日式套餐包括主食、主菜（肉类、鱼类、豆类、豆制品等）、配菜（蔬菜、海藻类）、汤，可以摄取到多种多样的食物。

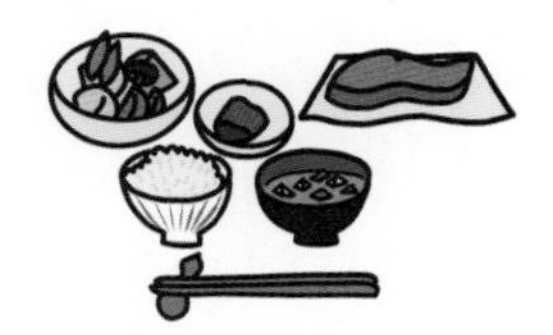

2 轻松补充植物性乳酸菌

日式饮食包含了纳豆、味噌、日式腌菜等各种发酵食物，富含植物性乳酸菌。最好每天都能食用一种发酵食物。

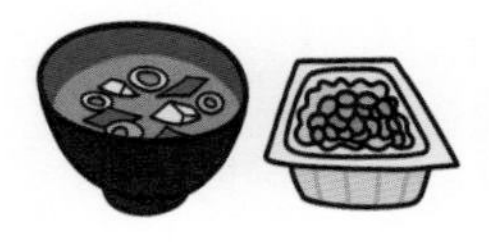

3 通过根茎类蔬菜和海藻类食物补充膳食纤维

豆类、根茎类蔬菜和海藻类食物等，都是炖菜和汤的常用食材，含有丰富的膳食纤维，对肠道有益。膳食纤维是肠内细菌的营养来源，每天都应多摄取。

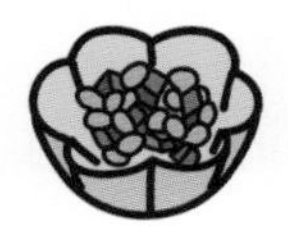

4 保证可溶性和不可溶性膳食纤维的平衡

膳食纤维分为可溶性和不可溶性两种，前者在具有黏性的蔬菜、海藻类和水果当中较为丰富，后者则在谷物、豆类、根茎类蔬菜和菌菇类当中较为常见。两者的最佳平衡比例为 1：2。

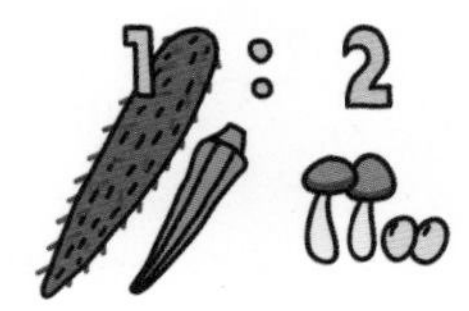

膳食纤维

预防便秘、保持肠道健康，抑制人体对多余脂肪和糖类的吸收。

DATA

英文名	Dietary fiber	特征	无法被人体中的消化酶消化。根据是否能溶于水，可分为可溶性和不可溶性膳食纤维两种。难消化性淀粉同样属于膳食纤维。

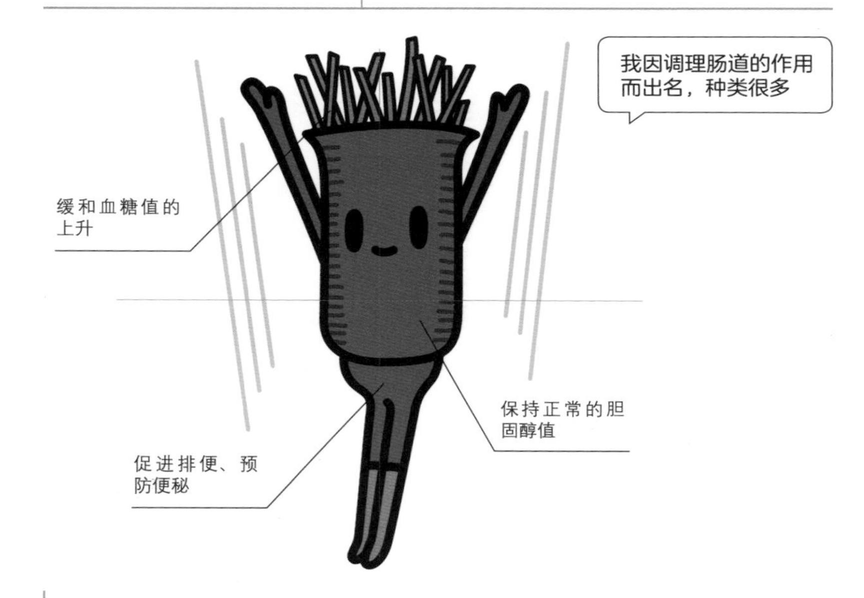

知识点 **膳食纤维的种类**

膳食纤维指的是非糖类碳水化合物，也指人体无法消化的难消化性多糖。膳食纤维分为可溶性膳食纤维、不可溶性膳食纤维和难消化性淀粉。

可溶性膳食纤维

即能溶于水的膳食纤维，大多都是植物细胞壁的构成物质。溶于水时呈胶状。

不可溶性膳食纤维

即不溶于水的膳食纤维，除了植物细胞壁的构成物质，还存在于蟹、虾的外壳中。

难消化性淀粉

严格说来，难消化性淀粉并不属于膳食纤维，但这类淀粉难以消化，且在人体中与膳食纤维发挥着相同的作用。

在体内的作用

① 可溶性膳食纤维的种类与作用

水果和蔬菜中含有的大量果胶可以防止血糖急剧上升，控制胆固醇值等。蒟蒻中含量丰富的葡甘露聚糖，能够在胃中吸水膨胀，给人以饱腹感。海藻中大量存在的海藻酸和褐藻多糖硫酸酯可以控制胆固醇值和血糖值，还能起到软化粪便的作用。

② 不可溶性膳食纤维的种类与作用

苹果和牛蒡中富含的纤维素能吸水膨胀、刺激肠道，以此促进排便、排出有害物质。麦麸和糙米中含量丰富的半纤维素也能起到类似的作用。在未成熟的水果中，果胶是以不可溶性膳食纤维的形式存在的，它也能促进肠内有害物质的排出。可可中含有丰富的木质素，能促进肠内益生菌的繁殖。

③ 难消化性淀粉的作用

难消化性淀粉主要存在于谷物和豆类当中，也可以通过烹饪产生。例如，煮过的红豆中的膳食纤维含量会增加，这些膳食纤维就是难消化性淀粉。米饭冷却后也会合成难消化性淀粉。其主要作用是增加益生菌、预防便秘、缓和胆固醇值和血糖值的上升速度等。

知识点

肠道细菌是什么?

肠道细菌，即居住在肠道内部的细菌，种类有1000种以上。肠内细菌可以分为益生菌、有害菌和中性菌3类。其中益生菌有利于肠道健康，可以通过摄取膳食纤维增加其数量。

益生菌

包括乳酸菌、双歧杆菌等。能够促进消化吸收、提高免疫力，由此保持人体健康、预防人体老化。

有害菌

包括大肠杆菌、葡萄球菌等。有害菌的数量过多，会招致疾病、加速人体老化等。

中性菌

包括拟杆菌、链球菌等。中性菌对于健康的人体是无害的，但在虚弱的人体中会繁殖并侵害人体。

应摄取多少膳食纤维?

男性 20g 以上 / 日，女性 18g 以上 / 日

（该数值适用于 18~49 岁且身体活动水平处于普通水平的人群）

大多数人的膳食纤维都有摄取不足的情况，近几年的《日本国民健康和营养状态调查》结果显示，平均摄取量都未达到目标值。因此有必要调整饮食习惯，增加膳食纤维的摄取。另外，不可溶性膳食纤维和可溶性膳食纤维的最佳摄取比例是 2：1，但调查结果显示，日本国民对两种膳食纤维的实际摄取比例约为 3：1，并不理想。

* 来源：日本厚生劳动省《日本人饮食摄取标准（2015 年版）》

膳食纤维的饮食摄取标准（g/ 日）

年龄	目标量		年龄	目标量	
	男性	女性		男性	女性
0~5（月）	–	–	12~14（岁）	17 以上	16 以上
6~11（月）	–	–	15~17（岁）	19 以上	17 以上
1~2（岁）	–	–	18~29（岁）	20 以上	18 以上
3~5（岁）	–	–	30~49（岁）	20 以上	18 以上
6~7（岁）	11 以上	10 以上	50~69（岁）	20 以上	18 以上
8~9（岁）	12 以上	12 以上	70（岁）以上	19 以上	17 以上
10~11（岁）	13 以上	13 以上			

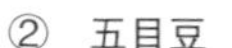

辣肉酱

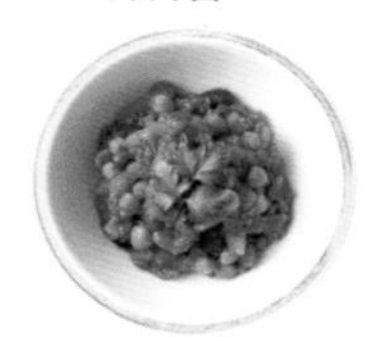

膳食纤维含量（1 餐份）
12.7g
392kcal

② 五目豆

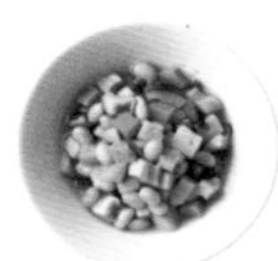

膳食纤维含量（1 餐份）
11.2g
223kcal

③ 鸡肉杂烩

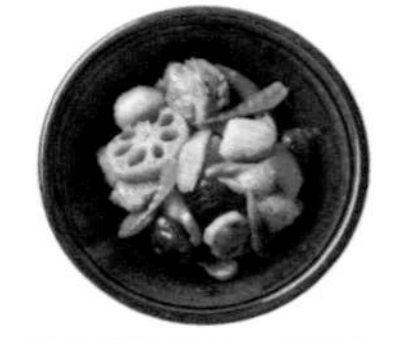

膳食纤维含量（1 餐份）
9.4g
412kcal

④ 黄豆煮海带

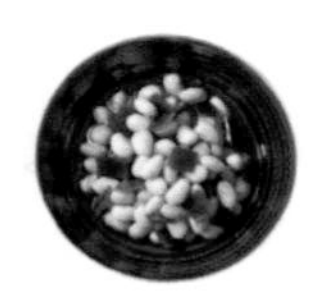

膳食纤维含量（1 餐份）
7.0g
193kcal

⑤ 凉拌牛蒡

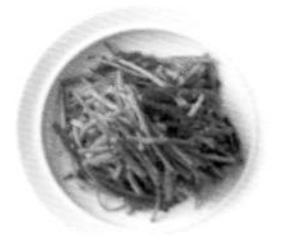

膳食纤维含量（1 餐份）
6.2g
165kcal

⑥ 茼蒿沙拉

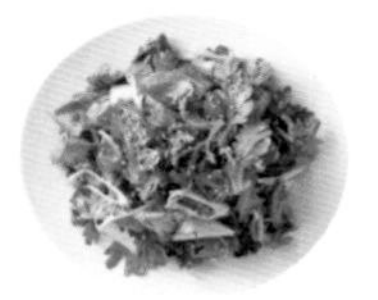

膳食纤维含量（1 餐份）
5.5g
134kcal

摄取过量 

■ 不可溶性膳食纤维摄取过量

不可溶性膳食纤维摄取过量，即使便量增加，也无法顺利排出，反而会在体内存留、硬化。气体还会在肠内聚积，导致腹胀等有害影响。

■ 可溶性膳食纤维摄取过量

可溶性膳食纤维摄取过量，可能会引起腹泻、必需矿物质流失。正常饮食通常不会导致可溶性膳食纤维摄取过量，但营养剂的使用可能会造成这个问题，需要多加注意。

■ 过度依赖糙米、麦麸等谷物

如果主要依靠糙米、麦麸等谷物补充膳食纤维，可能会导致矿物质摄取不足，因为这些谷物中的植酸会阻碍矿物质的吸收。应当同时补充肉类、鱼类和蔬菜等，平衡营养。

摄取不足 

■ 容易便秘

膳食纤维不足，便量会减少，排便也会不够顺畅，会导致便秘。如果放任其发展，会导致体内有害菌增加、形成有害物质。同时，应排出体外的毒素会聚积在体内，可能引起大肠癌等疾病。

■ 导致肥胖

膳食纤维含量较少的食物会让咀嚼次数减少，吃得过快不容易有饱腹感，导致进食过多。能产生饱腹感的膳食纤维摄取不足，还容易增加零食量。这些因素重叠在一起，就容易导致肥胖。

■ 引起生活方式病

膳食纤维不足，人体就无法控制血糖的上升速度，体内胆固醇也难以排出，会引起糖尿病、动脉硬化等疾病。长期如此，还可能导致心肌梗死、脑梗死、癌症等严重病症。

有效的饮食搭配 

牛舌 × 大麦饭

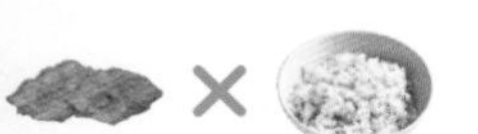

用丰富的可溶性膳食纤维排出脂肪

脂肪丰富的牛舌搭配可溶性膳食纤维丰富的大麦饭，膳食纤维能够在小肠中将多余的脂肪包裹起来，延缓脂肪的消化吸收。

牛蒡 × 芝麻油

黑麦面包 × 牛油果

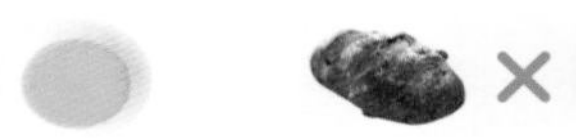

预防便秘的超强组合

牛蒡可以补充可溶性膳食纤维，芝麻油则能润滑肠道。这对组合能够起到改善排便和预防便秘的双重功效。

适合在早餐时补充膳食纤维

这两种食物的可溶性膳食纤维含量都很丰富，比例也很平均，可以有效地预防便秘。建议做成三明治食用。

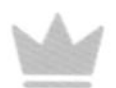

膳食纤维含量排行榜

*以1人份为标准
❚❚❚❚❚ 表示可溶性膳食纤维（g）
—— 表示膳食纤维总量（g）

可溶性膳食纤维

排名	食物	1人份	可溶性膳食纤维	热量	膳食纤维总量
第1名	藠头	1人份（30g）	2.7g	23kcal	3.4g
第2名	牛油果	1人份（100g）	1.7g	187kcal	5.3g
第3名	扁豆（干）	1人份（50g）	1.7g	167kcal	9.7g
第4名	燕麦	1人份（50g）	1.6g	190kcal	4.7g
第5名	拔丝纳豆	1人份（50g）	1.2g	100kcal	3.4g
第6名	牛蒡	1人份（50g）	0.9g	26kcal	2.3g
第6名	黄麻菜	1人份（40g）	0.9g	27kcal	4.1g
第8名	黄豆（干）	1人份（70g）	0.8g	211kcal	9.0g
第8名	芋头	1人份（100g）	0.8g	58kcal	2.3g
第10名	糙米	1人份（20g）	0.7g	353kcal	3.0g
第11名	鹰嘴豆（干）	1人份（30g）	0.6g	187kcal	8.2g
第11名	猕猴桃	1人份（10g）	0.6g	42kcal	2.0g
第11名	红薯（去皮）	1人份（30g）	0.6g	134kcal	2.2g
第11名	红豆（干）	1人份（50g）	0.6g	170kcal	8.9g

不可溶性膳食纤维

▮▮▮▮▮ 表示不可溶性膳食纤维（g）
—— 表示膳食纤维总量（g）

3g　6g　9g

第1名　红豆（干）　1人份（50g）　8.3g（170kcal）　8.9g

第2名　黄豆（干）　1人份（50g）　8.2g（211kcal）　9.0g

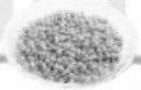

第3名　扁豆（干）　1人份（50g）　8.0g（167kcal）　9.7g

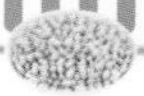

第4名　鹰嘴豆（干）　1人份（50g）　7.6g（187kcal）　8.2g

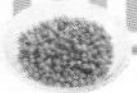

第5名　牛油果　1人份（100g）　3.6g（187kcal）　5.3g

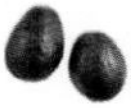

第6名　豆腐渣　1人份（30g）　3.3g（33kcal）　3.5g

第7名　黄麻菜　1人份（70g）　3.2g（27kcal）　4.1g

第8名　燕麦　1人份（50g）　3.1g（190kcal）　4.7g

第9名　香菇干　1人份（8g）　3.0g（14kcal）　3.3g

第10名　木耳（干）　1人份（5g）　2.9g（8kcal）　2.9g

第10名　笋（氽烫）　1人份（100g）　2.9g（30kcal）　3.3g

第12名　西兰花　1人份（75g）　2.8g（25kcal）　3.3g

第13名　甜玉米　1人份（100g）　2.7g（92kcal）　3.0g

第14名　黄花菜　1人份（70g）　2.5g（23kcal）　2.9g

专栏

令人担忧的体检报告⑤

尿酸值偏高

酒精和蛋白质的过度摄取都会导致尿酸值过高，这一现象在男性的血液检查中尤为常见。成年男性的尿酸值正常范围应为 149~416 μmol/l，成年女性为 89~357 μmol/l；尿酸值高于 420 μmol/l 即为异常。尿酸值偏高时，应当控制含嘌呤较多的动物肝脏、海鲜等食物的摄取。酒精的摄取同样需要节制，因为它会妨碍尿酸的正常排泄。尤其需要戒掉的是高嘌呤的啤酒。甜食也会造成尿酸值升高，需要减少摄取量。

调整饮食

将每餐的能量控制在 500kcal 左右	偏胖人群应将每餐的能量控制在 500kcal 左右。也可以先控制到每餐 700kcal、再控制到 600kcal，循序渐进。
不吃高嘌呤食物	动物肝脏不吃为好，海鲜需去除肝脏和子后食用，啤酒的嘌呤含量较高，也应当戒除。
每日摄取 60g 左右的蛋白质	蛋白质过量会导致尿酸值上升，因此应当注意不要摄取过多。其中，鸡蛋和乳制品的摄取尤其需要控制。
少吃甜味零食、果汁、甜点	含糖量较高的甜味零食、果汁和点心是尿酸值升高的原因之一，最好能完全戒掉。

Part

6

必需营养素百科辞典

植物化学物质

在癌症预防领域，植物化学物质是一类备受瞩目的营养素。是除了维生素、矿物质和膳食纤维以外，又一种能够活化身体生理功能的物质成分，关于它的研究也在不断推进。

远离疾病，应该吃什么？

Q 抗老化，应该吃什么？①

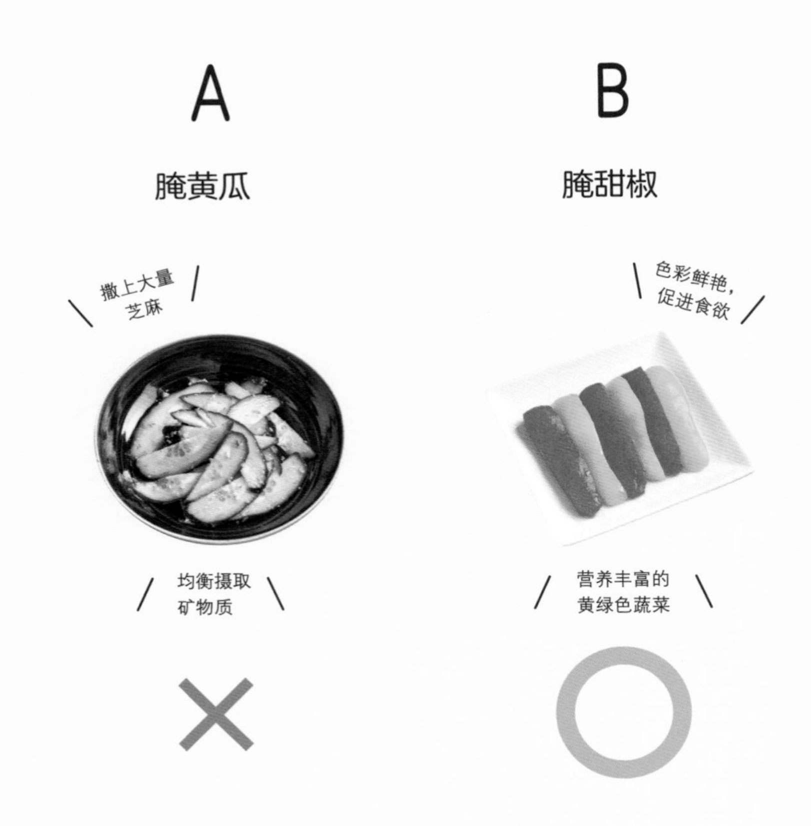

甜椒抗氧化作用强，可有效预防衰老

抗老化的营养素包括具有抗氧化作用的维生素C、维生素E和β－胡萝卜素。因此，相比于黄瓜之类的淡色蔬菜，更应该选择黄绿色蔬菜。其中，甜椒含有丰富的维生素C、维生素E和β－胡萝卜素，具有很强的抗氧化作用，应当多食用。

Q 抗老化，应该吃什么？②

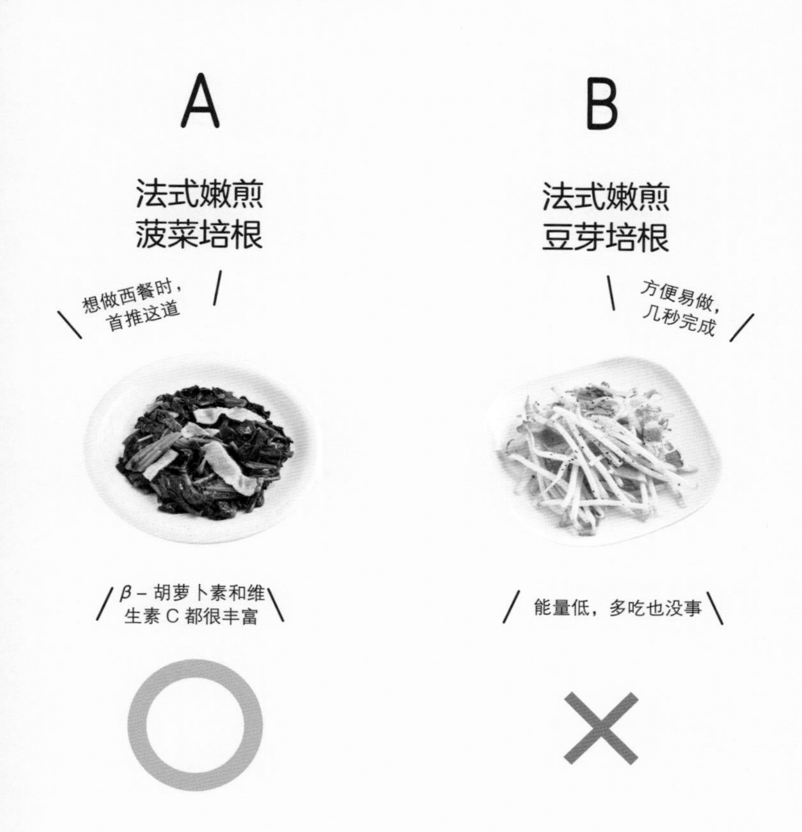

菠菜具有很强的抗氧化作用

菠菜中含有丰富的叶黄素，对于保护眼睛健康必不可少。同时，它也具有很强的抗氧化作用，可以抗老化。尽管豆芽含有维生素 C，但其含量较少，相比之下还是嫩煎菠菜培根更胜一筹。如果能选择添加剂较少的培根，更能提升营养吸收率。

Q 抗老化，应该吃什么？③

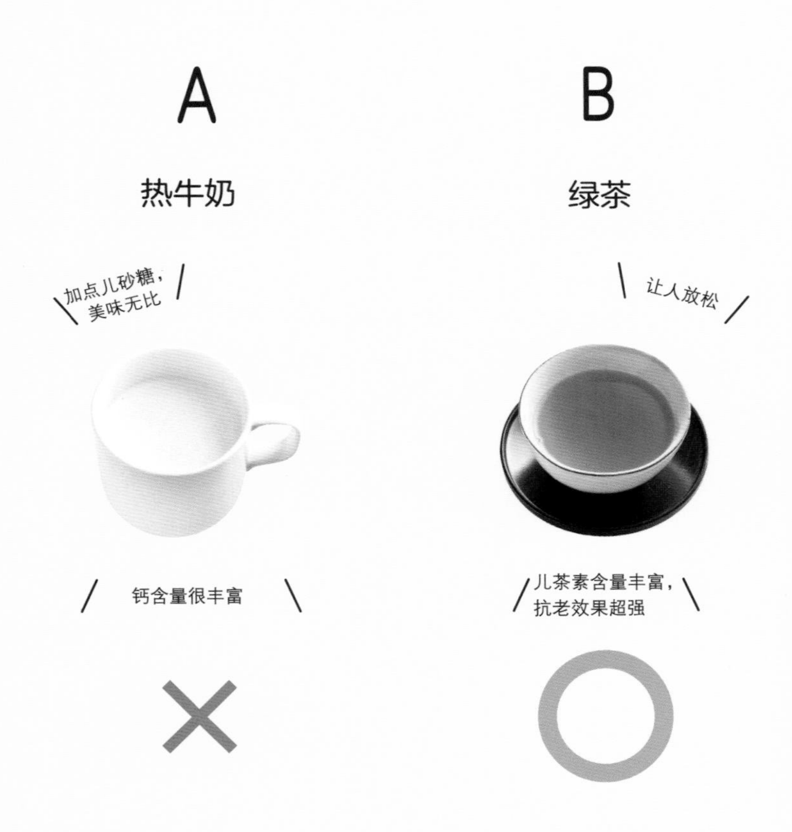

推荐每日饮用富含儿茶素的绿茶

牛奶当中的蛋白质一旦和糖结合并糖化，会加快皮肤老化。单纯加热的热牛奶对身体确实有好处，但加糖后则会加快身体老化，需多加注意。绿茶中含有强抗氧化物质——儿茶素，每天喝一点儿绿茶，对身体一定有好处。

Q 抗老化，应该吃什么？④

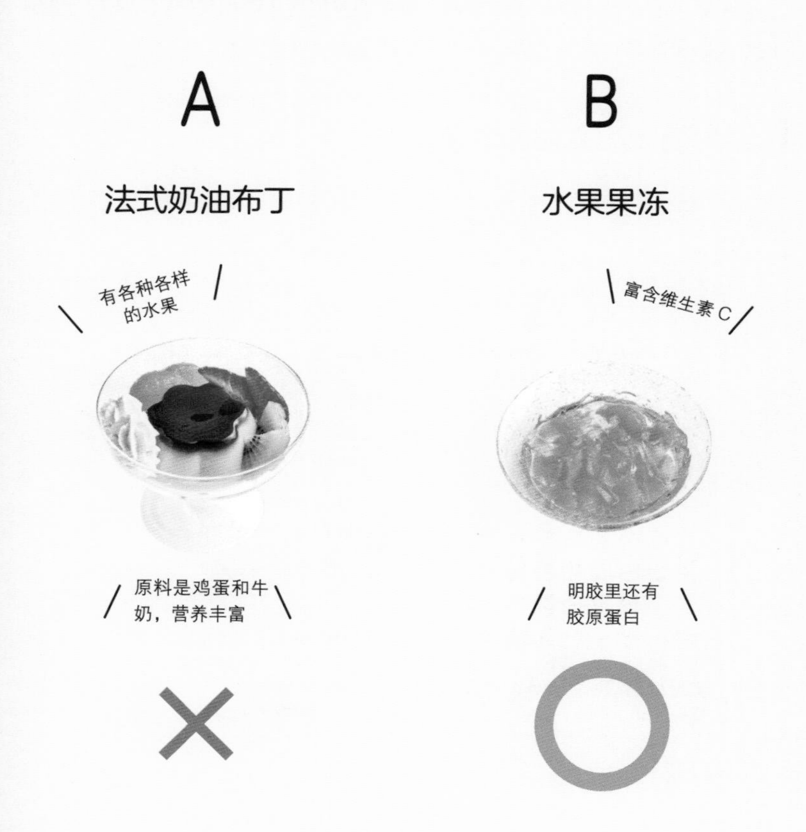

维生素 C 和明胶能保持皮肤健康美丽

糖化物质会加快身体的老化，用鸡蛋和砂糖为原料的食物正是如此。饼干、蛋糕等食物建议不吃为好。甜点中水果果冻是个不错的选择。果冻中的橙子、柚子等水果都含有丰富的维生素 C，用明胶凝固制成的水果果冻可以有效地使皮肤保持健康美丽。

抗老化的饮食方法

越来越多的女性希望能永葆青春，如何调整饮食才能达其所愿呢？来了解一下抗老化的营养素。饮食方面也应当根据症状做出相应调整。

1 避免糖化和氧化的饮食

糖化

蛋白质和糖类共同加热制成的食物，会在体内氧化生成AGE（糖化终产物），导致皮肤黯淡、产生皱纹、松弛等。

预防糖化的饮食方法

少吃高糖食物，避免蛋白质和糖类的饮食搭配

高糖食物会导致血糖升高，尤其是布丁、蛋糕等蛋白质和糖类含量都不低的食物，应该避免。

氧化

电磁波、紫外线、烟草、酒精、大气污染等都会造成人体内活性氧累积，对细胞造成损害。

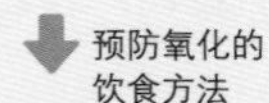

预防氧化的饮食方法

摄取具有抗氧化作用的营养素

黄绿色蔬菜中含有丰富的维生素A、维生素C、维生素E等抗氧化维生素，多吃黄绿色蔬菜，可以抵抗活性氧对身体的伤害。

蛋白质和砂糖的搭配是大忌

糖化作用是老化的原因之一，还会导致血糖值上升。蛋白质和糖类一经结合，便会生成AGE（糖化终产物），加快身体老化。另外，氧化是因为电磁波、紫外线、烟草、酒精、大气污染等的影响，人体内产生大量的活性氧，导致细胞老化。只要选择预防糖化和氧化作用的饮食，就能起到抗老化的作用。

2 有效抗老化的饮食方法

多吃维生素和植物化学物质含量丰富的蔬果

除了具有强抗氧化作用的维生素 A、维生素 C 和维生素 E，能够有效防止老化的营养素还包括多酚等植物化学物质。这些物质不仅能去除活性氧，还能激发细胞的活力。另外，饮食习惯的调整也非常重要。要防止糖化作用，尤其要注意控制血糖的上升速度，避免其急剧上升。可以调整进食顺序，例如可以先吃蔬菜，再吃其他食物。

抗老化饮食的重点

1 多吃维生素含量丰富的蔬果

多吃富含 β – 胡萝卜素、维生素 C 和维生素 E 的蔬菜和水果。需要注意水果中的果糖含量较高，不能摄取过多。

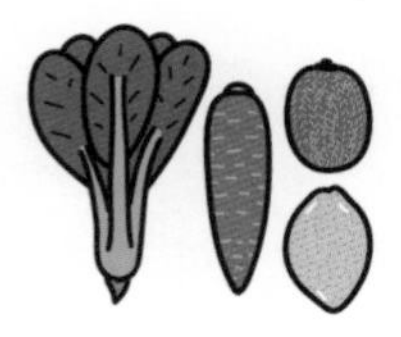

2 每天早上一杯蔬果汁

新鲜蔬果加上水、牛奶或豆奶，做成一杯蔬果汁，能有效补充膳食纤维、维生素和矿物质。养成每天早上喝一杯的习惯。

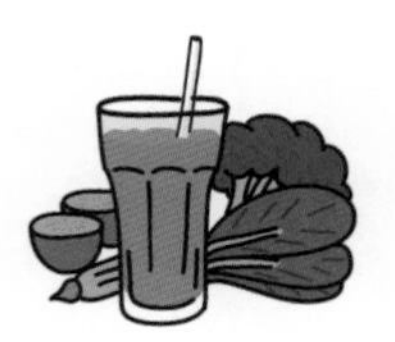

3 不吃蛋糕、布丁等甜食

鸡蛋中的蛋白质和砂糖、小麦粉中的糖类组合并不合适，加热后食物中的 AGE 更会增多，加快体内的糖化作用。

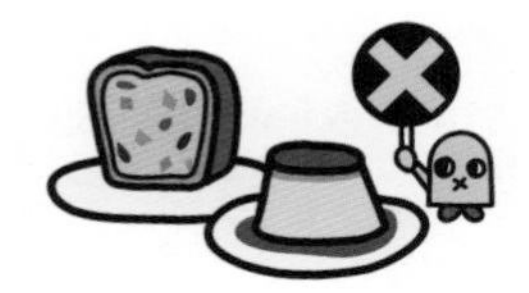

4 先吃蔬菜等膳食纤维丰富的食物

调整饮食习惯，抑制血糖急速上升，有利于预防老化。建议先吃膳食纤维较多的蔬菜，再吃蛋白质，最后吃碳水化合物。

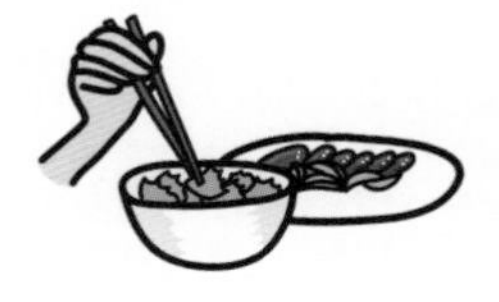

植物化学物质

植物化学物质是蔬菜和水果中的色素、香气、苦味、涩味等化学成分的总称，被称作第七营养素，因具有预防老化的作用而备受关注。

DATA

英文名	特征
Phyto chemecal	植物化学物质只能由植物合成，因此也有说法认为，由于动物无法合成，所以动物的寿命比植物短。种类繁多、数量庞大。

植物化学物质①

多酚

植物性食物的色素、涩味、苦味等的成分。多酚的功能正在被逐渐揭示并了解。

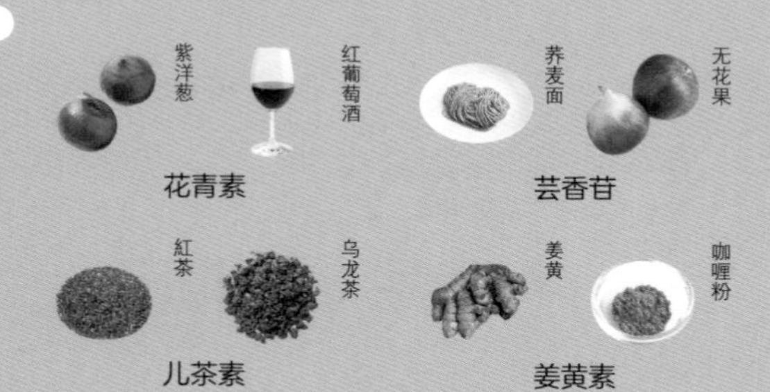

茄子、紫甘蓝中的花青素、红葡萄酒（葡萄）中的白藜芦醇、洋葱和菜花中的黄酮类化合物都属于植物色素成分。苦味和涩味成分则包括绿茶中的儿茶素、咖啡豆和牛蒡中的单宁等。多酚类物质有一个共同点，就是它们都具有很强的抗氧化作用，有益于保持健康。

植物化学物质②

类胡萝卜素

植物中的红色、黄色和橙色色素成分都属于类胡萝卜素，种类超过 600 种。

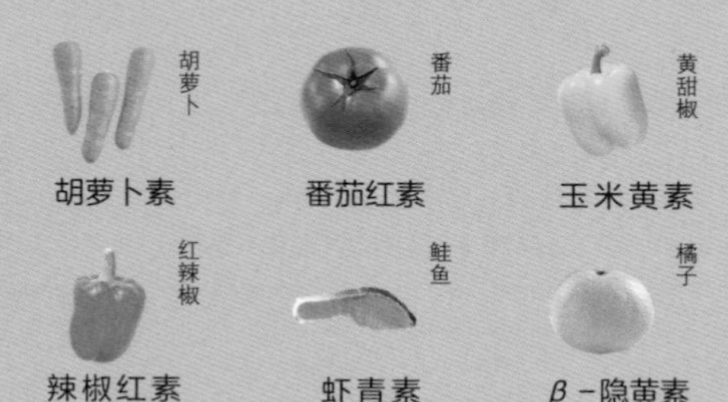

类胡萝卜素可大致分为两类：可溶于酒精的胡萝卜素类，以及不溶于酒精的叶黄素类。黄绿色蔬菜中富含的 β－胡萝卜素、番茄中的番茄红素都属于胡萝卜素类，叶黄素类则包括了橘子中的 β－隐黄素、辣椒中的辣椒红素等。还有一种类胡萝卜素存在于动物性食品当中，那就是鲑鱼、鲑鱼子中的虾青素。

植物化学物质③

有机硫化合物

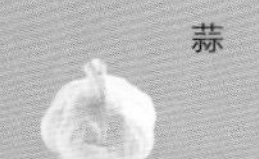
蒜

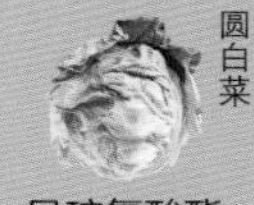
圆白菜

二烯丙基硫化物　异硫氰酸酯

蒜、洋葱独特的强烈刺激性气味，以及萝卜等食物当中的辛辣味道，都是有机硫化合物产生的。

也称含硫化合物，是含碳硫键的有机化合物的总称。蒜中的大蒜素和阿霍烯，白萝卜、圆白菜和菜花中的异硫氰酸酯都属于有机硫化合物。另外，韭菜、小葱、芜菁当中也含有有机硫化合物。有机硫化合物都具有强抗氧化作用以及预防食物中毒的抗菌作用，还能保持血管健康、预防血栓和动脉硬化。

植物化学物质④

褐藻糖胶

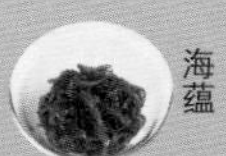
海蕴

褐藻糖胶是海带、裙带菜等海藻类植物中的多糖，是一种可溶性膳食纤维。它具有很强的抗肿瘤作用，在癌症治疗领域备受瞩目。同时，它作为一种膳食纤维，也能起到降低胆固醇、提高免疫力的作用。

植物化学物质④

β－葡聚糖

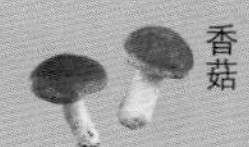
香菇

葡聚糖含有葡萄糖，是一种难消化的多糖，属于膳食纤维。菌菇中富含的葡聚糖被称为β－葡聚糖，具有抑制癌细胞生长、提高免疫力、预防和改善过敏反应等作用。

在体内的作用

以强抗氧化作用预防老化和其他疾病

植物化学物质最受关注的就是它的抗氧化作用。身体氧化，也就意味着内脏、血管、皮肤在活性氧的作用下受损或老化。抗氧化作用则意味着预防氧化、预防老化和其他疾病，从而保护人体健康。植物化学物质还有一种重要的作用，有机硫化合物能够使肝脏和消化道中的解毒酶活性化，促使体内的有害物质顺利排出体外。

知识点

搭配摄取多种植物化学物质

同时摄取多种植物化学物质才能达到最佳效果。有研究表明，尽管β－胡萝卜素等脂溶性成分有利于健康，但如果不和水溶性的多酚类物质搭配，也无法发挥其应有的功能。在烹调和选用营养补充剂时，都应该留意。

多酚

花青素

植物花和果实当中的紫色色素。具有强抗氧化作用，可以保护眼部健康。

在体内的作用

■ 保护眼睛健康

眼睛疲劳、视线模糊等都是由于视网膜上的视紫红质不足造成的，花青素能够帮助合成新的视紫红质，起到保护眼部健康的作用。

■ 预防生活方式病

花青素的种类超过 500 种，同时摄取不同种类的花青素，能够预防肥胖和糖尿病。花青素预防内脏脂肪囤积的作用已在动物实验中得到了证实。

主要食物

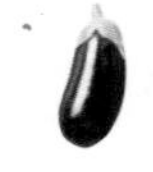
茄子

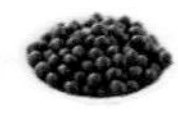
黑豆

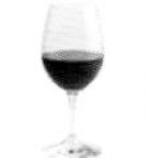
红葡萄酒

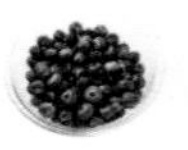
蓝莓

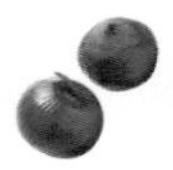
紫洋葱

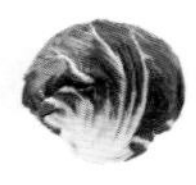
紫甘蓝

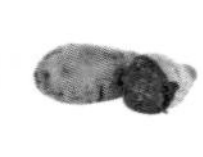
紫薯

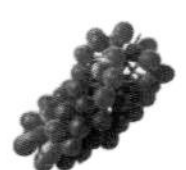
葡萄

芸香苷

存在于荞麦面、无花果等食物当中的多酚类物质，具有预防生活方式病的作用。

在体内的作用

■ 保护血管健康

芸香苷能够保持毛细血管的弹性，改善血液循环，起到预防动脉硬化、脑卒中、高血压等疾病的作用。同时，它还能保护血管健康，防止出血，起到预防心脏疾病的作用。

■ 其他作用

动物实验已经证明，芸香苷具有预防和改善痴呆症、肝病、变形性关节炎、痔疮等病症的功效。还能促进维生素 C 的吸收，协助胶原蛋白合成。

主要食物

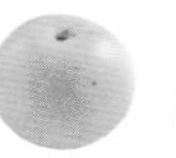
葡萄柚

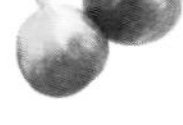
无花果

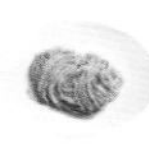
荞麦面

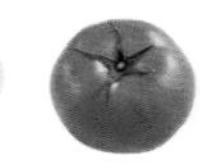
番茄

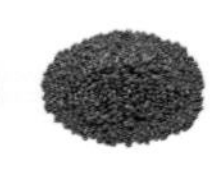
红豆

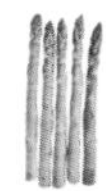
芦笋

儿茶素

绿茶中的苦味、涩味成分就是儿茶素。具有很强的抗氧化作用，有预防生活方式病的作用。

在体内的作用 

■ 阻碍脂肪吸收

脂肪必须经由脂肪酶（一种消化酶）的分解作用，才能在小肠被吸收。儿茶素能阻碍脂肪酶的运作，抑制脂肪分解，最终使得人体对脂肪的吸收降低。

■ 帮助脂肪燃烧

儿茶素具有抑制血糖上升、改善肥胖的作用。大量的调查和实验表明，儿茶素能够减少血液中的甘油三酯和胆固醇，减少皮下脂肪，促进脂肪燃烧。

主要食物

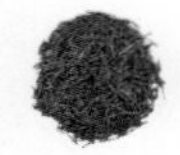
乌龙茶

红茶

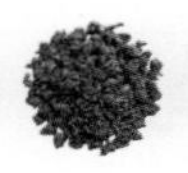
煎茶

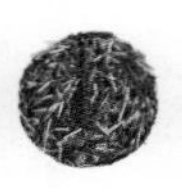
焙茶

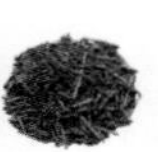
番茶

姜黄素

一种黄色色素，也被称作姜黄、姜黄色素。具有维持肝脏健康的作用。

在体内的作用 

■ 提高肝脏功能

姜黄素能帮助肝脏发挥解毒作用，促进胆汁分泌，进而让肝脏更好地发挥作用。在动物实验中，在中毒的动物身上补充姜黄素，生存率有明显提升。

■ 减少胆固醇

胆汁是以胆固醇为原料合成的，姜黄素能促进胆汁快速、大量合成，消耗大量胆固醇。由此，身体中多余的胆固醇也就减少了。

主要食物

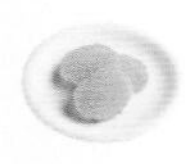
腌萝卜

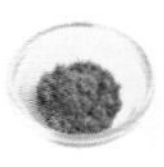
咖喱粉

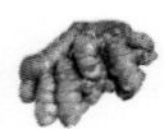
姜黄（尤其是秋季的姜黄）

异黄酮

存在于大豆等豆类中的多酚。其作用被认为与雌性激素相似。

在体内的作用 

■ 缓和更年期综合征

绝经前后，女性体内的雌性激素分泌减少，会出现脸颊发热、头部充血发胀、出汗、肩酸、头痛、不安、抑郁等症状。异黄酮与雌性激素作用相近，可以缓解以上症状。

■ 预防骨质疏松症

雌性激素分泌减少会使钙难以附着在骨骼上，从而导致骨骼脆弱、容易骨折。这就是骨质疏松症。异黄酮能防止骨密度下降、增加骨量。

主要食物

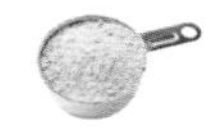

黄豆粉

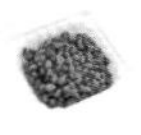

纳豆

豆奶

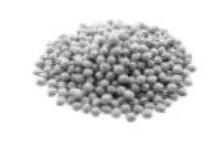

大豆

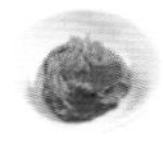

味噌

油豆皮

豆腐

姜酚

晒干或加热后的生姜中生成的成分。能改善血液循环，帮助身体从里到外暖起来。

在体内的作用 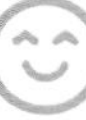

■ 姜酚和姜辣素

中医认为，干姜可以缓解腹寒，鲜姜则具有解毒作用。干姜中的主要功能成分是姜酚，鲜姜中是姜辣素。

■ 辅助肠胃运作

姜酚能够改善肠道和胃壁的血液循环，促进胃酸等消化液的分泌，提升食欲、帮助消化吸收。姜酚还具有杀菌效果，可以预防生食而导致的食物中毒。

主要食物

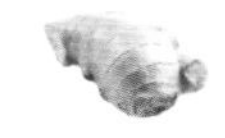

姜

可可多酚

可可多酚存在于巧克力的原料——可可当中。它在巧克力中的含量以及作用都受到了很大的关注。

在体内的作用

■ 含量高，易吸收

巧克力中的多酚含量比红酒等食物更高，而且这些多酚更容易吸收。一般来说，多酚并不是一种容易吸收代谢的物质。因此不少人认为巧克力是一种较为高效的多酚摄取源。

■ 保持健康

可可多酚具有很强的抗氧化作用，可以预防有害胆固醇的氧化，起到预防动脉硬化、缓解压力、促进脂肪燃烧等作用。有一些巧克力并不含可可，选择时需注意。

主要食物

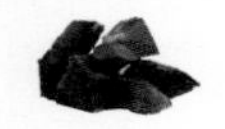

高级巧克力

* 白巧克力、廉价巧克力当中不含可可

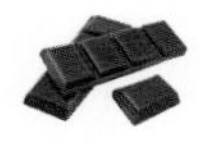

黑巧克力

阿魏酸

植物细胞壁的成分，具有强抗氧化作用，也用作加工食品的抗氧化剂。

在体内的作用

■ 改善阿尔茨海默症

动物实验已经证实了阿魏酸具有保护脑神经、通过强抗氧化作用防止大脑老化和氧化的效果。同时，阿魏酸还能减少造成阿尔茨海默症的蛋白质含量。将来阿魏酸或能在阿尔茨海默症的治疗中发挥作用。

■ 保持皮肤年轻

阿魏酸易于吸收紫外线，能够阻碍黑色素的生成，因此能够预防色斑和皱纹的产生，使皮肤保持年轻状态。阿魏酸也用于生产具有美白、防紫外线等功效的化妆品。

主要食物

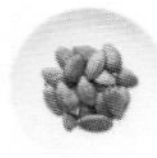

蔬菜和柑橘类的种子

麦麸

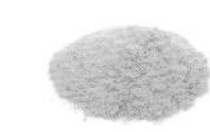

米糠

白藜芦醇

存在于葡萄等食物中的多酚，能活化长寿基因，保持年轻。

在体内的作用

■ 与长寿基因的关联备受瞩目

长寿基因会在动物进入饥饿状态时发挥作用，起到保持机体年轻、延缓衰老的作用。然而，即便处于非饥饿状态，白藜芦醇也同样能促使长寿基因运作起来。

■ 改善脂肪堆积问题

虽然法国人的饮食呈现高脂特征，但法国人普遍健康、长寿。不少人认为原因就存在于红酒之中。白藜芦醇具有抑制脂肪堆积的作用，也有动物实验证实了白藜芦醇促进脂肪代谢的作用。

主要食物

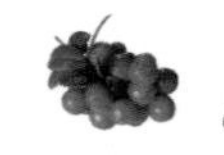

越橘

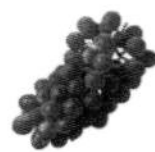

葡萄

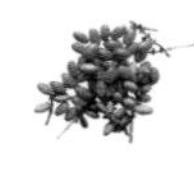

倪藤果

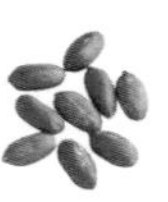

花生衣

木酚素

有强抗氧化性，能够帮助缓解更年期综合征和预防骨质疏松症。

在体内的作用

■ 缓解更年期综合征

木酚素和雌性激素具有相似的作用，能够缓解更年期综合征。动物实验报告称，木酚素具有预防骨质疏松症的作用。

■ 维持胆固醇的正常水平

绝经前后的女性，体内的胆固醇值容易因雌性激素分泌减少而上升。木酚素能够代替雌性激素，预防胆固醇上升，从而帮助预防动脉硬化、心脏和脑部疾病等。

主要食物

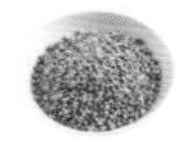

芝麻

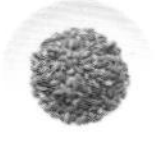

亚麻子

类胡萝卜素

胡萝卜素

黄绿色蔬菜中富含的色素成分，作用和维生素 A 相近。

在体内的作用 

■ 主要发挥作用的是 β – 胡萝卜素

胡萝卜素包括 α – 胡萝卜素、β – 胡萝卜素、γ – 胡萝卜素等，β – 胡萝卜素功效较为明显。根据人体需要，β – 胡萝卜素能发挥和维生素 A 相同的作用，此外，它还有抗氧化、提高人体免疫力等功效。

■ 去除活性氧，提高免疫力

胡萝卜素能够消除活性氧，预防其带来的损害，还能保持黏膜健康，提高人体免疫力。胡萝卜素的抗癌作用并不明显，过量的胡萝卜素反而可能导致癌症。

主要食物

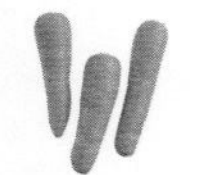
胡萝卜

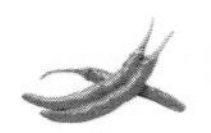
辣椒

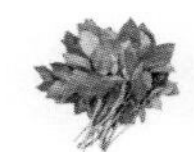
黄麻菜

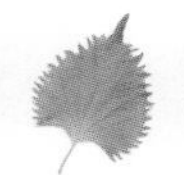
小紫苏叶

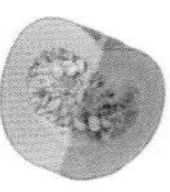
南瓜

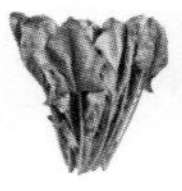
菠菜

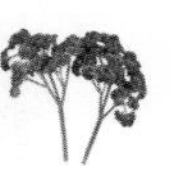
欧芹

番茄红素

存在于番茄等植物中的红色色素，具有很强的抗氧性，可以与活性氧相抗衡。

在体内的作用 

■ 发挥抗氧化作用，去除活性氧

因偏食、吸烟、过度运动而增加的活性氧会损伤细胞，引发癌症、生活方式病，加速人体衰老。番茄红素能起到很强的抗氧化作用，消除活性氧。

➜ 番茄红素

■ 加热也不易被破坏

番茄红素易溶于油脂，不易因加热而被破坏，因此其营养价值在烹饪过程中损失较少。番茄在加热后体积会缩小，水分渗出，同时香味和甜味会变浓，变得更加美味，非常适合加热食用。

主要食物

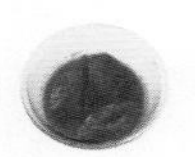

番茄罐头

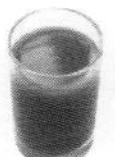
番茄汁

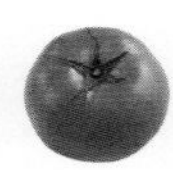
番茄

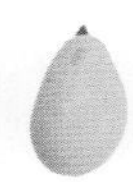
木瓜

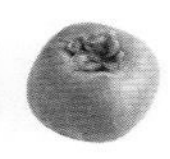
柿子

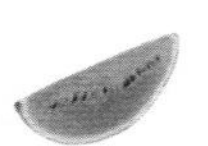
西瓜

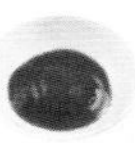
番茄酱

玉米黄素

玉米黄素在黄绿色蔬菜中含量丰富，具有很强的抗氧化作用，与眼睛的健康密切相关。

在体内的作用

■ 强抗氧化作用

玉米黄素易溶于油脂，能发挥很强的抗氧化作用。但它与 β – 胡萝卜素并不属于同一类物质，玉米黄素和叶黄素、隐黄素等都属于叶黄素类。

■ 预防眼部疾病

黄斑变性、白内障等眼部疾病都是由于年龄增长、视网膜上的玉米黄素和叶黄素减少而造成的。补充玉米黄素能够修复氧化受损的视网膜，预防眼部疾病。

主要食物

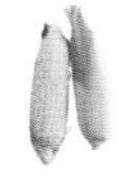
玉米

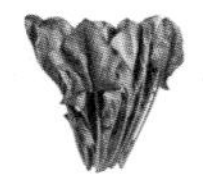
菠菜

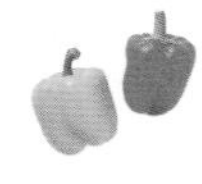
甜椒

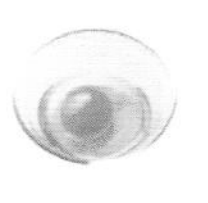
鸡蛋

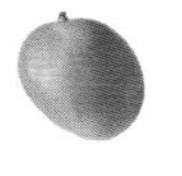
芒果

木瓜

辣椒红素

辣椒红素是一种在红辣椒中含量丰富的色素，也是 β – 胡萝卜素的“好伙伴”。能预防生活方式病。

在体内的作用

■ 强抗氧化作用

辣椒红素的抗氧化作用与番茄红素不相上下，甚至更胜一筹。它能够去除活性氧，除了预防生活方式病，还能起到抗衰老的作用。

■ 或能预防癌症、动脉硬化等疾病

动物实验已经证明，红甜椒和红辣椒中的辣椒红素能够起到预防肿瘤的作用。还有研究报告指出，辣椒红素能增加人体内有益胆固醇的数量。不少人都期待辣椒红素在未来能用于预防癌症、动脉硬化等疾病。

主要食物

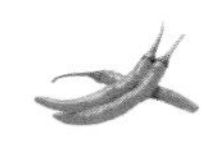
红辣椒

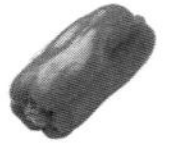
红甜椒

虾青素

鲑鱼等动物体内富含的红色色素。虾青素的来源是这些动物的食物中的红色浮游植物。

在体内的作用

■ 抵挡有害物质对大脑和眼睛的伤害

虾青素是为数不多能够通过大脑和眼睛屏障的物质，具有很强的抗氧化作用，能够保持大脑和眼睛健康、预防活性氧所造成的器官氧化等。

■ 帮助缓解疲劳

脂肪是运动、工作的能量来源，而虾青素被认为能促进脂肪的消耗。因为不会消耗糖类，所以不会造成疲劳物质的堆积。虾青素还能通过抗氧化作用修复受损的细胞，促进疲劳的缓解。

主要食物

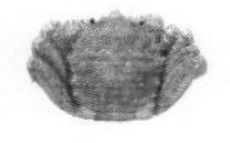

螃蟹

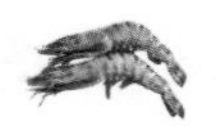

虾

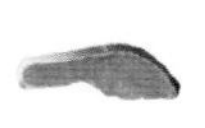

鲑鱼

岩藻黄素

岩藻黄素在海藻以及以海藻为食的贝类中大量存在，是儿茶素、虾青素等物质的“好伙伴”。

在体内的作用

■ 改善肥胖

脂肪分为棕色脂肪和白色脂肪，前者能促进脂肪的燃烧，后者则会促使脂肪堆积、导致肥胖。岩藻黄素可以使白色脂肪同样发挥促进脂肪燃烧的作用，改善肥胖。

■ 帮助预防生活方式病

岩藻黄素能够减少血液中的甘油三酯，抑制血糖上升，因此可以减少腹部皮下脂肪。不少人都期待岩藻黄素在改善肥胖的同时，也能改善代谢综合征。

主要食物

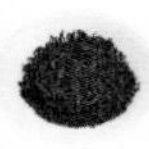

羊栖菜

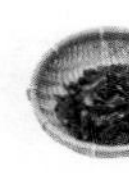

羽叶藻

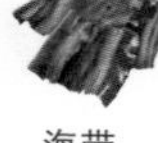

海带

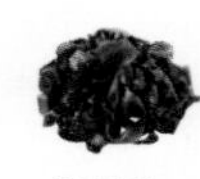

裙带菜

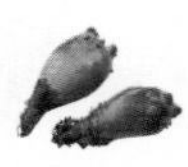

海鞘

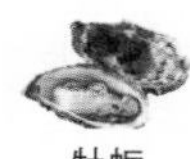

牡蛎

β－隐黄素

β－隐黄素是一种在橘皮中含量丰富的橙色色素。它能在人体中长时间停留，发挥各种功效。

在体内的作用

■ 预防生活方式病

对食用蜜柑较多的人群调查显示，血液中β－隐黄素浓度较高的人，患肝功能障碍、动脉硬化、糖尿病等疾病的风险较低。

■ 预防骨质疏松症

β－隐黄素能帮助骨骼合成，改善骨质，从而预防骨质疏松症。有研究报告指出，血液中β－隐黄素浓度较高的人，骨质疏松症的患病风险较低。

主要食物

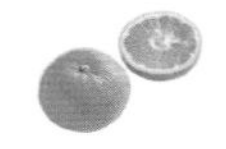
伊予柑

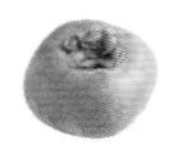
柿子

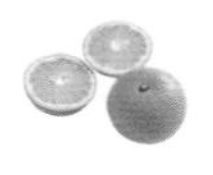
八朔柑

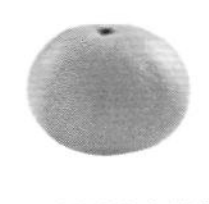
温州蜜柑

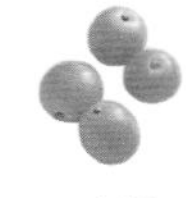
金橘

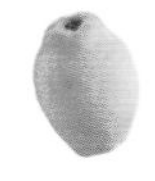
木瓜海棠果

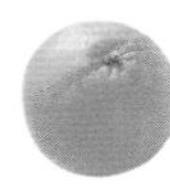
脐橙

叶黄素

叶黄素是一种在植物的叶、花、果实中都存在的黄色色素，具有很强的抗氧化作用，能够预防和改善眼部疾病。

在体内的作用

■ 发挥抗氧化作用，保护眼睛

眼睛常常会暴露在强光下，在紫外线等的影响下会产生不少活性氧。叶黄素能通过强抗氧化作用消除活性氧，预防眼部老化。

■ 预防、改善眼部疾病

叶黄素被认为能降低老年眼疾、白内障、老年黄斑变性等疾病的患病率。其中，老年黄斑变性在严重情况下会导致失明，是一种极其危险的疾病，关于它的研究备受关注。

主要食物

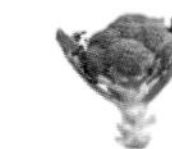
抱子甘蓝

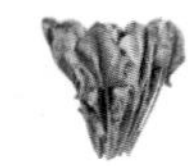
西兰花

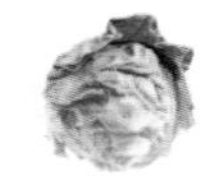
菠菜

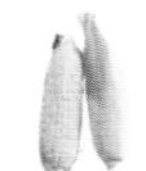
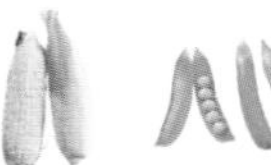
圆白菜

玉米

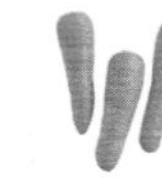
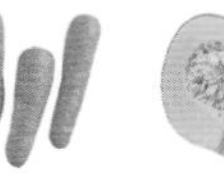
豌豆

胡萝卜

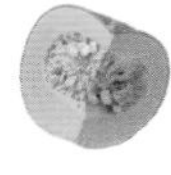
南瓜

有机硫化合物

二烯丙基硫化物

蒜、葱类都含有二烯丙基硫化物，是这些植物的气味和辣味的物质来源。代表性的二烯丙基硫化物有蒜氨酸和大蒜素等。

在体内的作用 

■ 畅通血液

二烯丙基硫化物能防止血液凝固、促进血栓溶解，从而改善血液循环。同时，它还被认为具有促进血脂燃烧、降低血液内胆固醇值、预防动脉硬化的作用。

■ 帮助缓解疲劳

蒜和洋葱切碎后烹饪，其中的蒜氨酸就会转化为大蒜素，继而与维生素 B_1 一起将糖类转化为能量。大蒜素能将维生素 B_1 长时间留在体内，帮助缓解疲劳。

主要食物

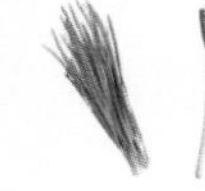
韭菜

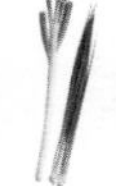
葱

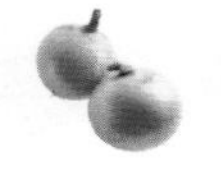
洋葱

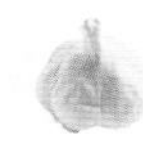
蒜

异硫氰酸酯

异硫氰酸酯存在于白萝卜、圆白菜等植物当中，是其辣味与香味的物质来源。异硫氰酸酯具有提升食欲、预防癌症等一系列作用。

在体内的作用 

■ 刺激肠胃，提升食欲

芥末、白萝卜等植物在切碎后会释放辣味，这种辣味源于异硫氰酸酯。异硫氰酸酯能够刺激肠胃、提升食欲；它还具有解毒和杀菌作用，其营养价值不易因烹饪而流失。

■ 萝卜硫素能预防癌症

萝卜硫素是异硫氰酸酯的一种，在西兰花中的含量十分丰富。动物实验以及证明，萝卜硫素的抗氧化作用和解毒作用能将致癌物质无毒化，从而预防癌症的发生。

主要食物

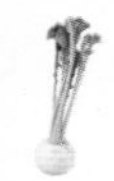
芜菁

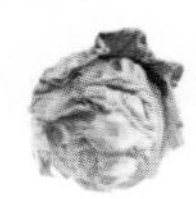
圆白菜

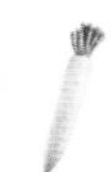
白萝卜

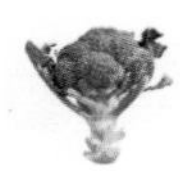
西兰花

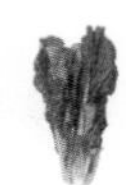
芥菜

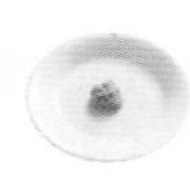
芥末

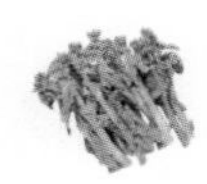
野油菜

其他功能性成分

β－葡聚糖

β－葡聚糖是菌菇中所含的一种膳食纤维，能够抑制糖分和脂肪吸收、预防癌症。

在体内的作用

■ 降低糖类和脂肪吸收率

β－葡聚糖属于可溶性膳食纤维，在胃部会形成凝胶状固体，将饮食中摄取的糖类包裹并缓慢携带到肠内，从而减缓糖类的吸收。它也能将多余的脂肪包裹并排出，从而降低人体内胆固醇值。

■ 抑制癌细胞的增殖

β－葡聚糖能激活以巨噬细胞、淋巴细胞为代表的免疫细胞，提升免疫力，继而抑制癌细胞生长。

主要食物

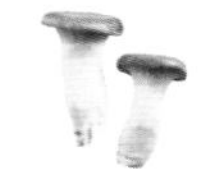
杏鲍菇

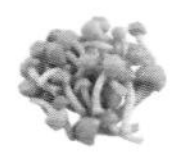
滑子菇

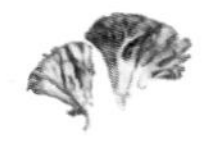
舞菇

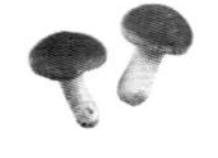
香菇

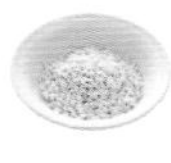
大麦

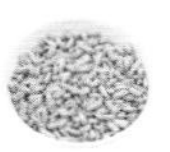
燕麦

褐藻糖胶

褐藻糖胶是裙带菜等海藻类当中的黏性物质，属于膳食纤维，具有预防癌症及生活方式病的作用。

在体内的作用

■ 抗癌、提高免疫力

动物实验报告表明，褐藻糖胶能杀死癌细胞，患有白血病的小鼠在摄取褐藻糖胶后，体内的自然杀伤细胞及巨噬细胞等免疫细胞数量增多，小鼠的生存时间也有所延长。

■ 排出幽门螺旋杆菌

幽门螺旋杆菌被认为是胃癌等疾病的原因物质，能被褐藻糖胶吸附。摄入体内的褐藻糖胶能够将幽门螺旋杆菌紧紧裹住，携带至肠内，直至排出体外。

主要食物

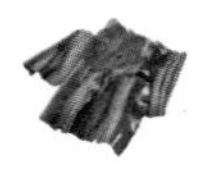
海带

羊栖菜

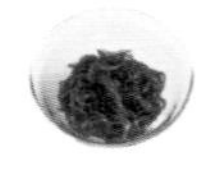
海蕴

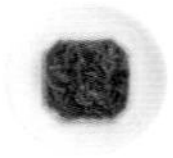
裙带菜

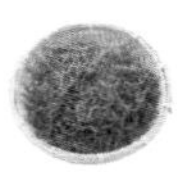
海草

木糖醇

木糖醇是在蔬菜、水果等大多数植物中都普遍存在的一种糖醇。味甜、能量低，具有预防蛀牙的作用。

在体内的作用 

■ 促进唾液分泌和牙齿再钙化

木糖醇与砂糖等糖类相同，在进入口腔后都能促进唾液分泌，而充足的唾液有助于维持口腔环境健康。另外，木糖醇能与钙结合，促进牙齿的再钙化。

■ 抑制蛀牙菌合成酸性物质

蛀牙菌在分解口腔内的糖类后便会产生酸性物质，溶解牙釉质，这就是蛀牙产生的原因。而蛀牙菌无法利用木糖醇中的甜味物质（糖）产生酸性物质，其繁殖也会由此被抑制。

主要食物

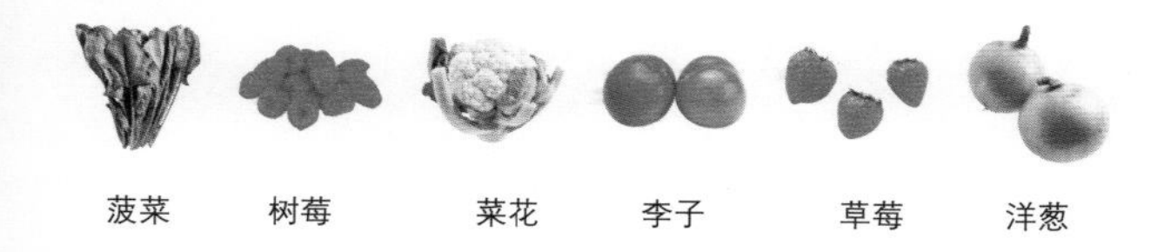

菠菜　树莓　菜花　李子　草莓　洋葱

乳铁蛋白

乳铁蛋白是在牛奶和人乳中都大量存在的一种糖蛋白，能够提高免疫力，抵抗病毒入侵，同时促进铁吸收。

在体内的作用 

■ 母乳成分，守护婴儿健康

乳铁蛋白在人类的初乳（分娩后几天内分泌的母乳）中含量很高，能够保护婴儿不受细菌等外来物的攻击。乳铁蛋白在人体的唾液、泪液和鼻涕中都存在，保护着身体黏膜不受侵袭。

■ 改善贫血和肠道环境

乳铁蛋白作为一种蛋白质，很容易与铁结合，提高铁的吸收率，改善贫血症。同时，乳铁蛋白还是双歧杆菌的营养来源，能够促进其生殖，改善肠内环境。

主要食物

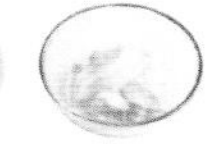

乳铁蛋白强化食品（脱脂奶、酸奶、奶粉等）

乳制品（未经加热）

瓜氨酸

瓜氨酸是一种在西瓜等葫芦科植物中大量存在的游离氨基酸。它能够促进血管扩张，改善血液循环。

在体内的作用

■ 促进血管扩张，改善血液循环

血液扩张需要一氧化氮，瓜氨酸能够促进血管内一氧化氮的合成，促进动脉扩张，改善血液循环，从而改善浮肿、手脚冰凉等症状，促进皮肤新陈代谢等。

■ 消除疲劳，提升耐力

瓜氨酸能够促进排出疲劳物质——氨，加快缓解疲劳。同时，瓜氨酸促进血管扩张、改善血液循环的作用，也能提高人体的氧气、糖类和蛋白质的代谢效率，从而提升身体耐力。

主要食物

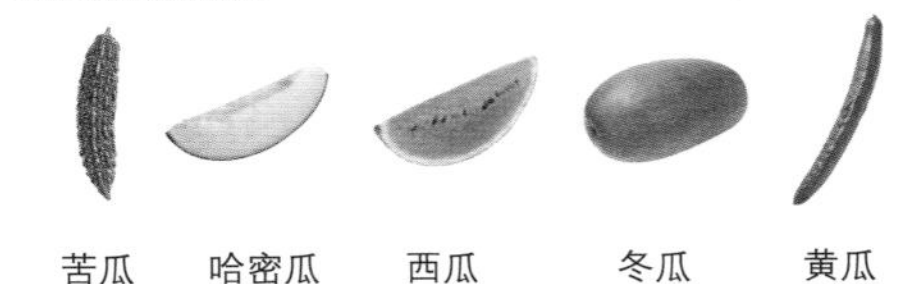

苦瓜　哈密瓜　西瓜　冬瓜　黄瓜

鸟氨酸

鸟氨酸是蚬等食物富含的一种游离氨基酸，能够维持肝功能健康，缓解疲劳。

在体内的作用

■ 促进肝脏中氨的代谢

氨是人体代谢产生的废物，它的增加会增强疲劳感。氨能够被肝脏代谢，这一过程被称为鸟氨酸循环（尿素循环），鸟氨酸则在其中扮演着重要的角色。

■ 提高肝功能

鸟氨酸能够促进生长激素的分泌，从而促进肝脏处储存的脂肪分解，改善脂肪肝。通过减少肝脏处多余的脂肪含量，鸟氨酸也能起到改善肝功能的作用。

主要食物

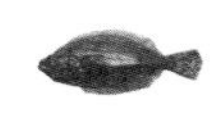

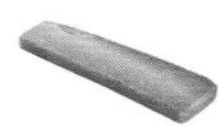

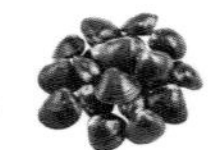

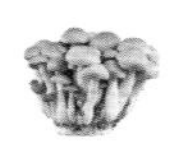

比目鱼　黄鳍金枪鱼　蚬　蟹味菇　面包　奶酪

GABA（γ- 氨基丁酸）

GABA 是一种在人体内各个部位都广泛存在的氨基酸，具有降低紧张感、降低血压等多种功能。蛀牙的作用。

在体内的作用

■ 抑制神经过度兴奋

GABA 能够激活负责抑制神经兴奋的副交感神经，促使大脑产生 α 脑电波。因此，GABA 被认为能够缓解大脑在压力和恐惧下、在失眠时的紧张感。

■ 降低血压

GABA 具有激活肾脏功能、促进盐分（钠）排出的作用，也能抑制会提高血压的酶的作用，因此被针对性地用于一些保健品当中。同时，它还具有降低胆固醇的作用。

主要食物

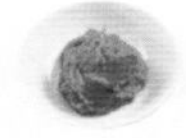
味噌

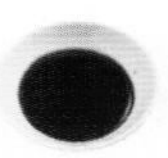
酱油

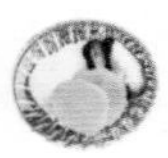
日式腌菜

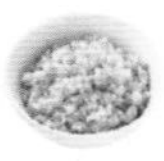
发酵糙米

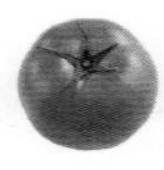
番茄

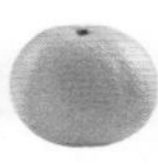
蜜橘

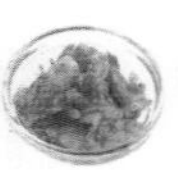
泡菜

BCAA（支链氨基酸）

BCAA 是 3 种必需氨基酸——缬氨酸、亮氨酸和异亮氨酸的统称。能够合成能量与肌肉，提高人体运动能力。

在体内的作用

■ 将脂肪和疲劳物质转化为能量

BCAA 能够提高脂肪的燃烧率，在脂肪代谢生成能量的过程中，是一类不可或缺的氨基酸。BCAA 还能促使能量的生成过程（柠檬酸循环）顺利进行，继而将疲劳物质吸收进循环过程中，促进能量再生。

■ 合成肌肉，促进人体修复

BCAA 对于肌肉的合成也是一类非常重要的氨基酸，人体肌肉中约 35% 的蛋白质都是由 BCAA 合成的。另外，在激烈运动后受损的肌肉蛋白质，也能通过 BCAA 得以修复。

主要食物

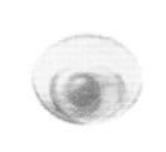
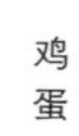
鸡蛋

牛肉
猪肉
鸡肉

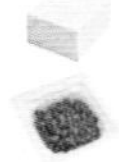
豆腐等豆制品

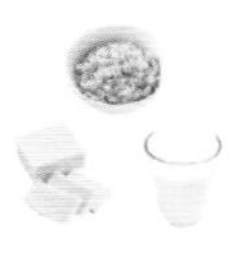
糙米、奶酪和牛奶等乳制品

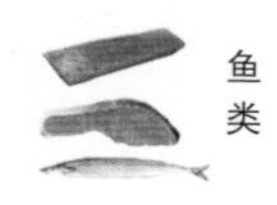
鱼类

几丁聚糖

几丁聚糖是在虾蟹的外壳和菌菇类当中含量丰富的一种不可溶性膳食纤维，因其对脂肪代谢的促进作用而备受关注。

在体内的作用

■ 降低胆固醇

几丁聚糖能够吸附并排出胆固醇的原料胆汁酸，胆汁酸的减少能够促进血液中胆固醇的消耗，最终达到降低胆固醇的效果。

■ 或可预防肥胖

几丁聚糖无法在小肠消化，能够吸附并排出肠内的脂肪。另外，几丁聚糖属于不可溶性膳食纤维，能够改善便秘。因此，几丁聚糖被认为应当能起到预防肥胖的效果。

主要食物

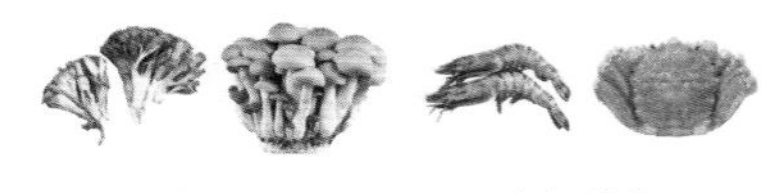

菌菇　　虾蟹外壳

芝麻素

芝麻素是芝麻中所含的木脂素类化合物的一种。除了芝麻素，木脂素类化合物还包括芝麻素酚等。

在体内的作用

■ 在肝脏中被吸收，减轻肝脏负担

芝麻素的吸收并非通过肠胃，而是通过门脉（负责将血液输入肝脏的静脉），因此能直接在肝脏中发挥作用，预防宿醉，促进酒精代谢酶的活性化，降低肝脏负担。

■ 改善胆固醇比例平衡

有害胆固醇与有益胆固醇的最佳比例是 1∶2。肝脏功能正常的情况下，人体较容易合成有益胆固醇，由此能够改善胆固醇平衡比例，预防动脉硬化等重大疾病。

主要食物

芝麻油

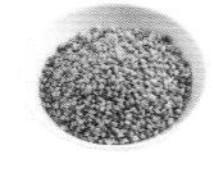

芝麻

低聚糖

低聚糖是由两个到数十个单糖结合而成的糖类。这里主要对低聚果糖、大豆低聚糖等难消化性糖类进行介绍。

在体内的作用 

■ 增加益生菌，改善肠道环境

与膳食纤维相同，低聚糖也是肠内益生菌的营养来源，可以促进益生菌生殖，缓解便秘，改善肠道环境。另外，低聚糖也能促进体内废物和失活的有害菌通过排便离开人体。

■ 预防蛀牙，帮助减重

洋葱等食物中富含的低聚果糖不会促进蛀牙菌的生殖，也不会成为牙垢，有助于预防蛀牙。另一方面，同样重量的大豆低聚糖所含的能量约为砂糖的一半，能够帮助减重。

主要食物

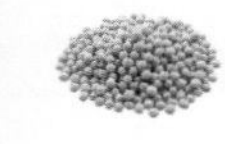
大豆

蜂蜜

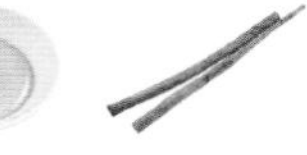
牛蒡

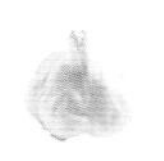
蒜

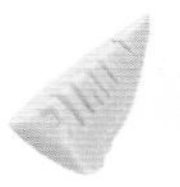
竹笋

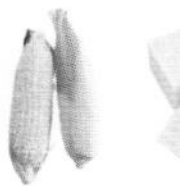
玉米

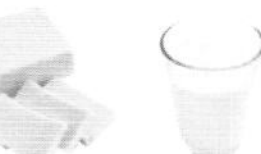
牛奶及乳制品

氨基葡萄糖

氨基葡萄糖是由糖类和氨基酸结合而成的一类氨基糖，是人体韧性和弹性的基础。随着年龄增长，体内的氨基葡萄糖会相应地减少。

在体内的作用 

■ 修复软骨，减轻疼痛

年龄增长和重复运动都会造成软骨损伤，氨基葡萄糖则能修复、强化软骨，保持软骨健康。对于因年龄增长而引发的关节炎等疾病，氨基葡萄糖或也能起到一定的缓和作用。

■ 搭配软骨素，提升效用

软骨素能和氨基葡萄糖共同合成软骨，它们能为软骨补充必需的水分和营养，起到预防软骨损伤的作用。因此，软骨素和氨基葡萄糖搭配而成的营养补充剂在市场上十分常见。

主要食物

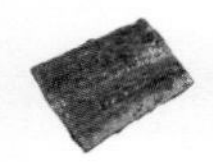

鳗鱼

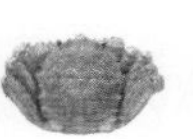
螃蟹

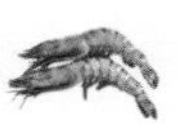
虾

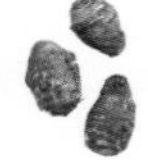
芋头

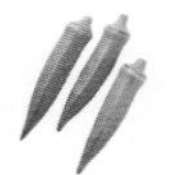
秋葵

鱼翅

索引

图书在版编目（CIP）数据

营养图鉴 /（日）中村丁次监修；凉一译．— 北京：中国轻工业出版社，2020.8
ISBN 978-7-5184-2449-8

Ⅰ．①营… Ⅱ．①中… ②凉… Ⅲ．①营养素－图谱 Ⅳ．① R151.4-64

中国版本图书馆 CIP 数据核字（2019）第 072214 号

责任编辑：胡　佳　　责任终审：劳国强　　整体设计：锋尚设计
策划编辑：龙志丹　高惠京　　责任校对：晋　洁　　责任监印：张京华

出版发行：中国轻工业出版社（北京东长安街6号，邮编：100740）
印　　刷：北京博海升彩色印刷有限公司
经　　销：各地新华书店
版　　次：2020年8月第1版第2次印刷
开　　本：787 × 1092　1/32　印张：8
字　　数：200千字
书　　号：ISBN 978-7-5184-2449-8　定价：58.00元
邮购电话：010-65241695
发行电话：010-85119835　传真：85113293
网　　址：http://www.chlip.com.cn
Email：club@chlip.com.cn
如发现图书残缺请与我社邮购联系调换
200924S1C102ZYW